MINISTÈRE DE LA SOLIDARITÉ, DE LA SANTÉ ET DE LA PROTECTION SOCIALE

LA SANTÉ EN FRANCE

faits majeurs grandes tendances

LA DOCUMENTATION FRANÇAISE

ISBN : 2-11-002220-5

Ce rapport a été élaboré par la Direction générale de la santé (DGS) et le Service des statistiques, des études et des systèmes d'information (SESI) du ministère de la Solidarité, de la Santé et de la Protection sociale

L'équipe de rédaction :

Marie-Hélène Balique, SESI
Olivier Choquet, SESI
Alexandra Fourcade, interne de santé publique au SESI

Coordination :

Bernard Montaville, Yves Talhouarn, DGS
Bernard Morel, SESI

Conseiller technique :

Bertrand Garros, ORS d'Aquitaine

Auteurs de contributions spécifiques :

Jean-Marc Angelé, DGS
Michèle Audi, DGS
Evelyne Belliard, SESI
Claire Bigotte, interne de pharmacie à la DGS
Pierre Botreau-Roussel, DGS
Marie-Claude Buisson, Direction des relations du travail, ministère du Travail, de l'Emploi et de la Formation professionnelle
Marie-France Cristofari, Service des études et de la statistique, ministère du Travail, de l'Emploi et de la Formation professionnelle
Véronique Doré (coordination des contributions INSERM), INSERM
Fabienne Dubuisson, DGS
Nicole Guignon, SESI
Denis Hémon, INSERM U 170
Valérie Hervé, interne de santé publique au SESI
Josiane Holstein, DGS
Anne Laporte, DGS
Vincent Laroche-Neel, DGS
Philipe Lazar, INSERM
France Lert, INSERM
Agnès Lordier, DGS
Eliane Michel, INSERM SC8
Denise Millou, DGS
Jean-Paul Moatti, INSERM U 240

Colette Moyse, DGS
Elisabeth Palamaris, DGS
Claudine Parayre, DGS
Josiane Pillonel, DGS
Jacques Richard, INSERM U 258
Hélène Sancho-Garnier, INSERM U 287
Serge Théobald, interne de santé publique au SESI
Jean-François Thuy, DGS
Françoise Varet, Division des relations internationales

Personnalités consultées :

Yves Agid, INSERM U 289
Gérard Bréart, INSERM U 149
Joëlle Carmès, DGS
Alain Colvez, INSERM U 164
Pierre Ducimetière, INSERM U 258
Françoise Facy, INSERM U 302
Francis Fagnani, INSERM U 240
Rebecca Fuhrer, INSERM U 169
Aline Godard, DGS
Françoise Hatton, INSERM SC8
Catherine Hill, institut Gustave Roussy
Bruno Hubert, DGS
Jean-Louis Lanoé, INSERM
Annette Leclerc, INSERM U 88
Claude Lévy, INED
Celis Juan Menares, INSERM U 263
Laurent Meyer, DGS
François Petit, DGS
Marie-Thérèse Pierre, DGS
Nicole Quemada, INSERM U 302
Jean-François Ravaud, INSERM U 215
Annie Richard-Lebrun, DGS
Colette Roure, DGS
Nadine Spira, INSERM U 292
Annie Thébaud, INSERM U 292
Jacques Theys, ministère de l'Environnement
Guy Toussaint, DGS
Dominique Tricard, DGS
Anne Tursz, INSERM U 145
Alain-Jacques Valleron, INSERM U 263

Comité de pilotage :

Jacques Marchal, cabinet du ministre chargé de la Santé
Jean-François Girard, DGS
Caroline Weill, INSERM
Claude Fonroget, Direction de l'action sociale
Elizabeth Zucker, Direction de la population et des migrations
Jean-Marie Ruch, SESI
Jean-Louis Cartier, Division des relations internationales

Sommaire

Avant-propos

Connaître les principales données et les évolutions de la santé dans notre pays est, pour un citoyen, une indispensable information et pour un décideur, une impérieuse nécessité. Peu d'autres réalités, on le sait, touchent l'homme aussi profondément que celle de la santé.

C'est pourquoi il m'a semblé utile, un an après ma prise de fonctions, de recourir au rapport synthétique, formule déjà utilisée dans la publication remise, en décembre 1984, à Georgina Dufoix, ministre des Affaires sociales et de la Solidarité nationale et à Edmond Hervé, secrétaire d'État chargé de la Santé.

Ce nouveau document a cependant une dimension de plus. Il se situe par rapport aux *trente-huit buts* que le bureau régional pour l'Europe de l'Organisation mondiale de la santé a depuis lors assigné comme objectif. La santé pour tous doit grâce à eux être approchée au plus près en l'an 2000. La référence à ces trente-huit buts permettra donc de comparer, *mutatis-mutandis,* l'existant français à celui des autres pays du continent européen.

J'ajoute que ce n'est pas tout à fait un hasard si ce petit ouvrage voit le jour au moment où se réunit à Paris, pour la première fois, le comité régional pour l'Europe de l'OMS. Il s'agit aussi de rendre hommage à cette institution si précieuse à nos yeux...

Le sous-titre : *faits majeurs, grandes tendances* définit à la fois l'ambition et les limites de ce rapport.

Il ne s'agit ni d'une encyclopédie, ni d'un recueil statistique, ni d'un résumé. Même si chacun sait que souvent choisir c'est se priver, des choix ont été faits et sur la forme et sur le fond, afin de présenter l'essentiel de l'information aujourd'hui disponible au niveau national.

Dans un parti pris de lisibilité, un plan synthétique a été préféré à un classement systématique visant chacun des trente-huit buts. La référence aux indicateurs correspondant à ces buts permettra à l'OMS d'utiliser ce travail pour son rapport périodique sur la situation sanitaire mondiale.

Dans le même souci de faciliter la lecture de cet ouvrage, une présentation identique en trois parties a été retenue pour chacun des thèmes traités :

— un constat à partir des données statistiques et épidémiologiques,
— les actions menées en matière de politique de santé,
— les sources d'information utilisées.

Ainsi est tracé un tableau en perspective destiné à montrer, sans autosatisfaction, ni masochisme, les ombres et les lumières d'un paysage contrasté.

Je souhaite que ce rapport, fruit d'un important travail collectif, soit diffusé, lu, commenté tant en France qu'au-delà de nos frontières.

Je souhaite aussi qu'il soit considéré comme un rapport d'étape et que l'investissement, notamment méthodologique, qu'il constitue puisse servir pour l'avenir de fondement à des travaux réguliers sur ce sujet essentiel.

Claude Evin

Un constat d'ensemble

Un constat d'ensemble

Interrogés en 1987 sur leur état de santé, deux tiers des Français l'estimaient bon ou très bon. Cet indicateur, retenu par l'Organisation mondiale de la santé, a le mérite d'être une mesure globale et positive de l'état de santé, intéressante à suivre dans le temps ou à comparer d'un pays à l'autre. Mais il ne peut remplacer les instruments d'observation plus objectifs et plus détaillés que sont les indicateurs de mortalité et de morbidité.

En 1987, l'espérance de vie des hommes était de 72 ans et celle des femmes de 81,3 ans. En dix ans, la durée de vie moyenne a progressé respectivement de 2,3 ans et 2,5 ans. Sur les cinq dernières années connues, de 1984 à 1988, le gain annuel moyen est voisin de 0,3 année. Cette progression est rapide. Durant le dix-neuvième siècle, l'espérance de vie n'avait gagné que dix ans. Et pourtant, ce siècle avait été plus favorable que les précédents. En fait, un rythme rapide de progression de la durée de vie ne s'est installé que vers le début de notre siècle.

Cela n'empêche pas d'assez fortes fluctuations. Pour s'en tenir à la période récente, un ralentissement net s'est produit vers les années 1960, époque notamment marquée par une forte hausse des accidents de la circulation, lesquels pèsent beaucoup sur l'espérance de vie dans la mesure où ils touchent particulièrement les jeunes adultes. La progression est devenue à nouveau plus rapide ensuite. Ces dernières années (1984-1988), elle semble même s'accélérer.

Les mouvements contrastés des causes de décès

On connaît les causes de la baisse de la mortalité au cours de notre siècle, au moins depuis 1925. Le fait le plus marquant, même s'il ne pèse pas le plus lourd, est la rapidité de la réduction des décès par maladie infectieuse. Un meilleur régime alimentaire mais surtout le succès de la lutte contre les maladies bactériennes en sont à l'origine. Cette baisse des maladies infectieuses explique d'ailleurs en partie la chute spectaculaire de la mortalité infantile, laquelle a beaucoup contribué aux gains d'espérance de vie. Cependant le fait majeur est la diminution des décès par maladie cardio-vasculaire car cette pathologie tient une place importante dans l'ensemble des causes de mortalité. Mais cette baisse n'a pas été assez forte pour empêcher que son poids dans la mortalité n'augmente légèrement.

A l'inverse, les tumeurs, essentiellement chez les hommes, ont progressé. Quatrième grande cause de décès en 1925, le cancer était en deuxième position cinquante ans plus tard. Les mouvements ont été divergents d'un type de tumeur à l'autre : baisse du cancer de l'estomac mais forte hausse par exemple des tumeurs du poumon et des voies aérodigestives supérieures. D'autres changements méritent d'être notés, même si leur effet n'a pas été puissant sur l'évolution d'ensemble. Les maladies directement dues à l'alcoolisme, après avoir progressé jusqu'aux années 1960, ont régressé ensuite. Les accidents du travail ont diminué fortement jusqu'aux années 1960, puis plus lentement. En revanche, les taux de décès par accident de la route ont été multipliés par dix de 1950 à 1972.

Les années récentes n'ont pas bouleversé ces grandes tendances. La mortalité infantile poursuit sa chute. La part du cancer dans l'ensemble des causes de décès continue d'augmenter, cela beaucoup en raison de la montée du cancer du poumon chez l'homme. Les maladies cardio-vasculaires régressent toujours, particulièrement dans leur composante cérébro-vasculaire qui a davantage bénéficié du contrôle médical de l'hypertension artérielle.

Parmi les faits nouveaux : le suicide, autrefois stable, qui s'est mis à croître faiblement, et les accidents de la route maintenant en régression bien que deux années récentes, 1986 et 1988, aient rompu ce mouvement. Mais surtout, les maladies infectieuses ont interrompu leur tendance séculaire à la baisse et tendent à croître maintenant chez les hommes. La situation à moyen terme devrait s'aggraver avec le SIDA dont les effets sur les indicateurs de mortalité vont rapidement devenir sensibles.

L'alcoolisme régresse toujours, entraînant les pathologies qui lui sont directement dues : psychose alcoolique et cirrhose du foie. En revanche, les tumeurs des voies aérodigestives supérieures, pour lesquelles l'alcool est un facteur de risque notoire, ne régressent que très lentement. C'est le tabac qui en est la cause. Facteur de risque associé, multipliant l'effet de l'alcool, sa consommation ne s'est stabilisée que depuis peu, après une hausse continue tout au long du siècle. Hausse en volume global, mais surtout hausse de la cigarette qui est la façon la plus pathogène de consommer du tabac. Or, l'effet du tabac s'exerce à long terme. Les cancers dont il est la cause ne se déclenchent souvent qu'après plusieurs dizaines d'années de consommation. Cela explique que la mortalité par cancer du poumon demeure à un niveau bas chez les femmes bien qu'elles se soient mises nombreuses à fumer depuis déjà dix ou vingt ans. Et cela justifie les craintes que ce cancer continue son ascension chez les hommes malgré la stabilité de leur consommation car l'augmentation des dernières décennies n'a pas encore produit tous ses effets.

Tout le monde n'a pas profité également de la baisse de la mortalité. La situation des hommes de 25 à 35 ans a même légèrement régressé entre 1979 et 1986, années récentes pour lesquelles on dispose de la même nomenclature des causes de décès. Les accidents de la circulation, qui augmentent à cet âge, expliquent en partie les faits, mais aussi les suicides et les "troubles immunitaires", c'est-à-dire essentiellement le SIDA en 1986. Certes, les décès par SIDA étaient encore peu nombreux à cette époque : un peu moins de deux cents en 1986 chez les hommes de 25 à 35 ans. Mais, d'une part il s'agit de la classe d'âge la plus touchée avec celle des 35 à 45 ans, d'autre part la mortalité générale à cette époque de la vie est faible. Un deuxième groupe n'a pas bénéficié de la bonne conjoncture générale, celui des hommes de 55 à 65 ans, mais ici ce sont les cancers qui sont en cause. De façon générale, chez les jeunes adultes et les personnes âgées, ce sont surtout les femmes qui ont profité de la baisse de la mortalité. Chez les jeunes, ce sont les garçons, ce qui est une situation nouvelle.

Des disparités qui persistent

Globalement, les femmes continuent de mieux profiter de l'augmentation générale de la durée moyenne de vie. Durant ces vingt dernières années, la distance entre hommes et femmes s'est accrue d'une année de vie. Elle est aujourd'hui de plus de huit ans. Cette différence est plus forte que celle de nos voisins européens. Les femmes françaises sont parmi les Européennes qui vivent le plus longtemps, tandis que la place des hommes est médiocre.

Les facteurs à l'origine de cet écart entre les sexes sont nombreux et malaisés à distinguer les uns des autres. Un facteur biologique n'est pas à exclure, mais les spécialistes l'estiment faible. Les modes de vie semblent prépondérants. Nombreux sont les désavantages des hommes en la matière : consommation excessive de tabac et d'alcool, suicide plus fréquent, conduite dangereuse au volant mais aussi dans les tâches domestiques ou les loisirs. A quoi il faut ajouter des conditions de travail risquées ou usantes. Y a-t-il là un facteur dont l'évolution expliquerait la croissance de l'écart entre les hommes et les femmes ? Aucun ne ressort à l'évidence. Certains voient plutôt l'explication, au moins en partie, dans une meilleure capacité des femmes à profiter des progrès sanitaires. Celles-ci sont beaucoup mieux suivies médicalement que les hommes entre quinze et quarante-cinq ans du fait des maternités et de la contraception. Et cet écart a crû avec le développement des méthodes de contraception médicalisées et l'intensification de la surveillance périnatale. De ce meilleur suivi découlerait une capacité accrue à éviter les causes de décès prématuré.

Il est intéressant de noter, même si l'on ne sait pas quelle conclusion précise en tirer, que les femmes ont une perception de leur santé moins bonne que celle des hommes. A tous les âges, elles sont moins nombreuses à estimer leur santé bonne ou très bonne "compte tenu de leur âge". Cela confirme en tout cas que l'espérance de vie n'est qu'un indicateur partiel de la réalité en matière de santé. Il laisse de côté notamment les incapacités dont on sait que les femmes âgées souffrent plus fréquemment que leurs homologues masculins.

Une inégalité sociale toujours forte

Chez les hommes, une différence de mortalité importante existe entre catégories socioprofessionnelles. Pendant la période 1975-1980, neuf ans d'espérance de vie à 35 ans séparaient un professeur d'un manœuvre. Un premier groupe de causes de cet écart tient à certaines composantes du mode de vie des uns et des autres. En effet, à chacune des grandes causes de décès prématuré pour laquelle existe une forte différence sociale est associé un facteur de risque : les tumeurs malignes (tabac, alcool), la cirrhose du foie (alcool), les accidents (comportement risqué). Mais l'environnement joue aussi son rôle, en particulier l'environnement professionnel. Entre des ouvriers que ne séparent ni la qualification, ni le niveau culturel, ni le revenu, mais seulement la branche professionnelle, des écarts d'espérance de vie peuvent être importants.

Enfin, facteur probablement important, les comportements vis-à-vis des soins médicaux diffèrent d'un milieu social à l'autre. Que ce soit l'ensemble des consultations médicales, les seules consultations à but préventif ou l'automédication, tous les indices convergent vers une plus grande attention à la santé chez les plus aisés.

Les données dont on dispose pour mesurer l'évolution de ces différences sociales montrent qu'elles ne se sont pas réduites ; elles auraient eu plutôt tendance à s'accroître sur la dernière période pour laquelle on dispose de données, c'est-à-dire de 1956-1960 à 1975-1980. En termes de causes de décès, les évolutions sont contrastées. Ont été dans le sens d'une accentuation des différences sociales : d'une part la hausse des cancers, due pour l'essentiel aux tumeurs du poumon et des voies aérodigestives supérieures qui frappent proportionnellement plus les ouvriers ; d'autre part, la baisse des décès par maladie cardio-vasculaire, baisse qui a été plus forte pour les catégories aisées. En revanche, la régression de la tuberculose et des accidents, qui a été à l'avantage des catégories les plus défavorisées, a joué un rôle de frein à la croissance de l'inégalité sociale face à la mort.

Une inégalité sociale persiste encore en matière de mortalité infantile, c'est-à-dire avant l'âge d'un an. Cependant, avec la chute des décès à cet âge, l'inégalité s'est réduite : entre deux générations d'enfants distantes de vingt ans (1956-1960,1976-1983), le taux de mortalité a été divisé par trois chez les ouvriers et par deux chez les cadres. Il demeure néanmoins que la probabilité de décès avant un an d'un enfant de manœuvre était, vers 1980, supérieure des deux tiers à celle d'un enfant de cadre.

Une préoccupation enfin est de plus en plus présente dans le débat récent sur les inégalités. Elle touche la santé de populations marginales, en situation de pauvreté ou de précarité, qui se dégraderait. Cette dégradation est attestée par plusieurs monographies, qui désignent en particulier des jeunes âgés de 18 à 25 ans sans travail et le plus souvent à l'écart des circuits de soins les plus courants. L'instauration du revenu minimal d'insertion en 1989 aura sans doute modifié la situation favorablement.

La morbidité

L'image des problèmes de santé que révèlent les différentes pathologies est notablement différente de celle offerte par les causes de décès. A l'hôpital, où prédominent les épisodes aigus, ce sont les traumatismes et empoisonnements qui l'emportent devant les maladies de l'appareil circulatoire. Il faut se rappeler que trois décès sur quatre de jeunes de quinze à vingt-quatre ans surviennent des suites de ces traumatismes et empoisonnements : accidents de la circulation, suicides mais aussi accidents domestiques et de loisirs.

Les maladies de longue durée reconnues par la Sécurité sociale sont des affections choisies pour leur particulière gravité au regard du niveau des soins et de l'incapacité des individus à maintenir leur activité. Certes les affections cardio-vasculaires sont les plus nombreuses, mais les troubles mentaux viennent ensuite, avec 20 % au total. Ainsi se révèle un problème grave, à la périphérie duquel se situent en outre d'autres problèmes préoccupants, comme les suicides et la toxicomanie. Avec près de 10 % du total des maladies de longue durée, les affections ostéo-musculaires font partie d'un chapitre important, celui des incapacités et handicaps dont souffre la population, notamment âgée et surtout très âgée. Et l'importance de

Tableau 1 – **Poucentage de personnes estimant que leur état de santé est "bon" ou "très bon" compte tenu de leur âge**
(indicateur OMS 2.2)

en%

Age	Hommes	Femmes
18 à 45 ans	84	78
45 à 54 ans	64	58
55 à 64 ans	58	52
65 à 74 ans	46	39
75 à 84 ans	42	37
plus de 84 ans	n.s.	32
Ensemble	71	63

Source : *INSEE, enquête "Conditions de vie" 1986-1987*

Tableau 2 – **Espérance de vie à divers âges en 1987**
(indicateur OMS 6.2)

en années

Age	Hommes	Femmes
0 ans	72,0	80,3
1 ans	71,7	79,8
15 ans	57,5	65,5
45 ans	29,9	36,7
65 ans	14,6	19,0

Source : *INSEE, enquête "Conditions de vie" 1986-1987*

Graphiques 1 et 2 – **Évolution de l'espérance de vie à la naissance**

(indicateur OMS 6.1)

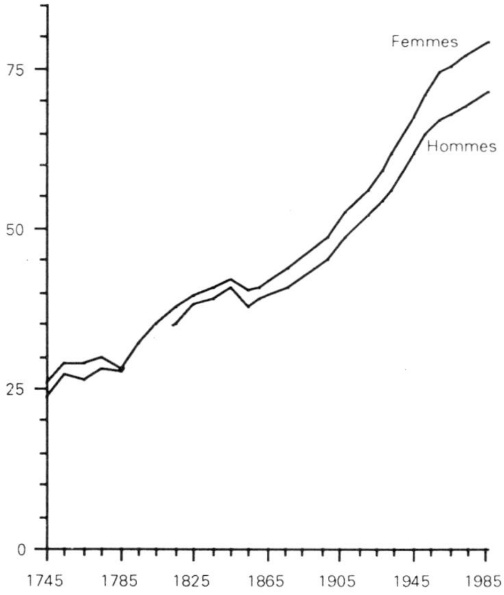

Source : *INED, INSEE.*

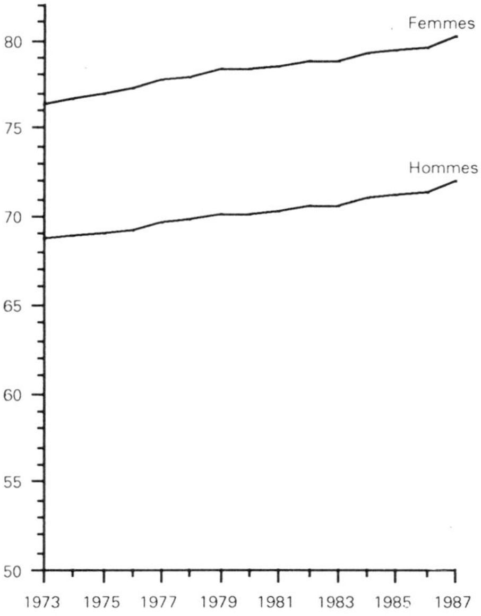

Source : *INSEE.*

Tableau 3 – **Taux de mortalité infantile : mortalité la 1ère année pour 1 000 nés-vivants**
(indicateur OMS 7.1;1.2)

en%

Catégorie socioprofessionelle du père	Générations		
	1956-1960	1966-1970	1976-1983
Agriculteurs exploitants	31,2	18,7	9,6
Salariés agricoles	35,3	23,9	10,7
Patrons de l'industrie et du commerce	25,4	17,7	9,2
Professions libérales et cadres supérieurs	17,0	12,2	8,0
Cadres moyens	19,7	14,1	7,9
Employés	24,9	17,2	8,7
Ouvriers	32,8	20,8	10,4
dont : Ouvriers qualifiés et contremaîtres	28,1	18,9	9,7
Ouvriers spécialisés	32,9	21,7	10,9
Manœuvres	44,8	30,4	13,3

Source : *INSEE.*

Graphique 3 – **Niveau des taux de mortalité de 1985-1986 par rapport à ceux de 1979-1980 par sexe et âge**

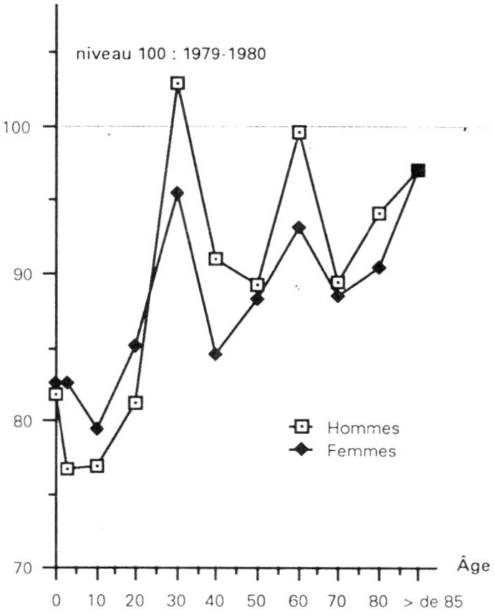

Source : *INSERM, Causes médicales de décès.*

Tableau 4 – **Évolution de la mortalité entre les périodes 1955-1959 et 1975-1980 par catégories socioprofessionelles regroupées***
(indicateur OMS 1.2)

en%

	Part de la population active masculine de 35 à 54 ans		Probabilité de décès entre 35 et 60 ans		Diminution relative
	En 1954	En 1975	1955-1959	1975-1980	
Ouvriers, salariés agricoles et manœvres	**43,8**	**42,7**	**22,7**	**19,4**	**15**
dont : Ouvriers qualifiés	16,9	17,4	20,8	17,2	17
Ouvriers spécialisés, salariés agricoles et manœuvres	26,9	25,3	23,9	20,9	13
Autres catégories (sauf armée-police et personnel de service)	**52,0**	**53,4**	**15,8**	**12,4**	**22**
dont : Instituteurs, cadres supérieurs et professions libérales	6,1	11,3	12,6	9,3	26
Ensemble des catégories sociales d'actifs	-	-	**19,0**	**15,6**	**18**

* *Les probabilités sont déduites des quotients observés.*

Source : *INSEE.*

ce problème, qui touche déjà plusieurs millions de personnes, va s'accentuer car la situation démographique de la France est telle que le vieillissement de la population est inéluctable.

Sources d'information

La mortalité

Les données sur les causes médicales de décès sont élaborées à l'INSERM (service commun n° 8). L'évolution à long terme des causes de décès est issue d'un travail de Jacques Vallin et France Mesle (INED) qui a notamment consisté à présenter l'ensemble des données selon une nomenclature commune afin de rétablir la continuité des séries rompue par les révisions successives de la nomenclature internationale. Référence : *Les causes de décès en France de 1925 à 1978*, Travaux et documents, cahier n° 115, INED-PUF, 1988.

Les données sur la mortalité des adultes par milieu social sont issues de l'appariement par l'INSEE du recensement de population et du répertoire national d'identification des personnes physiques qui enregistre les décès. Cette technique longitudinale permet de rendre homogène numérateur et dénominateur des taux de mortalité. Deux opérations de ce type ont été menées : la première à partir du recensement de 1954 sur les décès de 1955 à 1959 et la seconde à partir du recensement de 1975 sur les décès de 1975 à 1980. D'autres données sur la mortalité par catégorie socioprofessionnelle sont disponibles à l'INSERM (SC8) à partir de la profession enregistrée sur le bulletin de décès par l'état civil.

La mortalité infantile par milieu social est connue grâce au rapprochement de l'avis nominatif de décès (qui contient notamment la date de l'événement) et du bulletin de naissance, sur lequel figurent les caractéristiques socio-démographiques des parents. Cette source ne permet pas de dénombrer les enfants morts-nés. Des données sont disponibles pour les générations 1956-1960, 1961-1965, 1966-1970, 1971-1975 et 1976-1983.

La morbidité

Les données sur les pathologies à l'hôpital sont issues de l'enquête de morbidité hospitalière du SESI réalisée pendant les années 1985, 1986 et 1987.

Les affections de longue durée de la Sécurité sociale : l'article L.324-1 du Code de la Sécurité sociale prévoit qu'en cas d'affection de longue durée, ou d'interruption de travail, ou de soins continus supérieurs à une durée déterminée (six mois), la caisse fait procéder à un examen spécial du bénéficiaire conjointement par le médecin traitant et le médecin-conseil de la Sécurité sociale. Ce tableau comptabilise les admissions des nouveaux malades vus à cette occasion par diagnostic.

La perception de la santé

Les données sur la perception de la santé sont issues de l'enquête « Études des conditions de vie et situations défavorisées » menée en 1986-1987 par l'INSEE avec la collaboration du SESI. D'autres thèmes de l'enquête concernent les pathologies déclarées par la population, les attitudes de soin et la prévention.

Annexe

Tableau 1 – **Répartition des décès par tumeurs selon le sexe. Principales localisations cancéreuses*. France 1987**

	Total 2 sexes	Sexe masculin	Sexe feminin
Tumeurs			
Total	**139 231**	**84 326**	**54 905**
dont*:			
• Cancer du poumon	20 639	17 947	2 692
• Cancer de l'intestin	15 586	8 055	7 531
• Cancer de VADS** et de l'œsophage	14 093	12 633	1 460
• Cancer du sein	9 789	139	9 650
• Hémolymphopathies	9 722	5 196	4 526
• Cancer de la prostate	8 444	8 444	-
• Cancer de l'estomac	7 178	4 240	2 938
• Cancer du pancréas	5 439	2 997	2 442
• Cancer du foie	4 912	3 649	1 263
• Cancer de la vessie	4 029	2 999	1 030
• Cancer de l'utérus	3 303	-	3 303
• Cancer de l'ovaire	3 059	-	3 059
• Cancer du rein (ou autres organes urinaires)	2 961	1 876	1 085
• Cancer de l'encéphale	2 119	1 142	977
• Cancer de la vésicule et des voies biliaires	1 847	626	1 221
• Cancer de la peau	1 300	660	640
• Cancer des os	780	515	265

* N'ont été retenus que les diagnostics précis et relativement fréquents. La somme des rubriques détaillées n'est pas égale au total du chapitre.

** Voies aéro-digestives supérieures.

Source : *INSERM, SC8.*

Tableau 2 – **Répartition des décès par maladies de l'appareil circulatoire selon le sexe - Principaux diagnostics. France 1987**

	Total 2 sexes	Sexe masculin	Sexe feminin
Maladies de l'appareil circulatoire			
Total	**18 6579**	**8 6340**	**100 239**
dont*:			
• Maladies cérébro- vasculaires	55 263	22 904	32 359
• Cardiopathies ischémiques	51 905	28 726	23 179
• Insuffisance cardiaque	34 169	13 778	20 391
• Autres cardiopathies (y.c. tr. rythme)	23 570	10 593	12 977
• Maladies des artères	13 481	7 171	6 310
• Maladies hypertensives	5 422	2 010	3 412

* N'ont été retenus que les diagnostics précis et relativement fréquents. La somme des rubriques détaillées n'est pas égale au total du chapitre.

Source : *INSERM, SC8.*

Tableau 3 – **Répartition des décès par traumatismes, maladies respiratoires, digestives. Principaux diagnostics*. France 1987**

	Total 2 sexes	Sexe masculin	Sexe féminin
Traumatismes et empoisonnements			
Total	**46 677**	**27 988**	**18 689**
dont* - Suicides**	12 161	8 587	3 574
- Chutes accidentelles	11 122	3 738	7 384
- Accidents de la circulation	9 443	6 857	2 586
Maladies de l'appareil respiratoire			
Total	**32 446**	**18 002**	**14 444**
dont* - Bronchite chronique	11 363	7 465	3 898
- Pneumonie, broncho-pneumonie	11 173	5 415	5 758
Maladies de l'appareil digestif			
Total	**28 680**	**15 781**	**12 899**
dont* - Cirrhose	10 791	7 721	3 070
- Occlusions intestinales	2 820	950	1 870
- Cholécystite et lithiase biliaire	1 930	706	1 224
- Ulcères gastro-duodénaux	2 217	1 196	1 021
Autres maladies			
- Diabète	6 425	2 539	3 886
- Néphrites chroniques et insuffisance rénale	5 122	2 572	2 550
- Psychose alcoolique et alcoolisme	2 816	2 249	567
- SIDA et infections par le VIH	964	840	124

* N'ont été retenus que les diagnostics précis et relativement fréquents. La somme des rubriques détaillées n'est pas égale au total du chapitre.
** y c. les séquelles de suicide
Source : *INSERM, SC8.*

Graphique 1 – **Répartition des décès par âge et sexe. France 1987**

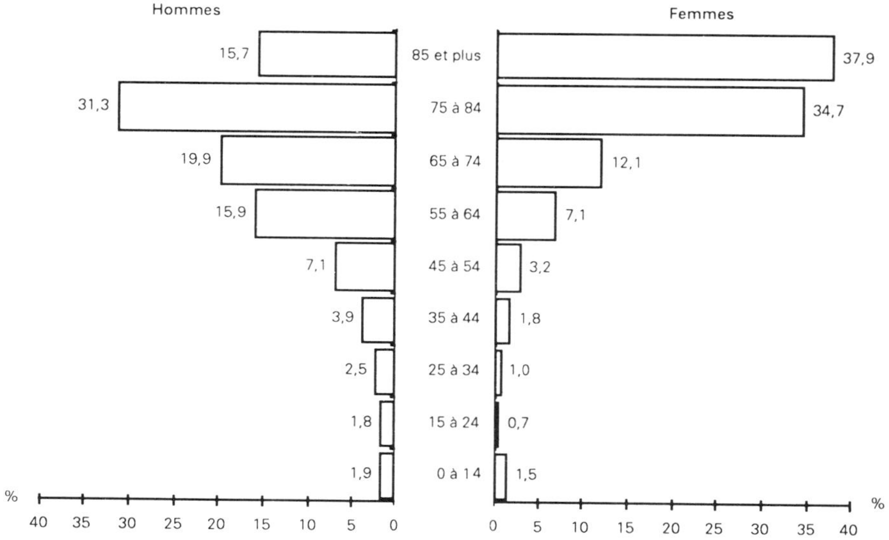

Source : *INSERM, SC8.*

Graphique 2 – **Taux de mortalité par sexe et âge. France 1987**

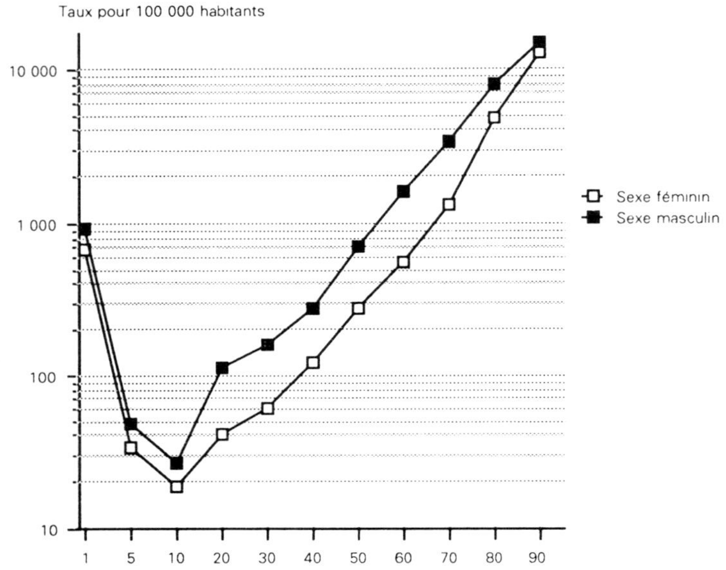

Source : *INSERM, SC8.*

Graphique 3 – **Indice de surmortalité masculine par âge**

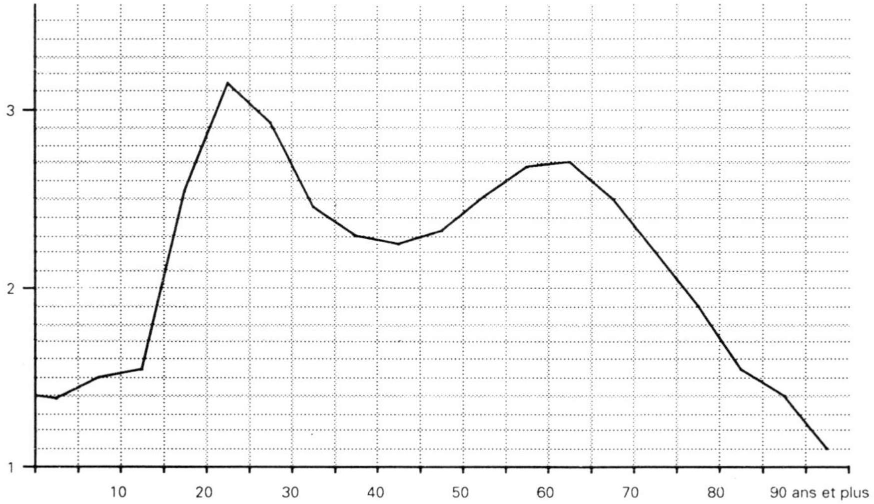

Source : *INSERM, SC8.*

Graphique 4 – **Causes de mortalité. Répartition des décès selon les 17 chapitres de la CIM(*). Ensemble de la population. France, 1987**

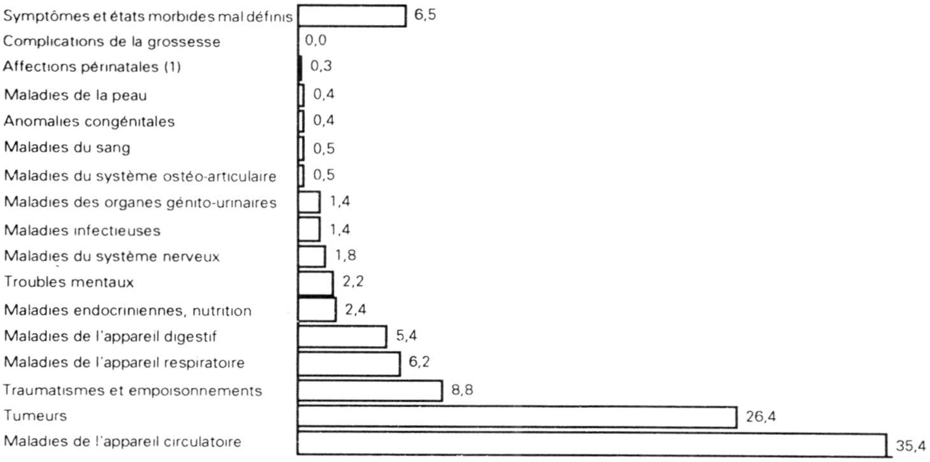

* CIM : Classification Internationale des Maladies
(1) Affections dont l'origine se situe dans la période périnatale.
Source : *INSERM, Causes médicales de décès.*

Graphique 5 – **Répartition des patients des hôpitaux publics par âge et sexe. France 1985-1986**

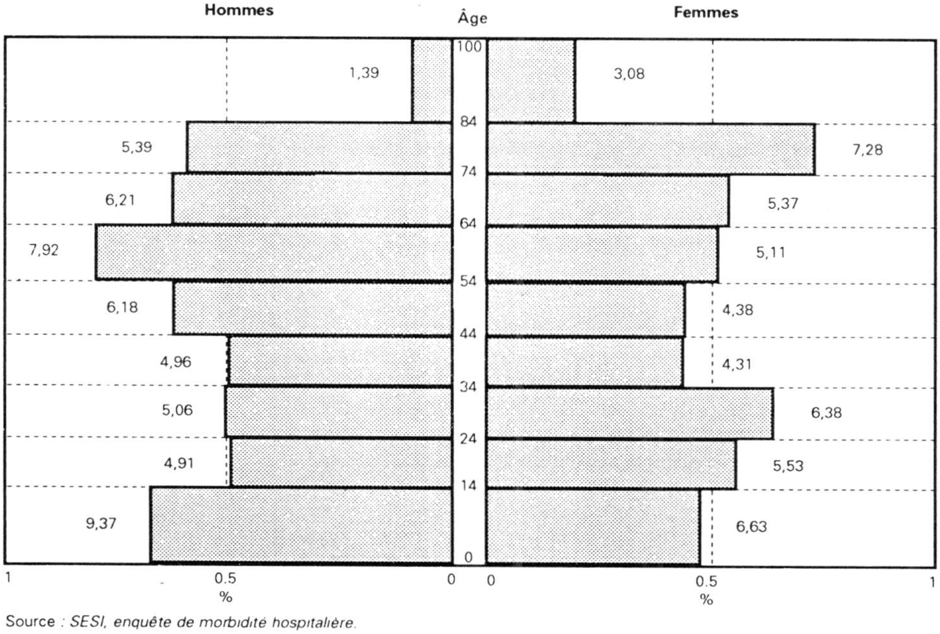

Source : *SESI, enquête de morbidité hospitalière.*

Tableau 4 – **Taux de mortalité comparatifs selon la cause et le sexe**

*Taux pour 100 000 habitants **

	Hommes				Femmes			
	1982	1985	1986	1987	1982	1985	1986	1987
MALADIES INFECTIEUSES ET PARASITAIRES**	16,9	17,7	16,0	18,1	10,3	10,2	10,1	9,5
TUMEURS	360,8	367,3	364,3	365,3	166,5	163,2	161,8	161,6
dont								
- tumeurs malignes :								
• de la cavité buccale et du pharynx	*21,8*	*21,4*	*20,5*	*20,0*	*2,0*	*1,9*	*1,9*	*2,1*
• de l'œsophage	*20,4*	*18,9*	*18,6*	*18,3*	*1,8*	*1,9*	*1,8*	*1,8*
• de l'estomac	*22,1*	*20,6*	*19,8*	*18,3*	*10,7*	*9,1*	*8,5*	*8,1*
• de l'intestin	*36,9*	*35,6*	*36,1*	*36,3*	*22,7*	*21,4*	*21,5*	*21,2*
• autres parties, appareil digestif et péritoine	*26,0*	*26,3*	*26,5*	*26,9*	*14,3*	*13,8*	*12,5*	*12,7*
• de la trachée, bronches et poumon	*70,3*	*73,5*	*73,7*	*75,3*	*76,8*	*7,3*	*7,5*	*8,2*
• du sein	*0,6*	*0,6*	*0,7*	*0,6*	*29,4*	*29,4*	*29,9*	*29,7*
• de l'utérus	-	-	-	-	*11,6*	*10,7*	*10,4*	*10,1*
• de la prostate	*38,1*	*40,6*	*40,7*	*40,8*	-	-	-	-
- leucémies	*10,9*	*11,9*	*11,5*	*11,0*	6,9	6,8	6,3	6,2
MALADIES ENDOCRINIENNES	26,7	26,8	26,1	22,9	3,5	22,9	22,4	20,4
dont diabète	*13,6*	*13,6*	*12,3*	*11,7*	*12,9*	*12,1*	*11,5*	*10,5*
MALADIE DU SANG ET DES ORGANES HÉMATOPOÏÉTIQUES	5,4	5,9	5,6	5,5	3,7	4,1	3,8	3,7
TROUBLES MENTAUX	22,8	24,2	25,1	22,8	15,4	17,4	18,1	17,0
dont psychose alcoolique et alcoolisme	*10,9*	*10,2*	*9,8*	*8,7*	*2,2*	*2,2*	*2,1*	*1,9*
MALADIES DU SYSTÈME NERVEUX, DES ORGANES DES SENS	26,2	20,5	21,4	21,0	17,5	13,2	13,1	13,7
MALADIES DE L'APPAREIL CIRCULATOIRE	471,0	458,5	433,5	404,8	308,1	295,8	277,9	257,5
dont - cardiopathies ischémiques	*137,1*	*141,4*	*137,1*	*129,2*	*67,3*	*68,8*	*66,3*	*61,7*
- maladies vasculaires cérébrales	*142,8*	*131,9*	*123,7*	*109,7*	*108,6*	*99,3*	*92,0*	*82,8*
MALADIES DE L'APPAREIL RESPIRATOIRE	97,8	101,0	100,3	86,8	40,3	43,7	46,0	36,7
MALADIES DE L'APPAREIL DIGESTIF	87,3	77,0	73,7	68,2	45,3	41,2	38,7	35,7
dont cirrhose alcoolique ou sans précision du foie	*40,8*	*34,7*	*32,6*	*30,5*	*13,8*	*11,7*	*11,0*	*10,1*
MALADIES DES ORGANES GÉNITO-URINAIRES	26,2	23,4	21,7	19,5	*12,0*	*10,7*	*10,1*	*9,1*
COMPLICATIONS GROSSESSE-ACCOUCHEMENT	-	-	-	-	0,4	0,3	0,3	0,3
MALADIES DE LA PEAU, DU TISSU CELLULAIRE SOUS-CUTANÉ	2,8	2,9	2,9	2,8	3,6	3,6	3,5	3,2
MALADIES DU SYSTÈME OSTÉO-ARTICULAIRE	3,9	4,2	4,0	3,9	4,6	5,1	5,0	4,9
ANOMALIES CONGÉNITALES	4,8	4,7	4,0	4,0	4,4	3,8	3,7	3,5
AFFECTIONS DONT L'ORIGINE SE SITUE DANS LA PÉRIODE PÉRINATALE	4,0	3,8	3,3	3,2	3,0	2,8	2,5	2,0
SYMPTÔMES, SIGNES ET ÉTATS MORBIDES MAL DÉFINIS	84,4	77,5	74,4	71,2	57,5	52,4	51,5	48,1
CAUSES EXTÉRIEURES DE TRAUMATISME ET EMPOISONNEMENTS	129,4	122,2	120,9	112,2	62,3	60,0	58,6	54,0
dont - accidents de la circulation	*31,2*	*27,3*	*28,4*	*25,7*	*10,4*	*9,8*	*9,9*	*8,8*
- suicides	*33,0*	*35,4*	*34,9*	*33,4*	*11,3*	*12,1*	*12,2*	*11,8*
TOUTES CAUSES	**1370,4**	**1337,6**	**1297,2**	**1232,0**	**778,4**	**750,4**	**727,1**	**680,8**

* La population de référence utilisée est celle de la France, recensement 1982, tirage au 1/4, les deux sexes.
** A partir de 1987, le SIDA est codé dans ce chapitre alors qu'antérieurement il était inclus dans celui des maladies endocriniennes.
Source : *INSERM.*

Graphique 6 – **Répartition des patients des hôpitaux publics selon les 17 chapitres de la CIM*. France, 1985-1986**
(Non compris l'accouchement normal)

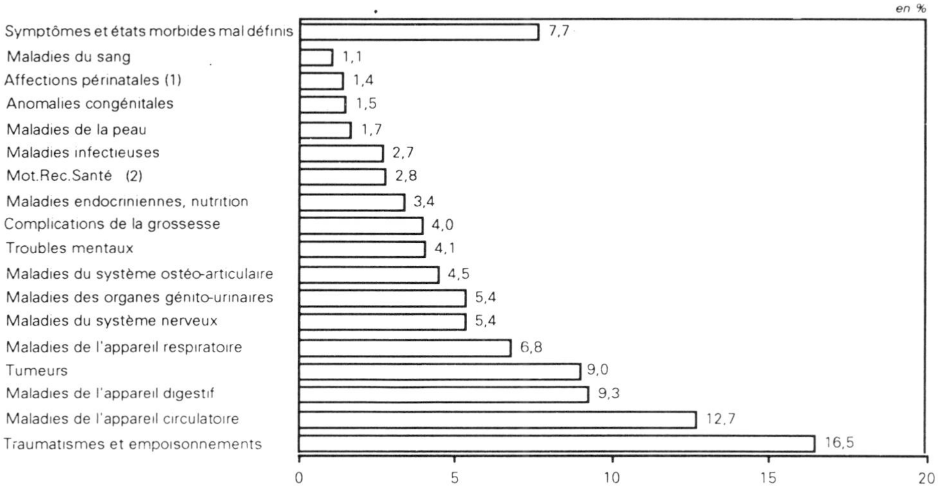

* CIM : Classification Internationale des Maladies
(1) Affections dont l'origine se situe dans la période périnatale.
(2) Motifs de recours aux services de santé.

Source : *SESI.*

Graphique 7 – **Affections de longue durée. Répartition des nouveaux cas selon la cause en 1986**

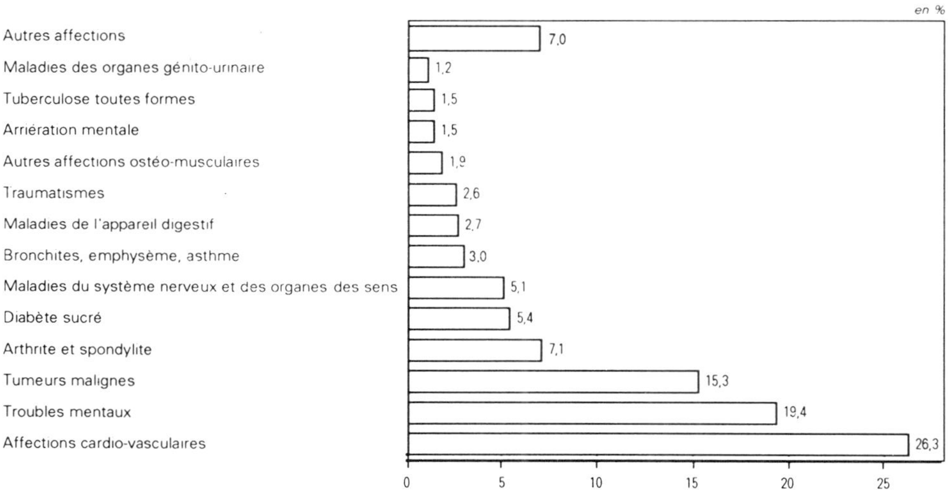

Source : *CNAMTS : service de contrôle médical.*

Les principales pathologies

Les maladies cardio-vasculaires

Les maladies cardio-vasculaires sont aujourd'hui la première cause de mortalité en France : avec 200 000 décès environ, elles constituent plus du tiers de la mortalité générale. La pathologie cardio-vasculaire, notamment cardiaque, joue un rôle important dans la mortalité prématurée : c'est la deuxième cause de décès avant 65 ans, après les tumeurs. Avant 65 ans, 21 % des décès masculins et 17 % des décès femminins lui sont imputables.

Il existe une surmortalité masculine importante à l'âge moyen de la vie, qui s'atténue ensuite progressivement. Ceci n'est contradictoire qu'en apparence avec le fait que les décès cardio-vasculaires et leur proportion parmi les causes de décès sont globalement plus élevés pour les femmes : la mortalité cardio-vasculaire croît fortement avec l'âge, et il y a un plus grand nombre de femmes âgées.

De 1975 à 1985, les décès par maladies cardio-vasculaires dans la tranche d'âge 45-75 ans ont diminué. Chez les hommes comme chez les femmes, cette baisse a été supérieure à celle de la mortalité générale durant cette période. L'étude des différents types d'affections cardio-vasculaires met en évidence pour la même période et dans les mêmes tranches d'âge :

— une diminution de la mortalité par cardiopathie ischémique (moins 11 % chez l'homme, moins 30 % chez la femme), mais sa part dans la mortalité toutes causes reste pratiquement constante, suggérant que cette évolution s'inscrit dans une tendance générale de baisse de la mortalité ;

— une diminution de la mortalité due aux autres formes de cardiopathies, ensemble hétérogène incluant lès décès dus à l'hypertension, aux troubles du rythme, aux insuffisances cardiaques et à diverses cardiopathies acquises. Cette diminution est également du même ordre de grandeur que celle de la mortalité générale ;

— une diminution importante pour les deux sexes de la mortalité par accident vasculaire cérébral (moins 38 % chez l'homme, moins 41 % chez la femme) avec, pour chaque sexe, une réduction assez nette de la proportion de ces décès dans la mortalité générale.

La réduction des décès par maladie cardio-vasculaire explique une grande partie des gains de mortalité de ces dernières années, après les maladies infectieuses et les maladies respiratoires.

La morbidité

Les maladies cardio-vasculaires occupent une place importante dans la morbidité. En 1985, les malades hospitalisés pour ces affections dans les hôpitaux publics, représentaient 13 % de l'ensemble des séjours, au deuxième rang après les lésions traumatiques et empoisonnements. Les affections cardio-vasculaires constituaient plus du quart des affections de longue durée prises en charge par la Caisse nationale d'assurance maladie des travailleurs salariés en 1986.

Le nombre de cas d'infarctus du myocarde (complication majeure des cardiopathies ischémiques) pris en charge par le système hospitalier, public ou privé, été évalué à 60 000 en 1984. Compte tenu des cas méconnus, des cas traités à domicile et des décès précoces qui sont fréquents avant l'hospitalisation, le nombre de cas d'infarctus est de l'ordre de 100 000 par an, soit près de 300 cas par jour. Plus de la moitié des cas masculins surviennent avant 65 ans, alors que la moitié des cas féminins s'observe après 74 ans. Globalement, l'infarctus atteint les hommes dans plus de 60 % des cas.

La pathologie vasculaire cérébrale a été étudiée dans une ville de moyenne importance (Dijon). L'incidence annuelle est d'environ 170 pour 100 000 chez l'homme, 120 pour 100 000 chez la femme. Cette incidence est très liée à l'âge, avec des taux rapidement croissants à partir de 55 ans. La mortalité durant l'année qui suit l'accident vasculaire cérébral est de 30 %. Ces données ne sont pas directement extrapolables à l'ensemble de la population française.

Indépendamment de l'importance de la pathologie cardio-vasculaire en terme de mortalité et de morbidité, son coût économique est considérable. Une étude récente évalue le coût total des seules cardiopathies ischémiques à 30 milliards de francs par an. Cette estimation inclut les coûts directs de soins et les coûts indirects représentés par les arrêts de travail et l'invalidité.

Les aspects épidémiologiques

La pathologie cardio-vasculaire relève de causes très diverses, dont certaines sont bien individualisées. C'est le cas d'agents infectieux pour les cardiopathies rhumatismales et les péricardites virales, ou de l'alcool pour les cardiomyopathies alcooliques. Mais la majeure partie de la pathologie acquise de l'adulte n'a pas de cause unique ou prédominante décelable. Deux processus, étroitement imbriqués et eux-mêmes d'étiologie complexe et multifactorielle, sont toutefois souvent en cause : l'hypertension artérielle et l'athérosclérose.

L'hypertension artérielle est non seulement la cause directe de certaines cardiopathies dites hypertensives, mais aussi un facteur d'aggravation de toute la pathologie cardiaque, et une cause importante mais non exclusive de la pathologie vasculaire cérébrale. Dans la grande majorité des cas, l'hypertension est un syndrome dont les possibilités pratiques de prévention non pharmacologique sont assez réduites (contrôle du poids, régime hyposodé...). Par contre, le bénéfice du traitement de l'hypertension sévère ou modérée a été clairement démontré. Le traitement anti-hypertenseur au long cours est ainsi justifié chez de nombreux hypertendus. Il est en partie responsable de la réduction de la mortalité cardio-vasculaire, et notamment de la mortalité vasculaire cérébrale, observée depuis la dernière guerre mondiale.

L'athérosclérose, maladie progressive de la paroi artérielle, atteint de manière privilégiée l'aorte, les artères du cœur, celles à destinée encéphalique et les artères des membres inférieurs. Elle est ainsi responsable en partie de la pathologie vasculaire cérébrale et, de manière prédominante, des cardiopathies ischémiques et de la pathologie artérielle des membres inférieurs.

Maladie multifactorielle, l'athérosclérose semble induite par des facteurs locaux dans des conditions encore mal précisées. Mais sa survenue est aussi conditionnée ou favorisée par des facteurs biologiques ou d'environnement dont un certain nombre sont maintenant bien connus. Les principaux sont : les troubles du métabolisme des lipides, l'excès de cholestérol, l'hypertension artérielle, la consommation de tabac et le diabète. Des études ont démontré la nature causale de la relation entre cholestérol et survenue de la maladie, et le bénéfice important d'une diminution du taux de cholestérol sanguin. Les effets d'une alimentation riche en graisses sur le taux de cholestérol sont assez bien connus et manifestement importants. Ces constatations ont conduit à relier entre eux la survenue d'une cardiopathie ischémique, le taux de cholestérol et la teneur du régime en graisses "saturées" par opposition aux graisses "insaturées" qui auraient au contraire un effet protecteur. Cette hypothèse nutritionnelle ou lipidique est maintenant considérée comme un des mécanismes essentiels de ces maladies par athérosclérose.

Actuellement, les études sur les marqueurs biologiques de l'athérosclérose permettent d'affiner la relation entre cholestérol et athérosclérose : il apparaît clairement que les protéines chargées du transport du cholestérol dans le sang peuvent jouer un rôle important. Ces protéines spécifiques, appelées apolipoprotéines, font l'objet des recherches actuelles. On envisage de les intégrer dans un proche avenir dans la panoplie des examens permettant le diagnostic précoce de l'athérosclérose.

Tableau 1 – **Taux de mortalité par sexe et âge**
(indicateurs OMS 9.1 - 9.2 - 9.3)

	Sexe	Total tous âges	<1an	1 à 4 ans	5 à 14 ans	15 à 24 ans	25 à 34 ans	35 à 44 ans	45 à 54 ans	55 à 64 ans	65 à 74 ans	75 à 84 ans	85ans et plus
Maladies de l'appareil circulatoire	H	334,1	9,6	2,1	1,2	3,6	12,2	41,1	141,8	396,3	1106,1	3359,1	8315,3
	F	370,2	9,8	2,5	0,9	2,4	5,6	12,0	38,5	122,3	511,2	2280,7	7487,1
Cardiopathies ischémiques	H	110,9	-	0,1	0,1	0,2	3,1	18,9	66,5	181,1	447,8	1018,4	1646,8
	F	85,6	-	-	0,1	0,1	0,4	1,6	9,2	37,2	164,2	599,8	1318,9
Maladies vasculaires cérébrales	H	92,9	2,1	0,1	0,4	1,2	3,3	8,8	27,9	80,9	270,7	1031,0	2711,0
	F	122,9	2,2	0,4	0,3	0,6	2,2	4,5	13,0	34,5	155,6	781,1	2489,3

Source : *INSERM. Causes médicales de décès. 1986.*

Graphique 1 – **Part des maladies cardio-vasculaires dans la mortalité aux différents âges et par sexe**

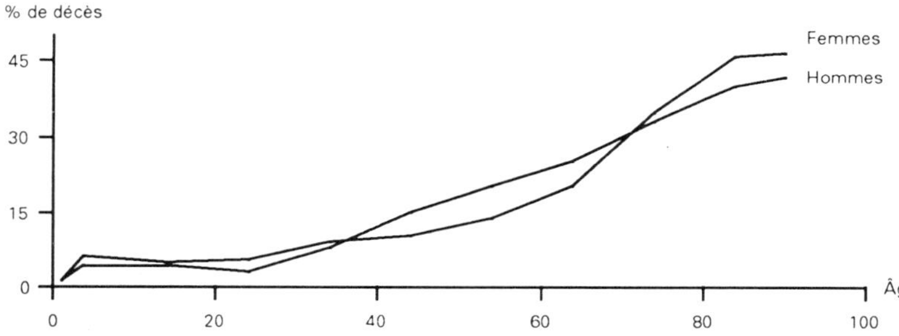

Source : *INSERM. Causes medicales de deces. 1986.*

Graphique 2 – **Évolution de la mortalité par cardiopathie ischémique et maladie cérébro-vasculaire chez les hommes**

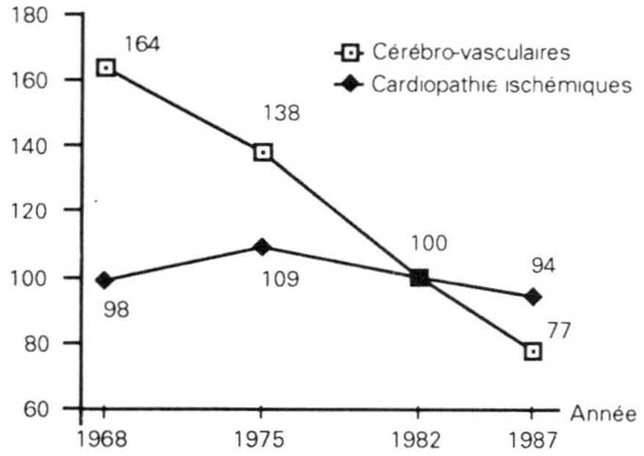

Source : *INSERM. Causes médicales de décès.*

Graphique 3 – **Évolution de la mortalité par cardiopathie ischémique et maladie cérébro-vasculaire chez les femmes**

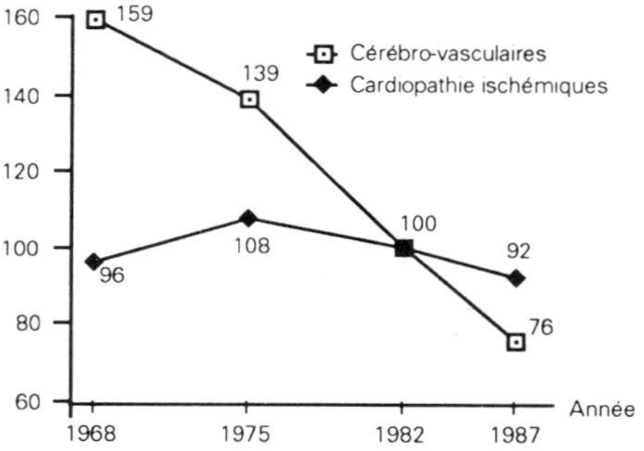

Source : *INSERM. Causes médicales de décès.*

Tableau 2 – **Morbidité cardio-vasculaire dans les hôpitaux publics en 1985-1986**

	Proportion pour 100 sorties toutes causes de malades de :							
	< 1 an	1 à 14	15 à 24	25 à 44	45 à 64	65 à 74	75 et +	Tous âges
Maladies de l'appareil circulatoire	0,7	0,6	1,7	5,2	16,1	22,7	27,5	12,6
Infarctus du myocarde	-	-	-	0,3	1,7	2,0	2,3	1,1
Autres myocardiopathies ischémiques	-	-	0,5	3,3	3,9	3,5	2,3	1,7
Maladies cérébro-vasculaires	0,1	0,1	0,1	0,5	2,1	4,5	6,8	2,3

Source : *Ministère de la Solidarité, de la Santé et de la Protection sociale,SESI.*

Tableau 3 – **Estimation de l'incidence de l'infarctus du myocarde par âge et par sexe en 1985**
(indicateur OMS 9.4)

Age	Hommes	Femmes
25 - 29	13.3*	1.7*
30 - 34	32.7*	8.3*
35 - 39	101.3*	11.3*
40 - 44	158.4	22.0*
45 - 49	276.6	36.3
50 - 54	410.9	80.2
55 - 59	625.6	146.3
60 - 64	895.1	270.1

* Moyenne des taux observés (effectifs faibles).

Source : *MONICA (à partir des données des registres du BAS-RHIN, HAUTE-GARONNE, C.U. DE LILLE).*

Tableau 4 – **Incidence des maladies vasculaires cérébrales selon le sexe dans la ville de Dijon**
(indicateur OMS 9.5)

	Hommes	Femmes
Nombre de cas enregistrés en 2 ans	226	192
Taux brut (a)	170	126
Taux standardisé (a)		
Population européenne	177	90.4
Population mondiale	119	62.6

(a) : taux annuel pour 100 000 habitants

Source : *Registre dijonnais des accidents vasculaires cérébraux.*

Des études récentes ont permis d'élargir la liste des facteurs de risque "classiques" énumérés ci-dessus à des facteurs plus difficilement mesurables, mais qui interviennent certainement dans la genèse de la pathologie cardio-vasculaire. Ainsi, un style de comportement agressif, compétitif et impatient, appelé type A par les spécialistes, a été isolé comme facteur de risque de maladies cardio-vasculaires, au même titre que l'excès de cholestérol, ou l'existence d'un diabète.

Les aspects de la politique

Si depuis quinze ans la mortalité par affections cérébro-vasculaires diminue, la mortalité par cardiopathies ischémiques stagne. Étant donnée la gravité de leurs conséquences médicales, sociales et économiques, les cardiopathies ischémiques nécessitent une progression des techniques médicales et avant tout la poursuite des actions de prévention.

Prévenir les cardiopathies ischémiques

La politique de prévention qui est engagée depuis plusieurs années associe des actions destinées à l'ensemble de la population et des actions individuelles de dépistage en faveur des individus à haut risque.

Les actions globales visent à modifier certains comportements néfastes de nos modes de vie. S'abstenir de fumer, avoir un exercice physique régulier et une alimentation équilibrée sont les messages essentiels à transmettre à la population. La campagne *Bouge ton cœur* organisée par le Comité français d'éducation pour la santé et la Fédération de cardiologie est un exemple des campagnes d'infomation menées régulièrement vers le grand public. Ces campagnes s'accompagnent de mesures réglementaires comme dans le cas de la lutte contre le tabagisme. Mais des stratégies complexes sont aujourd'hui également utilisées. La sensibilisation directe du consommateur en matière d'alimentation en est le meilleur exemple. Elle se fonde sur une mise sur le marché de denrées allégées, sur une obligation d'étiquetage du contenu des produits conditionnés et sur la diffusion conjointe de conseils nutritionnels dénonçant les excès d'apports en calories et en graisses saturées au profit des fruits, des légumes et des fibres.

Les actions individuelles reposent sur le dépistage des individus menacés ou déjà affectés par la maladie. Ce dépistage reste du ressort des médecins traitants mais il est aussi systématiquement réalisé au cours des bilans de santé effectués par les services de santé scolaires, les services de la médecine du travail et par les centres d'examen des caisses d'assurance maladie. On y recherche les quatre principaux facteurs de risque que sont la surcharge de poids, le tabagisme, l'hypertension artérielle et l'excès de cholestérol. L'action sur un seul de ces facteurs étant insuffisante, une action concomitante est menée sur chacun d'entre eux.

L'enquête ENIM 1984 menée par la Société française de cardiologie et la collaboration des registres de l'infarctus du myocarde au projet international MONICA ont permis d'évaluer le nombre d'infarctus du myocarde en France. Les registres restent des outils précieux pour évaluer l'impact des actions de prévention mais aussi pour contribuer à la recherche européenne. C'est ainsi qu'ils participent, en dehors du projet MONICA, à une enquête nutritionnelle coordonnée dans le cadre du programme EURONUT de la CEE.

Le progrès des soins spécialisés

Les traitements pharmacologiques précoces et l'angioplastie transluminale, qui est le dernier progrès technique actuellement utilisé, limitent aujourd'hui l'extension et donc la gravité des infarctus du myocarde. Mais pour qu'une prise en charge des urgences cardiologiques, et plus particulièrement celles des infarctus du myocarde, soit efficace, il faut que le délai entre le premier symptôme et le traitement spécialisé soit inférieur à quatre heures. Une meilleure coordination de toutes les structures d'urgence et une information auprès du public, des malades coronariens surtout, ont permis d'obtenir aujourd'hui, par l'appel direct du SAMU local ou du numéro 15 d'urgence médicale, des gains de temps salvateurs.

Depuis vingt-cinq ans, l'installation progressive d'unités de soins intensifs dans les services de cardiologie a fortement contribué à la réduction du taux de mortalité à la phase aiguë de l'infarctus du myocarde. Ces unités, qui comprennent 4 à 12 lits, sont exclusivement reservées à la prise en charge des malades dont l'état nécessite des traitements très spécialisés. Chaque patient est soumis à un recueil permanent de certains paramètres physiologiques. En cas d'alerte, le matériel de réanimation est immédiatement disponible.

Les régions françaises dans leur ensemble, à l'exception de la Corse, sont aujourd'hui dotées de centres de chirurgie cardiaque. En 1986, ces 63 centres ont pratiqué 28 000 interventions, et ce particulièrement dans le domaine de la revascularisation coronarienne. En 1988, 558 greffes de cœur ont été réalisées. La chirurgie cardiaque connaît un essor considérable grâce à l'utilisation de la ciclosporine, aux progrès de la circulation sanguine extra-corporelle et à l'introduction de la microchirurgie. Un rapport de l'inspection générale des Affaires sociales de juin 1988, tout en constatant l'adéquation des structures aux besoins, préconise certaines modalités de réglementation. Pour un bon exercice de la chirurgie cardiaque, il est nécessaire que les centres offrent non seulement des conditions minimales d'équipement et d'organisation mais aussi un niveau d'activité suffisant. Les pouvoirs publics doivent donc « disposer de la possibilité de vérifier à intervalles réguliers l'effectivité du service rendu par chacune des structures dont ils ont autorisé l'ouverture ».

Sources d'information

La mortalité

Les décès par maladie cardio-vasculaire sont enregistrés par le système national des causes médicales de décès de l'INSERM. Une certaine sous-évaluation de cette mortalité est vraisemblable car ces décès peuvent être comptabilisés avec les morts des causes mal précisées.

La morbidité

— La morbidité cardio-vasculaire :
l'enquête nationale de morbidité hospitalière menée par le SESI, de 1985 à 1988, permet de connaître la part de la morbidité cardio-vasculaire dans les services de court séjour des hôpitaux publics et privés.

— Les cardiopathies ischémiques :
l'étude prospective parisienne menée par l'INSERM avait pour objectif l'étude de l'incidence et des facteurs de risque des cardiopathies ischémiques sur un groupe professionnel parisien comportant plus de 7 000 hommes. Le suivi a été en moyenne de 6,6 ans, entre 40 et 60 ans.

— L'infarctus du myocarde :
a) MONICA : les registres d'infarctus du myocarde dans le cadre du projet international MONICA (30 pays concernés, 40 à 45 registres) couvrent en France trois zones géographiques : les départe-

ments du Bas-Rhin et de la Haute-Garonne, et la communauté urbaine de Lille. Il s'agit de l'enregistrement exhaustif et permanent de tous les cas d'insuffisance coronarienne aiguë. Les données sont recueillies de façon systématique par des médecins enquêteurs dans tous les hôpitaux, cliniques et services d'urgence (y compris les SAMU) auprès des cardiologues. Cet outil épidémiologique permet donc l'appréciation de l'incidence annuelle de l'insuffisance coronarienne aiguë dans trois zones géographiques françaises. Parallèlement, les registres réalisent une étude sur la mortalité coronarienne, pour l'estimation du pronostic vital dans les 28 premiers jours de l'épisode coronarien. Une incidence annuelle est estimée au niveau national.

b) Enquête ENIM 1984 : dans le but de mieux connaître le nombre et les conditions d'accès aux soins d'urgence des malades atteints d'infarctus du myocarde, une enquête a été réalisée en 1984 par le groupe de travail « Épidémiologie et prévention » de la Société française de cardiologie. L'enquête a été conduite sur un échantillon représentatif des services hospitaliers publics et privés. Pour l'estimation du nombre de cas d'infarctus du myocarde, il a été tenu compte des décès survenus avant l'hospitalisation et des infarctus méconnus ou traités à domicile.

— Les accidents vasculaires cérébraux :

depuis 1985, le registre dijonnais des accidents vasculaires cérébraux recense systématiquement tous les cas d'accidents vasculaires cérébraux survenant parmi la population de la ville (140 000 habitants). La pratique systématique d'une scanographie et la multiplicité des sources d'information allant du médecin hospitalier au médecin généraliste, permettent d'approcher l'exhaustivité. On obtient ainsi une incidence annuelle des accidents vasculaires cérébraux et des données sur la survie, mais sans qu'il soit possible d'en tirer des conclusions au niveau national.

Les cancers

Première cause de décès entre 35 et 64 ans, la mortalité par cancer croît régulièrement, essentiellement à cause de l'augmentation spectaculaire du cancer du poumon chez l'homme. Tous âges confondus, les cancers sont en France la deuxième cause de décès après les maladies cardio-vasculaires. Ils représentent environ un quart des décès. Entre 35 et 64 ans, ils occupent la première place des causes de décès (39 %), très loin devant les maladies cardio-vasculaires (21 %). Ils sont ainsi, avec les accidents, une des principales causes de mortalité avant 65 ans.

Globalement, la part du cancer dans la mortalité générale est plus importante chez les hommes que chez les femmes : 28 % des décès masculins contre 20 % des décès féminins. La France est l'un des pays où la différence de mortalité par cancer entre les deux sexes est la plus grande, essentiellement en raison du poids de la mortalité par tumeur maligne des voies aérodigestives supérieures, de l'œsophage et du poumon chez l'homme.

De 1950 à 1985, la mortalité par cancer chez l'homme a régulièrement augmenté. Cette évolution est essentiellement due à l'accroissement des cancers du poumon et dans une moindre mesure à ceux des voies aérodigestives supérieures liés principalement au tabac et/ou à l'alcool. La mortalité chez les femmes est en légère diminution, car la baisse importante du nombre de décès par cancer de l'estomac et de l'utérus est supérieure à l'augmentation de la mortalité par cancer du sein.

Une évolution divergeante selon les types de cancer

L'importance relative des différentes localisations du cancer s'est modifiée entre 1950 et 1985. Aujourd'hui, le cancer du poumon est devenu de loin le plus meurtrier. En 1950, avec 5 000 décès, il occupait le cinquième rang après les cancers de l'estomac, du colon, du sein et de l'utérus. En 1960, 10 000 décès ont été enregistrés. Actuellement, on en compte 20 000. Et 30 000 dans les années 1990 sont prévus. Cette évolution de la mortalité par cancer du poumon, qui concerne neuf fois sur dix des hommes, est la conséquence de l'augmentation du tabagisme. Le cancer du poumon est également le plus fréquent chez l'homme. Le nombre annuel de nouveaux cas a été estimé à 59 pour 100 000 hommes entre 1978 et 1982.

La mortalité féminine par cancer du poumon est restée stable depuis 1950, ce qui distingue la France d'autres pays comme les États-Unis par exemple, où le cancer du poumon est devenu le plus fréquent chez la femme, devant celui du sein. Ce n'est qu'assez récemment qu'une proportion importante de femmes françaises a commencé à fumer, ce qui laisse présager une augmentation de la mortalité féminine dans les années à venir.

Au premier rang dans les années 1950, le cancer de l'estomac n'est plus à ce jour qu'au cinquième rang, après les cancers du poumon, du colon, du sein et des voies aérodigestives supérieures. Cette forte diminution de la mortalité est également observée dans tous les pays industrialisés. Elle pourrait être liée à la généralisation de la conservation des aliments par réfrigération, entraînant une réduction de la consommation d'aliments très salés et riches en nitrates, bien que les mécanismes en cause ne soient pas clairement identifiés.

Autres principaux cancers

Le cancer du sein est le plus fréquent des cancers chez la femme. Le nombre de nouveaux cas annuels a été estimé à 77 pour 100 000 femmes entre 1978 et 1982. Ce chiffre est en augmentation. Cette croissance de la morbidité retrouvée dans d'autres pays d'Europe, pourrait être due en partie à l'évolution récente de deux facteurs de risque : l'âge tardif des femmes à la naissance de leur premier enfant et le faible nombre d'enfants. Parallèlement, la mortalité par cancer du sein augmente. Cela signifie-t-il que les progrès thérapeutiques de ces dernières années n'ont pas encore d'effet visible ? Il est difficile de conclure car les données sur l'incidence de ce cancer sont encore trop récentes pour une comparaison fine de l'évolution de la mortalité et de la morbidité.

Les cancers des voies aérodigestives supérieures (cavité buccale, larynx et pharynx) sont, chez l'homme, au troisième rang des décès par cancer entre 35 et 64 ans, alors qu'ils n'étaient qu'au huitième rang en 1950. Ces cancers sont liés à la consommation d'alcool et de tabac, dont les effets conjoints multiplient le risque. Ils contribuent, avec le cancer du poumon, à la surmortalité masculine par cancer.

Représentant près de 15 % des cancers, le cancer colorectal est fréquent. Il y aurait 25 000 nouveaux cas par an dans notre pays. Une personne sur vingt-cinq développerait ce cancer au cours de son existence. Ce cancer est à l'origine de 15 000 décès par an. Le taux de survie à 5 ans n'est que de 30 %. Il est au quatrième rang des décès par cancer entre 35 et 64 ans pour les deux sexes. Le nombre de décès est resté stable chez les hommes entre 1950 et 1985, et a diminué chez les femmes. Aucune certitude n'est acquise aujourd'hui sur l'amélioration du pronostic qu'entraînerait le dépistage au stade de lésions précancéreuses ou cancéreuses de développement limité.

Depuis 1950, les taux de mortalité entre 35 et 64 ans des cancers de l'utérus (col et corps) ont nettement diminué. Ils représentent la troisième localisation cancéreuse chez les femmes après le cancer du sein et le cancer colorectal. Cette diminution concerne probablement le cancer du col utérin plutôt que le cancer du corps. Elle est due en partie à une réduction de certains facteurs de risque, l'amélioration de l'hygiène notamment, et à un diagnostic plus précoce des lésions cancéreuses et précancéreuses. Le suivi des femmes lors des consultations gynécologiques pour prescription de contraception joue un rôle important, encore qu'insuffisant, dans le dépistage.

Le taux de guérison varie beaucoup d'un cancer à l'autre et dépend surtout de l'extension de la tumeur au moment du diagnostic. L'existence de métastases aggrave considérablement le pronostic vital dès la première année. Parmi les localisations cancéreuses ayant des probabilités de survie élevées, on trouve trois cancers féminins : le sein, le col et le corps de l'utérus. Leurs probabilités de survie à sept ans sont proches de 70 %. A l'inverse, les cancers des voies aérodigestives supérieures, de l'œsophage et du poumon ont des probabilités de survie très faibles. Les localisations à l'estomac et au colon ont également un pronostic très sombre.

Les aspects épidémiologiques

Les résultats des nombreuses études épidémiologiques menées sur le cancer ces dernières années illustrent la multiplicité des facteurs de risque impliqués dans la survenue d'une tumeur. Les deux coupables les plus clairement identifiés sont le tabac et l'alcool, responsables de plus de 30 % des cancers en France. Les caractéristiques de la vie reproductive et sexuelle, l'alimentation, certains virus, l'exposition professionnelle à certains toxiques, les rayonnements solaires et l'existence de facteurs génétiques ont également été étudiés et mis en cause.

Les facteurs de risque liés à l'environnement professionnel, reconnus comme cancérigène par le Centre international de recherche sur le cancer (CIRC), sont à l'origine d'un nombre non négligeable de cancers. Le pourcentage de risque attribuable à ces facteurs varie très largement en fonction du type de cancer. Le nombre annuel de cas de cancer lié à l'environnement professionnel est d'environ 3 000 pour les trois localisations les plus concernées : le poumon avec 2 500 cas par an, soit 15 % des cancers pulmonaires, la vessie avec 300 cas, le sang avec 150 cas de leucémie. Par ailleurs, l'exposition aux facteurs de risque professionnels étant très inégalement répartie dans la population générale, le risque peut être très élevé dans certains groupes professionnels.

Un grand nombre d'études épidémiologiques suggèrent le rôle de l'alimentation dans la genèse de certains cancers. Ainsi, un apport excessif de graisses, une déficience en fibres ou en vitamines et la contamination de l'alimentation par des carcinogènes comme les nitrosamines ou les aflatoxines ont été incriminés.

Le rôle des graisses est discuté principalement pour les cancers colorectaux, du sein, de l'endomètre et de la prostate. L'effet protecteur des fibres, des vitamines et plus récemment du calcium est apparu dans plusieurs études en ce qui concerne les cancers colorectaux. Bien que ces résultats, instables, nécessitent encore une confirmation, on peut déjà émettre quelques recommandations d'hygiène alimentaire : diminuer les graisses animales et augmenter la consommation de fruits et de légumes. Les nitrosamines, contenus dans les aliments séchés et conservés dans le sel, sont impliqués dans la genèse des cancers du rhinopharynx et de l'estomac. Les aflatoxines, contaminant certaines céréales stockées en atmosphère chaude et humide, sont incriminées dans le cancer primitif du foie.

Le rôle des rayons ultraviolets, en particulier de type B, dans l'apparition des tumeurs cutanées a été mis en évidence à la fois expérimentalement et par des observations épidémiologiques. En ce qui concerne les épithéliomas, le risque augmente avec le temps d'exposition. Pour les mélanomes, c'est plutôt l'intensité et la brutalité de l'exposition qui semblent augmenter les risques. Ainsi, ils sont majorés chez les sujets à peau claire et à faible potentialité de bronzage.

Certains médicaments ou protocoles thérapeutiques comportent des risques cancérigènes. Pour les médicaments, il s'agit essentiellement des hormones stéroïdes ou des œstrogènes. Le rôle de ces derniers a été mis en évidence, d'une part dans le cancer de l'endomètre chez la femme ménopausée, l'utilisation d'œstrogènes associés aux progestatifs devant faire disparaître ce risque, et, d'autre part dans le cancer du vagin chez les filles nées de mères traitées par diéthylstillbestrol pendant les trois premiers mois de la grossesse, prescription interdite aujourd'hui.

Pour les protocoles thérapeutiques, les cytostatiques, les immunosuppresseurs, les radiations ionisantes ou les rayons ultraviolets sont en cause. Or les cytostatiques et les rayonnements ionisants sont employés dans le traitement du cancer. Ils constituent un risque de second cancer chez les sujets traités pour un premier cancer. La part de responsabilité de chacun des agents utilisés souvent conjointement est difficile à déterminer. Des études à ce sujet sont actuellement en cours et pourraient permettre d'affiner les indications thérapeutiques.

Les virus peuvent également être impliqués dans l'émergence d'un cancer par une action dite oncogène. Il s'agit d'une interaction entre le génome cellulaire, véritable centre d'information de la cellule, et un virus. Cette interaction peut s'effectuer selon plusieurs mécanismes. Tout d'abord, comme certains rétrovirus chez l'animal, le virus agit directement sur l'ensemble de la cellule. Il peut également créer un environnement propice à la transformation cellulaire entraînant une multiplication incontrôlée de la cellule. Cette situation se rencontre, par exemple, au cours d'une baisse de l'immunité cellulaire. Enfin, il peut dérégler l'information cellulaire en s'immiscant au sein du noyau de la cellule et en levant la répression qui s'exerce sur certains gènes à l'état latent, appelés encore oncogènes.

Certains virus ont été principalement reconnus comme impliqués dans la carcinogenèse. Il s'agit du virus d'Epstein-Barr à l'origine du lymphome africain de Burkitt et de l'épithélioma du rhino-pharynx, du virus de l'hépatite B responsable du cancer primitif du foie et du papillomavirus impliqué dans le cancer du col de l'utérus. Pour ce dernier type de cancer, le rôle d'un facteur carcinogène sexuellement transmissible est soupçonné depuis longtemps. Le virus herpès de type II fut le premier à être suspecté. Cependant, des éléments en faveur du rôle prédominant du papillomavirus s'accumulent. En effet, une coopération entre les oncogènes cellulaires et le génome de ce virus a été mis en évidence. La détection de tels virus oncogènes au niveau de lésions bénignes du col de l'utérus devrait permettre d'identifier les femmes à haut risque de transformation, et par là, de prévenir l'apparition de ce cancer.

La plupart des cancers comportent probablement une composante génétique. Ainsi, certaines maladies héréditaires, spécifiques d'un organe, s'accompagnent d'un risque élevé de cancer. L'émergence de la tumeur est, soit la seule manifestation pathologique comme pour le rétinoblastome (cancer de la rétine) ou le néphroblastome, tumeur rénale rencontrée surtout chez l'enfant, soit un élément d'un syndrome. Il faut tenir compte également de la notion d'antécédents familiaux, beaucoup plus fréquente, comme pour les cancers du sein, du colon, ou de l'ovaire. Néanmoins, pris isolément, ces facteurs de prédisposition génétique multiplient le risque de survenue d'un cancer par rapport à la population générale de façon relativement faible, de deux à quatre. Mais en réalité, le nombre de cancers observés est plus élevé. Il faut donc admettre qu'il existe une action conjointe de certains gènes et d'un facteur environnemental. Les marqueurs géniques permettant de détecter les individus à risque dans ces familles, sont encore peu connus. C'est là un axe important de la recherche à l'heure actuelle.

L'importance du tabac

Le tabac est la plus importante de toutes les causes connues de cancer. Il est responsable d'un décès par cancer sur quatre. Dans la population masculine de 45 à 64 ans, la moitié des décès par cancer est attribuable au tabac. Le tabac est un facteur de risque de cancer du poumon, de la cavité buccale, du pharynx, du larynx et de l'œsophage, de la vessie, des voies urinaires et dans une moindre mesure du pancréas. Parmi les cancers liés au tabac, celui du poumon est le plus fréquent. On estime que neuf cancers du poumon sur dix sont causés par le tabac, agissant seul ou en interaction avec d'autres carcinogènes. Le risque augmente avec le nombre de cigarettes fumées quotidiennement et avec la durée du tabagisme. Ce risque est d'autant plus élevé que l'inhalation est profonde et que les cigarettes sont sans filtre. Le risque de cancer du poumon est neuf fois plus élevé chez les fumeurs de cigarettes que chez les non-fumeurs.

Parmi les substances incriminées dans le rôle nocif du tabac sur la santé, le goudron contient la plupart des substances contribuant à la toxicité de la fumée. Depuis quelques années, les taux de goudron baissent, l'usage de cigarettes à bout filtre augmente, et le passage du tabac brun au tabac blond s'opère lentement. Mais ces changements sont trop récents pour que les effets en soient mesurables. Ainsi en France, la mortalité par cancer du poumon chez les hommes jeunes continue à augmenter alors qu'aux États-Unis, en Angleterre et en Hollande, elle diminue nettement. Cette diminution est plus attribuée à la réduction du taux de goudron des cigarettes, à l'usage de filtres et de tabac moins nocif, qu'à une baisse de la consommation, trop récente dans ces pays pour que ses conséquences puissent être déjà observées. Or, les cigarettes vendues en France ont un taux de goudron moyen plus élevé que celui de tous les autres pays occidentaux.

Pour un fumeur, chaque année supplémentaire accroît fortement le risque de survenue d'un cancer de poumon. L'arrêt du tabagisme stoppe cette progression mais les résultats des différentes études sont contradictoires sur la vitesse de diminution des risques avec le temps.

Le tabac intervient également en renforçant l'effet d'autres facteurs de risque du cancer. C'est ainsi que sur le cancer des voies aérodigestives supérieures et de l'œsophage, il multiplie le risque principalement lié à l'alcool. L'élimination du tabac, même sans modification de la consommation d'alcool, entraînerait une réduction importante de la mortalité par cancer des voies aérodigestives supérieures.

L'exposition conjointe au tabac et à l'amiante a également été étudiée et montre que le tabac potentialise l'effet carcinogène de l'amiante sur le poumon. L'exposition à l'amiante seule multiplie par cinq le risque de survenue d'un cancer ; le tabac seul multiplie par dix ce risque ; un fumeur exposé à l'amiante est cinquante fois plus soumis au risque de cancer qu'un non-fumeur non exposé. Dans ce cas, la suppression de l'un ou de l'autre des agents impliqués entraîne une réduction importante du nombre des décès attribuables à ces expositions.

Enfin, le tabac représente un risque pour les non-fumeurs. Le "tabagisme passif" a pour effet une augmentation du risque de cancer du poumon de l'ordre de 35 % en moyenne.

L'utilité du dépistage

Deux cancers remplissent les conditions permettant d'envisager un dépistage de masse : le col de l'utérus et le sein. Il est bien établi que le dépistage du cancer du col par frottis diminue la mortalité par ce cancer. En France, l'incidence reste encore élevée et le stade de diagnostic trop tardif. L'évaluation du dépistage tel qu'il est pratiqué actuellement a montré que la période où les risques de cancer du col sont importants, c'est-à-dire à partir de 45 ans, était mal couverte bien qu'un nombre élevé de frottis soient réalisés. En effet, il faut plusieurs années pour qu'une lésion pré-cancéreuse dégénère en véritable tumeur maligne. Or ce sont surtout les femmes jeunes qui, à l'occasion de consultations pour des problèmes de contraception bénéficient d'un frottis cervical. Dès l'âge de 45 ans, la fréquence de cette pratique diminue, atteignant 21 % entre 50 et 59 ans et, seulement moins de 7 % après 60 ans, c'est-à-dire à l'âge où la lésion pré-cancéreuse ayant évolué depuis longtemps, représente le risque de cancer invasif le plus élevé.

De même, il faudrait inciter les femmes de 50 ans et plus à se soumettre à un dépistage du cancer du sein par mammographie. Plusieurs études montrent que le gain espéré pour une telle stratégie préventive est une réduction de la mortalité de 20 à 30 %.

Dans tous les cas, pour être efficaces, ces programmes de dépistage nécessitent la participation de toute la population ciblée.

Tableau 1 – **Taux de mortalité par tumeur, par sexe et par âge, en 1986**
(indicateurs OMS 10.1 - 10.2 - 10.3 - 10.5)

Taux pour 100 000 hab.

ÂGE	TUMEURS Ensemble		TRACHÉE, BRONCHES, POUMONS		UTÉRUS	SEIN	
	Hommes	Femmes	Hommes	Femmes	Femmes	Hommes	Femmes
Total tous âges	307,2	190,3	64,4	8,6	11,9	0,6	33,6
< 1 an	8,6	8,2	0,3	–	–	–	0,6
1 à 4 ans	5,9	4,8	0,1	–	–	–	0,1
5 à 14 ans	5,6	4,1	–	–	–	–	–
15 à 24 ans	7,8	5,0	0,1	0,1	0,1	–	0,1
25 à 34 ans	14,7	13,3	1,0	0,4	1,3	0,1	2,4
35 à 44 ans	60,1	41,5	13,1	1,6	3,5	0,1	13,5
45 à 54 ans	268,0	132,2	66,3	5,6	10,1	0,4	44,9
55 à 64 ans	686,6	276,2	180,8	16,4	21,5	1,3	67,5
65 à 74 ans	1 265,2	513,3	292,4	27,9	36,4	2,1	88,4
75 à 84 ans	2 223,3	957,8	384,5	41,7	52,3	5,0	128,8
85 ans et +	3 160,7	1 624,1	323,4	50,6	75,7	5,1	189,8

Source : *INSERM. Causes médicales de décès. 1986.*

Tableau 2 – **Estimation de l'incidence de cancers en France.**
Taux d'incidence pour 100 000 par classe d'âge
(indicateurs OMS 10.4 - 10.6)

ÂGE	HOMMES	FEMMES		
	Tous cancers de nature primitive ou secondaire sauf la peau	Sein	Utérus (col, corps et non précisé)	Tous cancers de nature primitive ou secondaire sauf la peau
35 - 39	76,5	56,7	19,1	116,9
40 - 44	162,3	93,8	24,2	193,8
45 - 49	345,8	141,9	50,9	311,1
50 - 54	548,8	159,1	68,1	396,9
55 - 59	750,1	168,1	85,0	508,6
60 - 64	1016,9	189,7	82,6	589,3
65 - 69	1370,6	203,6	96,4	738,2
70 - 74	1743,0	221,5	79,2	797,4
75 - 79	1947,0	197,8	94,9	941,7
80 - 84	1941,2	159,6	61,8	888,2
85 et +	1666,6	160.0	43,0	896,8
Taux brut	**345,0**	**77,4**	**31,8**	**259,7**
Taux standardisés				
Europe	369,2	75,5	30,9	232,0
Monde	260,3	56,2	22,8	169,1

Source : *"Incidence des cancers dans le Calvados, la Côte d'or, le Doubs, l'Isère et le Bas-Rhin - Estimation de l'incidence des cancers en France - 1978 - 1982" E. Benhamou, A. Laplanche. Editions de l'INSERM. 1989.*

Graphique 1 – **Évolution de la mortalité par cancer pour les hommes de 35 à 64 ans**

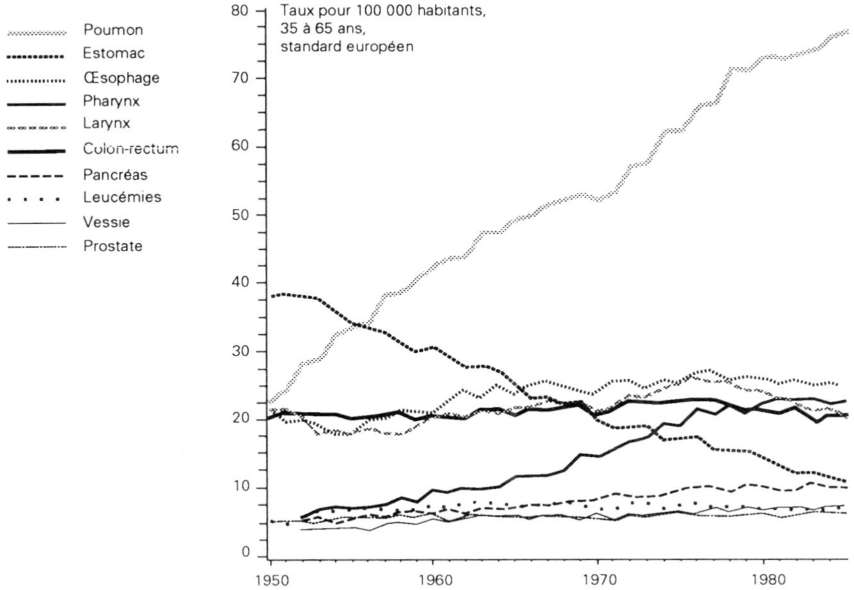

Source : *Évolution de la mortalité par cancer 1950-1985. Hill et alii. INSERM, 1989.*

Graphique 2 – **Évolution de la mortalité par cancer pour les femmes de 35 à 64 ans**

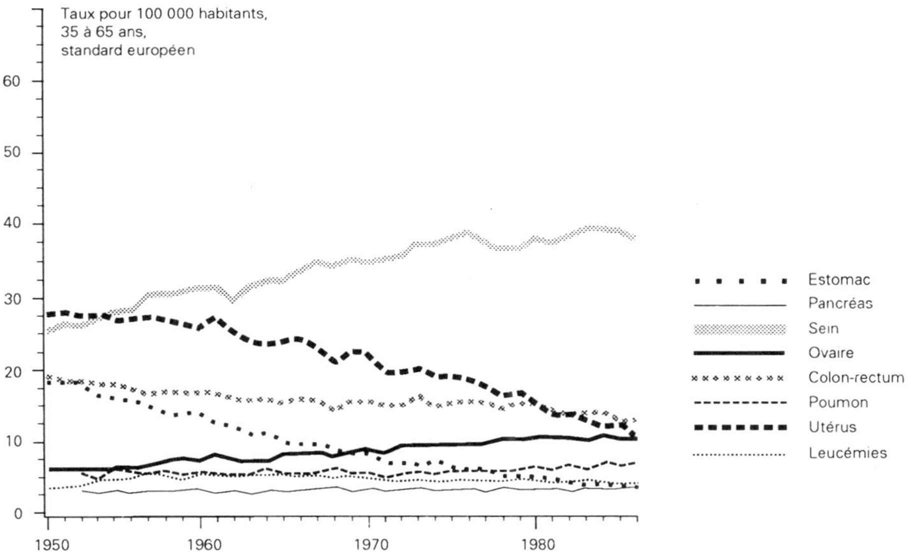

Source : *Évolution de la mortalité par cancer 1950-1985. Hill et alii. INSERM. 1989.*

De plus ils doivent être évalués afin de s'assurer de leur rentabilité. En ce qui concerne les cancers du colon et du rectum, le dépistage par hémoccult est en cours d'évaluation dans différents pays et ne doit pas être préconisé en dépistage de masse à l'heure actuelle.

Les aspects de la politique

Les actions récemment engagées dans le domaine du cancer résultent de l'activité et des réflexions de la Commission nationale des cancers. Créée en 1983, cette Commission a pour mission de définir et de préciser les grandes lignes d'action et de proposer des mesures et des solutions concrètes en matière de prévention, de soins et de réinsertion des malades. Depuis 1984, la lutte contre le cancer est placée sous la responsabilité des Conseils généraux.

Prévenir la maladie

La réglementation en vigueur et les politiques d'information spécifiques préviennent ou limitent l'exposition aux rayons ultraviolets et aux radiations ionisantes, les risques d'exposition professionnelle à certaines substances chimiques et les risques de certaines infections virales. Cependant, l'action de la prévention dans le domaine du cancer est restreinte à la lutte antitabagique dirigée contre les cancers du poumon, associée à la lutte anti-alcoolique en direction des cancers des voies aérodigestives supérieures. Différents organismes tels le Comité français d'éducation pour la santé, la Ligue nationale française contre le cancer, les mutuelles et des associations œuvrent depuis des années dans ce domaine. Aujourd'hui, il est enfin permis d'envisager des actions de plus grande envergure grâce à la complémentarité qui existe entre la prévention primaire et le dépistage. Le dépistage de certaines tumeurs à un stade précoce est en effet un moyen important de contrecarrer la maladie. Le cancer colorectal, certains cancers cutanés et les cancers du col utérin et du sein chez la femme bénéficient d'un dépistage précoce, fiable et donc d'un pronostic favorable. C'est dans ce cadre que sont menées actuellement des expériences pilotes de dépistage précoce dont l'évaluation des résultats est très attendue. Le Fonds de prévention de la Caisse nationale d'assurance maladie (CNAM) projette, d'ailleurs, le financement d'expériences semblables.

A l'initiative de la France, un programme "l'Europe contre le cancer" a été élaboré dans le cadre de "l'Europe des citoyens". Il s'agit d'utiliser les compétences et les moyens de la Commission des Communautés européennes en matière de politique agricole commune, de circulation des marchandises... pour élaborer des directives qui protègent au mieux la santé des Européens. Le programme "l'Europe contre le cancer" aboutit à 75 propositions dont 14 concernent le tabac. Il prévoit en outre la diffusion d'un Code européen contre le cancer. L'ensemble de ces mesures devrait permettre une réduction significative du nombre de décès par cancer dans la Communauté, l'objectif étant d'atteindre une baisse de 15 % à l'horizon de l'an 2000.

Harmoniser les filières de soins

Chaque patient doit pouvoir bénéficier, dès le stade décisif qu'est le choix du premier traitement, du protocole le mieux adapté à son cas. Cet objectif réclame une circulation des informations qui est la mission majeure des Comités techniques régionaux de cancérologie. Ces comités, créés en 1985, devaient améliorer l'utilisation des équipements régionaux et aboutir à une harmonisation dans les filières de soins cancérologiques. Leur création, laissée à l'initiative régionale, a cependant rencontré un inégal succès, même si certains comités ont effectivement permis à des régions d'adapter leur dispositif de soins à la lourdeur des cas traités.

Prendre en charge les malades

La France a consolidé son dispositif de soins dans la lutte contre le cancer dès la fin des années quarante, en créant les centres de lutte contre le cancer. Au nombre de vingt, ces centres ont une vocation régionale et la mission de prendre en charge, parallèlement aux autres structures de soins, les pathologies les plus complexes. Ils bénéficient d'équipes multidisciplinaires et concentrent d'importants moyens techniques. Leurs médecins hospitaliers sont les seuls, avec ceux du secteur psychiatrique, à assurer des consultations externes « hors les murs ». Ces consultations « avancées », installées le plus souvent dans des hôpitaux généraux, permettent un suivi des malades sur l'ensemble du territoire. Les centres de lutte contre le cancer ont pour vocation la diffusion du savoir médical. Organisés en fédération, ils valident dans un bref délai des protocoles thérapeutiques innovants. Ils gèrent par ailleurs une enquête permanente sur les cancers en enregistrant de manière exhaustive tous leurs cas, ce qui représente environ le quart des patients soignés dans l'ensemble des établissements d'hospitalisation. Les registres du cancer, qu'ils soient spécialisés ou non, viennent aujourd'hui les renforcer dans leur rôle de connaissance de la maladie et d'évaluation du dépistage.

Adapter les structures de soins

L'humanisation dans la prise en charge des malades est le grand acquis de ces dernières années. Le développement des alternatives à l'hospitalisation et la création de structures palliatives pour les patients en phase terminale en sont les principaux facteurs. L'hospitalisation de jour et l'hospitalisation à domicile limitent le séjour hospitalier des malades, tout en diminuant des charges de plus en plus onéreuses. Les hôtels pour malades cancéreux permettent au patient, dont l'état l'autorise, de se retrouver dans une structure hôtelière, à proximité immédiate de l'établissement hospitalier qui le suit. Les structures palliatives font appel, quant à elles, à un personnel formé aux traitements des malades en phase terminale. Le ministère de la Santé a lancé, par la circulaire du 26 août 1986, une base de réflexion et d'action pour tous ceux qui sont confrontés aux problèmes liés aux derniers moments de la vie. Par ailleurs, un document technique adressé aux professionnels de la santé indique les moyens de lutter contre la douleur en phase terminale et constitue une première étape vers l'amélioration des conditions des derniers moments de la vie.

Sources d'information

La mortalité

Les données sur la mortalité ont été obtenues à partir des statistiques des causes médicales de décès élaborées annuellement par l'INSERM.

En ce qui concerne les données sur l'évolution de la mortalité par cancer, la référence est : *Évolution de la mortalité par cancer en France, 1950-1985*, Hill et col., Paris, INSERM 1989.

La morbidité

L'enquête permanente « cancer », mise en place depuis 1975 par la Fédération nationale des centres de lutte contre le cancer, rassemble chaque année les informations concernant les nouveaux cas de tumeurs malignes vus par ces centres et non encore traités. Ces données ne sont pas exhaustives. Seulement 20 à 25 % des cancéreux sont soignés dans ces établissements. Ce recueil systématique ne constitue en aucun cas un registre de morbidité établi sur une population définie. Il permet de connaître non pas l'incidence des cancers dans notre pays mais seulement la fréquence relative des localisations tumorales vues dans les établissements spécialisés qui sont les centres dont l'aire d'influence couvre l'ensemble du territoire. De plus, des données sont disponibles sur la survie des malades suivis par les centres de lutte contre le cancer, en fonction des différentes localisations.

Les registres du cancer consistent en un enregistrement exhaustif et permanent des nouveaux cas apparaissant dans une zone géographique donnée. La quantité d'information reccueillie est variable, mais comporte au minimum l'âge, le sexe, la date d'apparition, la localisation précise des lésions et l'anatomopathologie. Ils se répartissent en registres de cancérologie générale et spécialisée, digestive, pédiatrique, hématopoïétique par exemple. Ce sont de bons outils épidémiologiques dans la mesure où ils permettent d'établir les taux d'incidence de la maladie et d'étudier les facteurs de risque. Ils sont également utiles pour la recherche d'épidémiologie analytique. Ils peuvent également permettre d'évaluer les actions de prévention au cours du dépistage.

Aspects épidémiologiques

Les études épidémiologiques sur le cancer sont nombreuses (cf. bibliographie). On peut également consulter deux ouvrages généraux récents : *Santé publique* rédigé sous la direction de Gilles Brucker et Didier Fassin, Paris, Ellipses 1989, et *Santé et médecine. L'état des connaissances et des recherches* sous la direction de Claire Brisset et Jacques Stoufflet, Éd. La Découverte/INSERM/ORSTOM, 1988.

Le SIDA

Les premiers cas de SIDA apparurent en France en 1978. En mars 1982, date de la mise en place d'un système de surveillance, 25 cas de SIDA avérés avaient été recensés. Par la suite, le nombre de cas augmenta très vite : 200 durant l'année 1984, 500 pour l'année 1985, près de 1 100 en 1986. Au début de l'épidémie, le nombre de cas doublait en six mois. Début 1989, il double en treize mois. A la même époque, 6 000 cas de SIDA avaient été diagnostiqués depuis le commencement de l'épidémie. Avec un taux de 101,7 cas cumulés par million d'habitants, la France possède le taux d'incidence le plus élevé d'Europe après la Suisse (106,4 par million), mais loin derrière les États-Unis (360 par million). En nombre de cas, elle est la première en Europe avec 60 nouveaux cas déclarés par semaine, loin devant l'Italie qui n'en constate que 35 par semaine.

Les premiers décès dus au SIDA, du moins ceux enregistrés comme tels, ont eu lieu en 1983. Au 31 décembre 1987, on comptait 1 890 décès, dont 964 pour la seule année 1987.

Les premiers cas diagnostiqués l'ont été chez des homosexuels masculins. Groupe le plus anciennement touché, c'est aussi le plus nombreux : il regroupe plus de la moitié des cas diagnostiqués depuis le début de l'épidémie. Dans ce groupe, les différents aspects de la maladie sont bien connus et les comportements préventifs fréquents surtout chez ceux dont le niveau social est élevé. Le temps de doublement des cas est parmi les plus longs des différents groupes : 14 mois.

Deuxième groupe par ordre d'importance numérique, les toxicomanes représentaient près de 20 % des cas diagnostiqués en 1988, alors que les premiers cas ne sont apparus qu'en 1984. Le temps de doublement des cas parmi les toxicomanes est court : 9 mois. C'est dans ce groupe que la diffusion de la maladie est la plus rapide.

Les infections causées par des rapports hétérosexuels interviennent dans environ 10 % des cas déclarés et sont stables. Le temps de doublement des cas est élevé : 14,4 mois. La transmission hétérosexuelle intéresse la quasi-totalité de la population. C'est donc là que se situe actuellement le risque de diffusion de la maladie. La réalité du risque de contamination par des relations hétérosexuelles est illustrée par la situation africaine ou celle de la région Antilles-Guyanne pour notre pays.

Les malades ayant reçu du sang ou des produits d'origine sanguine avant 1985 représentent une part stable des cas de SIDA depuis 1986 : 7 % pour les transfusés et 2 % pour les hémophiles. Enfin, 3 % des cas de SIDA sont des enfants.

Le SIDA continue à se diffuser en France de façon sélective : plus de 55 % des cas cumulés sont concentrés en Ile-de-France, et 14 % dans la région Provence-Alpes-Côte d'Azur.

Un avenir incertain

Pour l'avenir proche, il est possible de s'appuyer sur le mode de développement de la maladie au cours des dernières années pour estimer un nombre de cas probables. Celui-ci pourrait être de l'ordre de 10 000 nouveaux malades en 1990. A plus long terme, on ne peut rien dire. Il faudrait pouvoir suivre, non pas les cas de SIDA, mais la diffusion de l'infection dans la population générale, ce que l'on ne sait pas faire. En outre, toute prévision, qu'elle se fasse à partir du nombre de cas de SIDA ou du nombre de séropositifs, se heurterait aux incertitudes quant à d'éventuels progrès thérapeutiques : découverte d'un vaccin stoppant l'épidémie ou nouveaux traitements modifiant la progression de la maladie chez les sujets infectés.

Combien de personnes ont-elles été contaminées depuis le début de l'épidémie ? On ne dispose pas actuellement de données sur la présence du virus dans les différents groupes de population. Il faudrait pour cela des enquêtes par sondage, difficiles à réaliser. En l'absence de ces informations, un certain nombre d'hypothèses ont permis de situer, à partir de cas de SIDA avéré, le nombre de séropositifs à l'intérieur d'une fourchette de 150 000 à 300 000, soit un Français sur 250 environ. On ne sait pas actuellement combien parmi eux développeront le SIDA. Des données sur l'histoire naturelle de la maladie provenant d'une cohorte d'homosexuels de San Francisco suivie depuis 1978 établissent qu'après une phase de latence de 2 ans, 2 à 5 % des sujets développent un SIDA par an. Mais il est difficile d'extrapoler ces chiffres à d'autres populations car le développement des différents stades de la maladie est susceptible de dépendre du nombre de contacts avec le virus.

Certains indicateurs montrent les premiers signes positifs d'une prise de conscience du danger dans les groupes à risques et dans la population générale. Ainsi la vente des préservatifs dans les pharmacies a augmenté de 40 % après la levée de l'interdiction de leur publicité. Les données de surveillance des maladies sexuellement transmissibles ont montré un recul des diagnostics d'urétrite de 30 % entre 1985 et 1988. Les isolements de gonocoques ont enregistré une baisse de 46 % pendant la même période. Les enquêtes spécifiques dans la population homosexuelle française révèlent une augmentation régulière, entre 1985 et 1988, des précautions visant à réduire les risques de transmission sexuelle du VIH. Selon une enquête de décembre 1987 en Ile-de-France, 12 % de la population sexuellement active déclare utiliser au moins occasionnellement des préservatifs et, surtout, plus de la moitié d'entre eux sont des utilisateurs récents. Des enquêtes socio-comportementales réalisées auprès de jeunes d'âge scolaire tendent à montrer que, si l'usage du préservatif est loin d'être encore largement répandu, la prise de conscience du danger de rapports non protégés est amorcée.

Les aspects épidémiologiques

La recherche épidémiologique a permis de comprendre les modalités de transmission de la maladie, mais non de prédire le rythme de diffusion de l'épidémie au sein des différents groupes de population. Certains faits sont désormais bien acquis : la transmission du virus du SIDA est limitée à deux voies, la voie sexuelle et la voie sanguine. Quelques cas de contamination du nouveau-né lors de l'allaitement par une mère séropositive ont été cependant rapportés.

La modalité la plus commune de transmission est l'infection lors des rapports sexuels. Historiquement, on a d'abord reconnu la transmission entre partenaires homosexuels masculins, puis la transmission lors de rapports hétérosexuels. Des études récentes permettent d'isoler un certain nombre de facteurs qui favoriseraient la transmission du virus du SIDA lors des rapports sexuels : le stade de l'infection du partenaire infecté (la transmission du virus est d'autant plus probable qu'il s'agit d'un cas de SIDA avéré), les antécédents de maladies sexuellement transmissibles chez le partenaire non infecté, la pratique de la sodomie. Cependant, il est aujourd'hui impossible de dire qu'elle est la probabilité pour un sujet sain de contracter la maladie après un rapport sexuel unique avec un partenaire infecté. On dispose de chiffres concernant des couples où l'homme est infecté et la femme "saine". Après une vie commune de quelques années sans précaution spécifique, 27 % des femmes avaient été infectées par le virus. Mais ce taux est une moyenne et varie fortement avec le nombre de facteurs de risque que présente le couple (antécédents de MST...). Des cofacteurs doivent intervenir pour faciliter ou empêcher l'infection. Certains sujets infectés transmettraient plus "efficacement" le virus que d'autres. Si cela est vrai, des rapports avec de multiples partenaires infectés comporteraient un risque plus grand que le même nombre de rapports avec un seul partenaire infecté.

Graphique 1 – **Comparaison des mille premiers cas et des mille derniers cas de SIDA en septembre 1988**

Répartition des facteurs de risque des 1100 premiers cas de SIDA diagnostiqués en France

Répartition des facteurs de risque des 1134 derniers cas de SIDA diagnostiqués en France

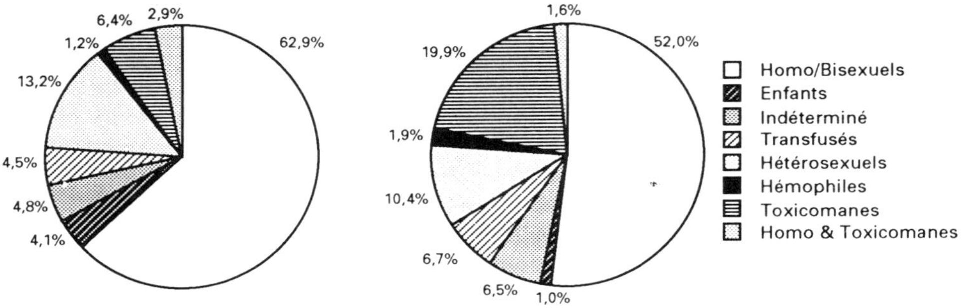

(janvier 1978 - avril 1986) (janvier 1988 - septembre 1988)

Source : *DGS.*

Tableau 1 – **Répartition des cas de SIDA par groupe de transmission et année de diagnostic au 31 décembre 1988 en France**

Groupe de transmission	**Années de diagnostic**										Total + %
	1978	1980	1981	1982	1983	1984	1985	1986	1987	1988*	
1. Homo-bisexuel	3 *50,0*	1 *25,0*	6 *54,5*	17 *68,0*	49 *59,8*	127 *62,0*	322 *64,9*	645 *59,7*	1 050 *54,9*	939 *51,2*	3 159 *55,9*
2. Toxicomanes	0 *0,0*	0 *0,0*	0 *0,0*	0 *0,0*	0 *0,0*	6 *2,9*	37 *7,5*	131 *12,1*	294 *15,4*	370 *20,2*	838 *14,8*
3. (1) et (2)	0 *0,0*	0 *0,0*	0 *0,0*	0 *0,0*	1 *1,2*	5 *2,4*	15 *3,0*	40 *3,7*	54 *2,8*	26 *1,4*	141 *2,5*
4. Hémophiles	0 *0,0*	0 *0,0*	0 *0,0*	0 *0,0*	0 *0,0*	2 *1,0*	6 *1,2*	14 *1,3*	15 *0,8*	33 *1,8*	70 *1,2*
5. Hétérosexuels	1 *16,7*	0 *0,0*	2 *18,2*	7 *28,0*	21 *25,6*	33 *16,1*	54 *10,9*	100 *9,3*	159 *8,3*	195 *10,6*	572 *10,1*
6. Transfusés	0 *0,0*	0 *0,0*	0 *0,0*	1 *4,0*	5 *6,1*	10 *4,9*	17 *3,4*	73 *6,8*	149 *7,8*	117 *6,4*	372 *6,6*
7. Indéterminés	2 *33,3*	3 *75,0*	3 *27,3*	0 *0,0*	2 *2,4*	10 *4,9*	22 *4,4*	53 *4,9*	130 *6,8*	122 *6,6*	347 *6,1*
8. Enfants	0 *0,0*	0 *0,0*	0 *0,0*	0 *0,0*	4 *4,9*	12 *5,9*	23 *4,6*	24 *2,2*	60 *3,1*	33 *1,8*	156 *2,8*
Total	**6** ***100,0***	**4** ***100,0***	**11** ***100,0***	**25** ***100,0***	**82** ***100,0***	**205** ***100,0***	**496** ***100,0***	**1 080** ***100,0***	**1 911** ***100,0***	**1 835** ***100,0***	**5 655** ***100,0***

* Données provisoires

Source : *DGS.*

Tableau 2 – **Répartition des cas de SIDA par sexe et âge au 31 décembre 1988 en France**

Âge	Cas diagnostiqués en 1988*			Cas cumulés
	Femmes	Hommes	Total + %	Total + %
0-11 mois	7	7	14 *(0,8)*	68 *(1,2)*
1 an	3	3	6 *(0,3)*	20 *(0,4)*
2-4 ans	0	7	7 *(0,4)*	41 *(0,7)*
5-9 ans	0	4	4 *(0,4)*	16 *(0,3)*
10-14 ans	2	0	2 *(0,1)*	11 *(0,2)*
15-19 ans	2	10	12 *(0,6)*	33 *(0,6)*
20-29 ans	104	411	515 *(28,1)*	1499 *(26,5)*
30-39 ans	70	577	647 *(35,3)*	2134 *(37,7)*
40-49 ans	25	317	342 *(18,6)*	1053 *(18,6)*
50-59 ans	24	146	170 *(9,3)*	497 *(8,8)*
60-69 ans	20	52	72 *(3,9)*	183 *(3,2)*
70-79 ans	8	29	37 *(2,0)*	84 *(1,5)*
80-89 ans	2	5	7 *(0,4)*	16 *(0,3)*
Total	**267**	**1568**	**1835 *(100)***	**5655 *(100)***

* Données provisoires

Source : *DGS.*

Graphique 2– **Mortalité par SIDA en France**

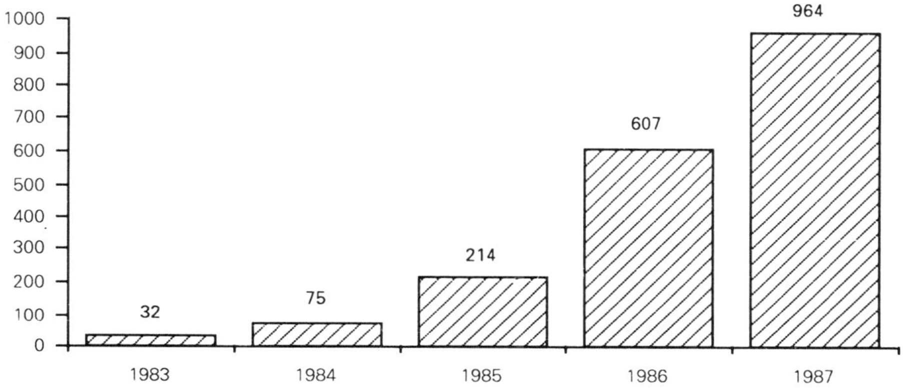

Source : *INSERM. Causes médicales de décès.*

Des études sont actuellement en cours sur des facteurs génétiques pouvant faciliter ou inhiber les effets du virus du SIDA.

Le mode de transmission le plus contaminant est la transfusion de sang complet, ou la perfusion de produits sanguins concentrés. Depuis août 1985, il existe un dépistage systématique des dons de sang. Le risque de transmission de l'infection par transfusion sanguine est maintenant devenu extrêmement faible. Il peut être dû aux donneurs en phase de séroconversion ou à une erreur de manipulation. Le dépistage des donneurs d'organe est aussi réalisé de façon systématique. Chez les toxicomanes qui s'injectent de l'héroïne ou d'autres drogues, la transmission peut se faire par l'échange de seringues et d'aiguilles non désinfectées. De même, une blessure avec du matériel contaminé (aiguille, bistouri...) ou la projection de sang contaminé sur une plaie ou une muqueuse sont des possibilités (rares) de transmission de l'infection. Une mère contaminée peut transmettre le virus du SIDA à son enfant pendant la vie intra-utérine. La transmission de l'infection à l'enfant se fait dans 30 à 40 % des cas.

A partir de ces différents modes de transmission, la situation épidémiologique de la France peut être illustrée par trois modèles :

— un modèle prédominant aux Antilles, où la quasi-totalité des cas survient dans la population hétérosexuelle ;

— un modèle correspondant à la région de Paris, où les homosexuels représentant 80 % des cas (ce modèle est à rapprocher de celui de San Francisco) ;

— un modèle prédominant dans les régions de la côte méditerranéenne et des départements de la grande couronne d'Ile-de-France, où les toxicomanes représentent un pourcentage de cas très supérieur à la moyenne.

La propagation de l'infection dans la population générale va dépendre de la fréquence des échanges entre les groupes où la prévalence de l'infection est déjà élevée et le reste de la population. Si l'on considère la communauté homosexuelle, avec comme modèle celui de l'est-américain à l'exception de New-York, le groupe reste très replié et la diffusion à l'extérieur du groupe très faible.

En revanche, l'interface entre les toxicomanes et le reste de la société est beaucoup plus large : l'épidémie partie de ce groupe a tendance à se répandre plus facilement dans la population générale. Une illustration du phénomène est fournie par l'Italie où une augmentation rapide et récente du nombre de cas dans le groupe de transmmission hétérosexuelle s'est produite, la majorité de ces cas étant survenus chez des partenaires de toxicomanes.

Les aspects de la politique

La loi du 30 juillet 1987 introduit par son article 29 un nouveau titre dans le Livre III du Code de la santé publique : « La lutte contre l'infection par le virus de l'immunodéficience humaine ». Ce nouveau titre reconnaît le SIDA comme un fléau social et en fait un enjeu de société. Il réserve à l'État la définition de la politique de lutte contre la maladie.

Lancé le 3 novembre 1988, le plan national de lutte contre le SIDA prolonge et coordonne les actions entreprises depuis plusieurs années par les pouvoirs publics. En y consacrant 600 millions de francs supplémentaires en 1989, la France renforce son effort dans la lutte contre ce fléau.

Prévenir

Aujourd'hui, la notion de populations à risque laisse la place à celle de comportements à risque. En l'absence de tout vaccin et de tout traitement conduisant à la guérison, la prévention est le seul moyen efficace de freiner la progression de l'infection par le VIH. Chaque personne doit prendre conscience que l'arrêt de la propagation de l'épidémie relève de sa responsabilité personnelle. Il a donc été décidé, en premier lieu, d'augmenter les moyens financiers réservés à la prévention. C'est ainsi que les crédits du ministère de la Santé ont été quadruplés en 1989 pour atteindre 100 millions de francs. La moitié de ce financement est consacrée à l'information, l'accent étant mis sur la promotion et l'utilisation des préservatifs par des campagnes de communication dans les mass media. L'autre moitié est destinée au développement de la formation de professionnels relais, c'est-à-dire de personnes susceptibles de transmettre directement l'information (médecins, dentistes, intervenants sociaux...), les objectifs étant de toucher 4 000 professionnels en 1989 et 8 000 en 1991. Parallèlement, les crédits affectés au dépistage ont été doublés en 1989 pour atteindre 18 millions de francs. Ces crédits vont permettre d'ouvrir de nouveaux centres de dépistage anonyme et gratuit dans les régions les plus touchées.

Pour coordonner et dynamiser l'information et la communication, l'Agence nationale de lutte contre le SIDA vient d'être créée. Cette agence a la mission de développer les actions de prévention et d'éducation sanitaire. Elle contribue à la définition et à la coordination des plans de prévention et d'éducation de chaque ministère et soutient l'action de tous ceux qui concourent à la lutte contre le SIDA, des collectivités locales aux mouvements associatifs, en passant par les comités d'entreprise. Outre sa vocation de centralisation et de diffusion de l'information, l'agence assure la préparation et le suivi de l'ensemble des manifestations internationales consacrées au SIDA.

Accueillir et soutenir

Par le décret du 31 décembre 1986, le SIDA a été ajouté à la liste des maladies qui donnent droit à un remboursement à 100 % des frais médicaux. Devant l'augmentation prévisible du nombre de cas de SIDA avéré dans les prochaines années, le plan de lutte prévoit un effort important pour le soutien et l'accueil des personnes contaminées. Dès 1989, une mesure sans précédent a permis la création de 200 emplois hospitaliers, dont 30 de praticiens, pour renforcer les moyens déjà affectés à la lutte contre la maladie. Le budget des hôpitaux est augmenté de 430 millions de francs pour tenir compte des charges financières liées au traitement des malades. La Direction des hôpitaux a procédé, parallèlement, à la création et à l'équipement de 23 centres d'information et de soins d'immunodéficience humaine (CISIH). Implantés essentiellement dans des CHR, ces centres sont au service d'un triple objectif : l'amélioration de la qualité des soins, le développement de la recherche clinique et le soutien aux établissements voisins.

Le traitement et le diagnostic de l'infection par le VIH est en majeure partie assurée par les centres hospitaliers régionaux, qui, en juin 1988, accueillaient 71 % des patients. Une centaine d'hôpitaux généraux publics sont également régulièrement impliqués avec 18 % des cas environ. A l'Assistance publique de Paris, où sont traités 38 % des patients, cette activité représentait, à cette même date, 2,25 % de l'ensemble de l'hospitalisation en court séjour et plus de 16 % de l'hospitalisation de moins de 24 heures. L'évolution récente traduit une diversification des prises en charge avec une orientation des malades porteurs sains vers la médecine de ville et les cas les plus sévères vers l'hôpital. Tout est mis en œuvre pour mettre en place des structures d'accueil innovantes qui prennent en considération les particularités des traitements de cette pathologie. Développer les appartements thérapeutiques, favoriser l'hospitalisation de jour et amplifier les moyens consacrés aux centres de post-cure pour toxicomanes sont les grands objectifs du programme d'amélioration de la prise en charge des malades. Mais, au-delà des soins, il faut aider psychologiquement les séropositifs et les malades. La formation des médecins généralistes et la coopération étroite avec les diverses associations présentes sur le terrain devraient apporter le soutien nécessaire. Les crédits destinés à ces associations ont été augmentés de manière substantielle.

Veiller à la non-exclusion

L'opinion publique fait preuve d'une particulière tolérance et solidarité à l'égard des victimes du SIDA et de l'infection par le VIH. 94 % des personnes interrogées en Ile-de-France en décembre 1987 déclarent qu'un malade du SIDA a « besoin de sympathie et de solidarité », plus de 90 % sont prêtes à « travailler en compagnie » et à « continuer à fréquenter » une personne séropositive, alors que des attitudes de rejet sont esquissées beaucoup plus fréquemment dans d'autres pays, en particulier sur le continent nord-américain. De même, il ne se trouve que 12 % des répondants pour soutenir des mesures ouvertement ségrégatives, telles que « l'isolement des malades du reste de la population ». Cependant, il subsiste dans une minorité significative de fausses croyances quant aux risques de transmission : 28 % des personnes croient en une possible transmission dans les toilettes publiques ; 53 % à l'occasion d'un don de sang, faisant ainsi la confusion avec le risque transfusionnel. Les personnes qui partagent cette méconnaissance se révèlent plus enclines que les autres à souhaiter des mesures cœrcitives pour faire face à l'épidémie. Ceci justifie à la fois un effort d'information ainsi que des prises de position éthiques fermes de la part des scientifiques, des professionnels et des responsables de la santé.

Le Conseil national du SIDA a été créé pour répondre aux inquiétudes de la société et prévenir toute exclusion des malades. Autorité morale indépendante, ce conseil a pour mission de réfléchir aux conséquences sociales qu'entraîne le développement de la maladie et d'étudier les moyens d'affirmer la dignité et la solidarité de la communauté nationale face à ce fléau. Ce conseil est consulté sur l'ensemble des programmes de communication et de prévention établis par les pouvoirs publics.

Faire progresser la recherche

Tous les espoirs résident dans la recherche. Elle seule trouvera un vaccin, un traitement pour protéger l'ensemble de la population et sauver les porteurs de virus. Elle seule consolidera la connaissance épidémiologique nécessaire à la mise en œuvre d'actions de prévention plus efficaces. L'enjeu est donc de promouvoir une recherche multidisciplinaire. A cet effet, les crédits de recherche ont été triplés en 1989 pour atteindre 150 millions de francs. Ces crédits viennent s'ajouter à l'effort consenti par les établissements publics de recherche qui rémunèrent par ailleurs le corps des chercheurs. Parallélement, l'Agence nationale de recherche sur le SIDA, dont le conseil scientifique rassemble les meilleurs spécialistes, vient d'être mise en place. Son objectif est de dynamiser, de coordonner et d'évaluer le développement de la recherche. La France œuvre pour qu'une coopération similaire s'établisse à l'échelle de la Communauté européenne.

Sources d'information

Données sur le SIDA

Surveillance du SIDA : un recensement exhaustif des cas de SIDA est réalisé dans le cadre de la déclaration obligatoire (taux de sous-déclaration estimé à moins de 10 %). Les données individuelles sont centralisées à la DGS. Des analyses sont réalisées chaque trimestre. Les tableaux synthétiques nationaux sont publiés dans le *Bulletin épidémiologique hebdomadaire* (BEH). Les DDASS, DRASS, ORS et les centres hospitaliers sont destinataires chaque trimestre des données les concernant.

Statistiques de décès par SIDA : des données sont disponibles par l'intermédiaire des statistiques des causes médicales de décès publiées par l'INSERM. Ces données ne peuvent être rapportées aux déclarations de cas de SIDA. La notification à l'autorité sanitaire, du décès d'un cas de SIDA déclaré est actuellement insatisfaisante. La réorganisation de cette notification est à l'étude.

Surveillance européenne des SIDA et prévisions : les données nationales trimestrielles de 32 pays d'Europe sont collectées au centre collaborateur OMS sur le SIDA à Paris (Institut Léon M'BA). Des prévisions en nombre de cas diagnostiqués sont réalisées tous les 6 mois pour un terme de 2 ans.

Données sur l'infection à VIH

Dépistage dans les établissements de transfusion sanguine (ETS) : des statistiques trimestrielles, par ETS, sur le nombre de dons positifs pour le VIH sont centralisées à la DGS. Elles sont publiées à intervalle régulier dans le BEH.

Réseau RENAVI : il s'agit d'un réseau de laboratoires volontaires pratiquant les tests Elisa ou Western blot. Une enquête permanente sur leur activité de dépistage est coordonnée par le Laboratoire national de la santé (LNS). (BEH n° 15/1988).

Les motifs de prescription de sérologies VIH ainsi que les résultats des tests, par les médecins généralistes du réseau de médecins sentinelles (DGS-INSERM) sont analysés en permanence.

Données sur les soins

L'enquête semestrielle « un jour donné » sur la fréquentation hospitalière liée au VIH. Menée par le SESI et la Direction du plan de l'Assistance publique de Paris, à la demande de la Direction des hôpitaux, cette enquête permet de suivre l'évolution de la prise en charge de ces patients dans les établissemnts hospitaliers publics et privés. Sont précisés le stade de la maladie, le type de recours aux soins, la localisation et la catégorie des établissements.

Le dossier médico-économique de l'immunodéficience (DMI) mis en place par la Direction des hôpitaux comme support du système d'information des centres d'information et de soins de l'immunodéficience humaine (CISIH). Il comporte un résumé de sortie standardisé (RSS) identique à celui utilisé dans le cadre du PMSI et une fiche de consommation standardisée (FCS) où sont relevés selon une liste bien définie les actes, examens, prescriptions effectuées. Les résultats portent les caractéristiques démographiques des patients, leur profil pathologique, leur séjour à l'hôpital et permettent d'évaluer les coûts des différents traitements. Le dossier médical anonyme commun (DMAC) mis en place auprès des mêmes CISIH par l'INSERM rassemble des données épidémiologiques standardisés.

Les maladies infectieuses

Les maladies infectieuses regroupent de nombreuses affections différentes par maints aspects. Autrefois causes de mortalité importante, elles ont enregistré depuis les travaux de Pasteur des résultats qui sont parmi les meilleurs indicateurs de l'efficacité du système de santé et de l'élévation du niveau de vie. Cependant, des exemples récents ont montré que ces maladies n'avaient pas disparu. Celui du SIDA est à mettre à part et sera traité spécifiquement ainsi que les toxi-infections alimentaires collectives (TIAC).

La mortalité par maladie infectieuse ou parasitaire a fortement baissé en France depuis 1950. En 1986, 7 077 décès ont été déclarés (soit 1,3 % du nombre total des décès). La part des maladies infectieuses et parasitaires dans la mortalité générale est relativement stable depuis ces vingt dernières années. Plus des trois quarts de ces décès ont concerné des personnes âgées de plus de 65 ans. En dehors des septicémies, la principale cause de mortalité reste la tuberculose sous toutes ses formes, suivie des infections intestinales. Or ces décès se réfèrent en réalité à la classification internationale des maladies (CIM) définie par l'OMS. Par conséquent, tous les décès par pneumonie et bronchopneumonies (13 082), par grippe et autres causes infectieuses pourraient y être ajoutés. Le total dépasserait alors 23 000 décès, soit 4,2 % du total des décès déclarés.

Les maladies infectieuses et parasitaires restent néanmoins une cause importante de morbidité, non pas hospitalière, puisqu'elles ne représentaient en 1985 que 2,6 % des séjours des hôpitaux publics, mais ambulatoire.

La tuberculose

Elle reste une cause importante de mortalité avec 1 154 cas déclarés en 1986 soit un taux de 2 pour 100 000 environ, et de morbidité avec 10 178 cas déclarés en 1987. Ces deux taux décroissent régulièrement depuis le siècle dernier. Cependant, cette décroissance se ralentit actuellement. La France reste en tout cas un des pays industrialisés qui a les plus forts taux d'incidence et de mortalité. La tuberculose est pulmonaire dans 85 % des cas, mais elle peut aussi être méningée, osseuse ou rénale.

Les maladies sexuellement transmissibles ou MST

Elles regroupent plusieurs maladies dont les plus connues, en dehors du SIDA, sont la syphilis, la gonococcie et les chlamydiae. D'autres maladies peuvent être transmises par contact vénérien, en particulier les candidoses, l'hépatite B, l'herpès génital ou les trichomonases. Les sources d'information dont on dispose à l'heure actuelle ne permettent pas d'apprécier le nombre réel de cas de MST et leur évolution dans le temps. Certaines sources indiquent que l'incidence de la syphilis et de la gonococcie serait en baisse et qu'il y aurait entre 2 000 et 10 000 cas annuels de syphilis et de 200 000 à 400 000 cas annuels de gonococcies. Aucun cas de syphilis congénitale n'a été déclaré depuis plusieurs années. Par contre, en 1987, 26 décès par syphilis ont été enregistrés.

La grippe

La dernière épidémie grave de grippe a eu lieu en France en 1968, date à laquelle ont été recensés 16 000 décès directement dus au virus A3 Hong-Kong et 40 000 décès indirectement. En 1986, 2 108 décès lui ont été imputés directement. En outre, le virus mutant fréquemment, la susceptibilité de la population à la grippe reste importante à chaque nouvelle épidémie. Par ailleurs, les épidémies de syndromes pseudo-grippaux peuvent être dues aux deux virus grippaux, A (le plus fréquent) ou B, aussi bien qu'à d'autres, comme le virus syncitial dont la symptomatologie est proche de celle de la grippe. L'épidémie de l'automne-hiver 1988-1989 en est le dernier exemple. Ayant affecté les sujets jeunes et les adultes, son retentissement économique fut important par les nombreux arrêts de travail et l'augmentation de la consommation médicale qu'elle a entraînés.

Les méningites à méningocoques et méningococcémies

Il s'agit d'infections endémiques avec des pics épidémiques. En 1987, 621 cas ont été déclarés, le plus souvent du groupe B, inaccessible à la vaccination. En 1986, 56 décès ont été imputés aux infections à méningocoques. Le taux de létalité est plus élevé pour le sérogroupe C qui, heureusement, est accessible à la vaccination.

Les infections hospitalières

Ce sont des infections contractées lors d'un séjour dans un établissement de soins. De fréquence mal connue, elles sont sans doute parmi les infections les plus graves et les plus coûteuses. Leur impact sur la mortalité n'est pas négligeable et leur incidence concernerait 5 à 12 % des malades hospitalisés. Elles varient d'un hôpital à l'autre et, à l'intérieur d'un même hôpital, d'une unité de soins à l'autre. Leur progression pendant ces vingt dernières années semble avoir été freinée par la création de comités de lutte contre l'infection hospitalière et par l'apparition du SIDA qui ont souligné l'importance des mesures élémentaires d'hygiène.

L'hépatite virale B

Le nombre de cas constatés durant ces vingt dernières années dans certains groupes à risque incite à leur proposer la vaccination. Le nombre d'hépatites présumées virales peut être estimé à 100 000 cas environ par an. En 1986, 232 décès par hépatite ont été déclarés d'origine virale, la plupart probablement de type B.

Les maladies soumises à vaccination obligatoire

Elles ont vu leur incidence décroître rapidement. Le dernier cas déclaré de diphtérie remonte à 1987. Durant cette même année, 104 cas de tétanos ont été déclarés sans qu'aucun ne concerne le nouveau-né. En 1986, 29 décès ont été imputés au tétanos. Plus des trois quarts atteignent les personnes âgées de plus de 70 ans, incorrectement ou non vaccinées. En 1988, un cas de poliomyélite autochtone a été déclaré.

Les maladies à vaccination recommandée

Ces maladies, comme la rougeole, les oreillons et la rubéole n'ont malheureusement pas suivi la même évolution que les maladies à vaccination obligatoire car leur taux de couverture vaccinale s'avère bien moins important. En 1985, le nombre de décès déclarés a été respectivement de onze cas, quatre cas et deux cas. De plus, le nombre de décès par rougeole est relativement stable depuis 10 ans. Les taux d'incidence annuelle sont difficiles à estimer. Ils seraient de 300/100 000 habitants pour la rougeole et, entre 300 et 400/100 000 habitants pour les oreillons. Concernant la rubéole, 100 à 300 cas annuels chez la femme enceinte sont recensés par les laboratoires. Parmi eux, on note environ 20 cas cliniques de rubéole congénitale, nombre en légère régression depuis 5 ans, ce qui traduit vraisemblablement une raréfaction de la diffusion du virus.

La couverture vaccinale

La couverture vaccinale est évaluée chez les enfants de moins de 2 ans à 80 % pour la diphtérie, le tétanos, la polio et la tuberculose. En 1988, elle n'est que de 50 % environ, pour la rougeole avec de fortes disparités régionales. Elle n'atteint que 40 % pour la rubéole. La vaccination contre la rubéole chez les fillettes de 11-12 ans, afin de les protéger contre une infection rubéolique lors d'une grossesse ultérieure, est encore très faible.

Par ailleurs, on enregistre une baisse de la couverture vaccinale du BCG entre 1986 et 1987. Cette baisse serait due à la crainte injustifiée de complications pouvant survenir chez les enfants nés de mères infectées par le virus du SIDA. Cette vaccination, par ailleurs obligatoire avant toute entrée en collectivité, tend à n'être pratiquée qu'à l'âge de six ans, âge moyen d'entrée à l'école primaire.

Le paludisme

Aucun cas autochtone n'a été déclaré, en 1988, chez des sujets résidant en France métropolitaine. Par contre, un cas de paludisme par échange de seringue avec un toxicomane impaludé a été signalé en 1989.

Les aspects épidémiologiques

On distingue classiquement les maladies infectieuses selon leur mode de transmission et leur source d'infection prédominante, tout en sachant que certaines maladies cumulent plusieurs modes et/ou plusieurs sources. Quelques maladies diagnostiquées en France sont exclusivement des maladies d'importation.

Les maladies infectieuses sont à transmission essentiellement humaine. Les plus nombreuses se transmettent par voie aérienne. Certaines sont fréquentes comme les oreillons, la grippe ou la rougeole. D'autres sont devenues rares comme la coqueluche, la diphtérie et la rubéole congénitale.

La tuberculose affecte en priorité les hommes (60 % environ). Sa fréquence augmente avec l'âge. Les étrangers en provenance d'Afrique ou d'Asie du Sud-Est représentent une part notable des cas, surtout parmi les adultes jeunes. Les personnes âgées et les étrangers sont donc les deux principaux groupes à risque. Les autres facteurs de risque sont le plus souvent liés à ces groupes. Il s'agit principalement des conditions de vie, de l'origine géographique, de la profession ou de l'état nutritionnel. Un nouveau groupe à risque, lié au SIDA, semble se développer actuellement. Outre les personnes non traitées, les anciens malades insuffisamment traités représentent une importante source potentielle d'infection.

La voie digestive joue un rôle important dans la diffusion des maladies infectieuses qu'elles soient fréquentes comme l'hépatite virale A et les salmonelloses, ou rares comme la typhoïde ou la poliomyélite.

Les maladies transmises par voie sexuelle ont vu leurs connaissances épidémiologiques bouleversées par l'émergence de nouvelles techniques diagnostiques (chlamydiae, papillomavirus, herpès) et par la reconnaissance d'une transmission sexuelle de certaines affections (hépatite B, SIDA).

Les MST affectent surtout les jeunes de 20 à 30 ans. Les formes asymptomatiques sont fréquentes, surtout chez la femme. Outre l'âge, les principaux facteurs favorisants sont la saison (maximum en été), le comportement sexuel et le faible recours au préservatif masculin. Depuis que leur diagnotic est possible, les chlamydiae se sont révélées être une source importante d'infection génitale. De nombreuses MST ne sont diagnostiquées que par les complications (salpingites, épididymites, contamination du nouveau-né) ou les séquelles (stérilité, grossesse extra-utérine) qu'elles provoquent. La résistance à la pénicilline est rare pour le tréponème de la syphilis mais fréquente pour le gonocoque dont le traitement est souvent difficile, comme celui des MST d'origine virale tel l'herpès.

Certaines maladies se transmettent aussi par voie sanguine comme le SIDA et l'hépatite virale B qui est essentiellement liée à la manipulation de sang contaminé. Elles affectent donc en priorité les professionnels de la santé et les malades utilisateurs de dérivés sanguins.

Excepté la lèpre et le tétanos, les maladies infectieuses transmises par voie cutanéo-muqueuse sont fréquentes mais posent rarement de graves problèmes de santé publique.

Les infections hospitalières sont particulières par la combinaison de différents facteurs épidémiologiques. L'agent en cause peut provenir de la propre flore du malade ou de l'environnement hospitalier, y compris humain. Leur gravité tient à la multi-résistance des agents causals aux antibiotiques et à la grande réceptivité des malades hospitalisés présentant une altération de l'état général ou soumis à des traitements aggressifs et immunodépresseurs comme la corticothérapie.

Tableau 1 – **Incidence des maladies à déclaration obligatoire**
(indicateurs OMS 5.1; 4.3)

	1986	1987	1988
Poliomyélite	5	3	1
Diphtérie	4	2	0
Tétanos	88	104	72
(dont nouveau-né)			
Tuberculose	10525	10178	9191
Méningite à méningocoques	859	621	511
Typhoïde	657	563	427
Choléra	0	0	0

Source : *DGS.*

Tableau 2 - **Taux de couverture vaccinale chez les enfants de 2 ans en 1987**
(indicateur OMS 28.1)

en %

Diphtérie	79
Tétanos	79
Coqueluche	77
B.C.G.	76
Poliomyélite	77
Rougeole	45
Rubéole	35

Source : *SESI-DGS.*

Tableau 3 - **Le paludisme d'importation en France en 1986**

Origine de la contamination	Nombre de cas	%
Afrique non précisée	21	2
Afrique ouest	275	27
Afrique centrale	476	46
Afrique est	63	6
Afrique sud	46	5
Afrique du nord	1	-
Moyen Orient	4	-
Asie du sud-est	12	1
Sous-continent indien	20	2
Asie non précisée	2	-
Amérique latine (excepté la Guyane)	11	1
Guyane française	23	2
Océanie	2	-
France métropolitaine	4	-
Europe (sauf France)	1	–
inconnue	64	6
Total	**1025**	

Source : *DGS.*

Graphique 1 – **Mortalité par maladies infectieuses en France de 1950 à 1977 (cause principale)**

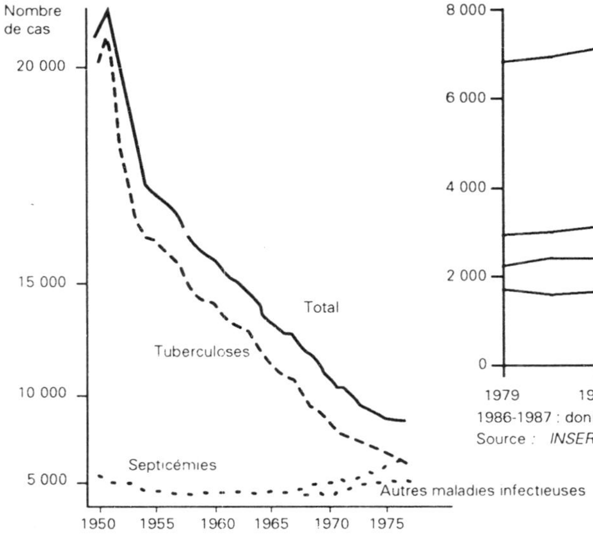

Source : *C. Katlana et E. Bouvet in Santé Publique, Ellipses, 1989.*

Graphique 2 – **Nombre de décès par maladies infectieuses de 1979 à 1987**

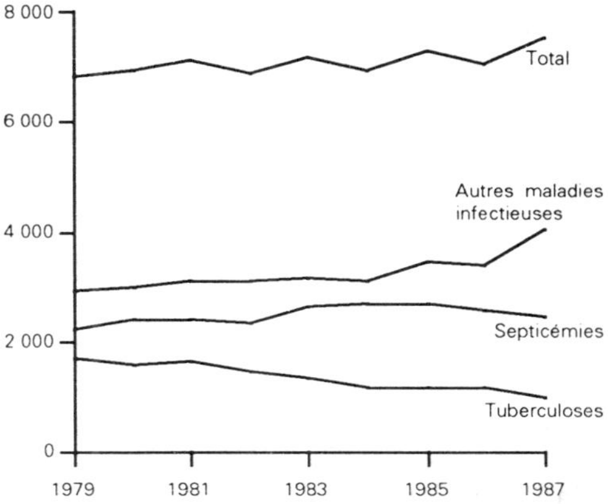

1986-1987 : données provisoires

Source : *INSERM, Causes médicales de décès.*

Graphique 3 – **Syndromes grippaux rapportés par les «médecins sentinelles»**
Réseau national téléinformatique de surveillance et d'information sur les maladies transmissibles
(indicateur OMS 4.3)

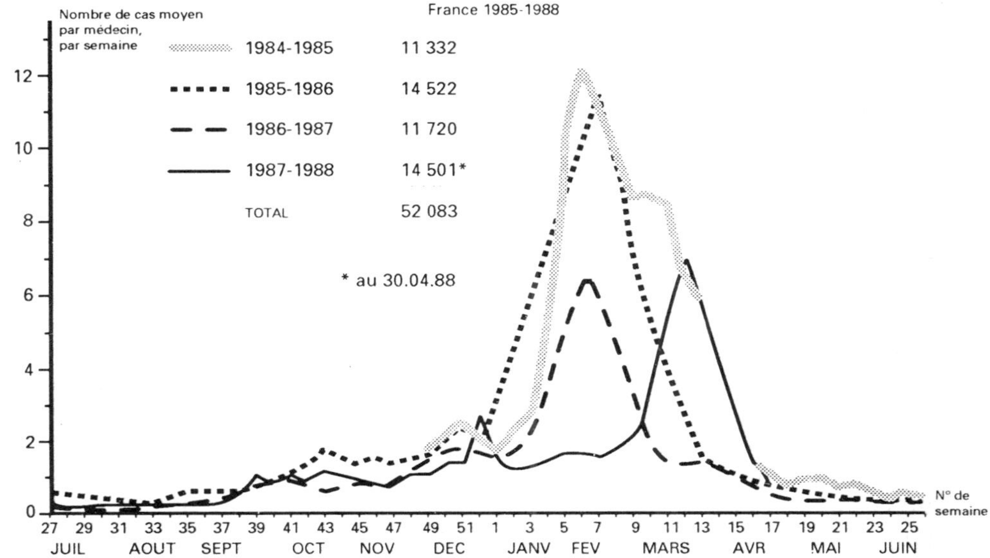

Source : *INSERM - U 263.*

La transmission animale

Les maladies infectieuses peuvent aussi être transmises par des animaux sauvages ou domestiques, ou par des insectes vecteurs comme la maladie de Lyme transmise par les tiques. Elles sont souvent localisées à certaines régions françaises comme la brucellose ou la leptospirose. Les cas déclarés de paludisme sont le plus souvent des cas importés.

Les aspects de la politique

Les maladies infectieuses ont souvent joué un rôle de modèle dans les programmes de santé publique. Le modèle paraît souvent simple avec un agent spécifique, une chaîne épidémiologique classique à trois maillons — la source d'infection, le mode de transmission et l'hôte récepteur — et une prophylaxie en conséquence. La politique de lutte ayant pour but de réduire l'incidence par l'élimination voire l'éradiquation des maladies transmissibles, s'appuie sur :

— la surveillance par l'information pertinente et rapide ;
— l'estimation des besoins et la prévision ;
— l'intervention rapide et méthodique ;
— la prévention par l'éducation sanitaire et la vaccination.

La lutte contre les sources d'infection et les modalités de transmission

Le dépistage a pour objectif, entre autres, de confirmer le diagnostic chez des malades et des porteurs sains. La création des centres nationaux de référence chargés d'identifier les souches responsables y contribue. Par ailleurs, le dépistage s'exerce systématiquement, en matière de prévention, dans certains groupes à risque avec par exemple la sérologie obligatoire de la rubéole, la toxoplasmose ou la syphilis chez les femmes enceintes, ou le dépistage de la tuberculose dans les zones endémiques supérieures à la moyenne nationale. En outre, il contribue à l'élaboration de protocoles telle la pratique de l'hémoculture systématique devant toute fièvre inexpliquée chez la femme enceinte pour dépister la listériose. Le dépistage intervient également dans le contrôle des produits alimentaires et des animaux qui est placé sous la responsabilité des services vétérinaires ou d'hygiène (listériose, brucellose).

Le système de déclaration obligatoire, mis en place en France depuis un siècle s'est révélé, d'une part, inadéquat pour la surveillance de certaines maladies comme la rougeole, et, d'autre part, n'incluant pas certaines pathologies nouvelles telles que le SIDA et les légionelloses. Ce constat a abouti, en 1986 et 1987, à la révision de la liste des maladies à déclaration obligatoire. Cette obligation de déclarer certaines maladies trouve sa justification dans la nécessité d'observer de façon exhaustive, dans un premier temps, la maladie pour intervenir de manière efficace. Dans un deuxième temps, elle répond à l'obligation d'évaluer les programmes de lutte ou de prévention mis en œuvre. Les réseaux de surveillance renforcent aujourd'hui l'information sur certaines maladies. Les systèmes informatiques et télématiques ont favorisé le développement de ces réseaux qui devraient offrir une grande qualité du recueil, une rapidité de collecte et d'analyse des données. Par ailleurs, des comités de lutte contre les infections hospitalières créés en 1988 sont venus renforcer la surveillance et la prévention des infections nosocomiales.

L'isolement des malades contagieux préconisé par le Règlement sanitaire départemental, l'éviction/stérilisation des porteurs sains, l'hygiène individuelle, le traitement des malades, les mesures d'hygiène du milieu, l'abattage des animaux contaminés restent encore efficaces dans la lutte pour tarir les sources d'infection et casser la transmission, la vaccination demeurant sans doute l'arme la plus performante.

La protection des personnes

L'enjeu est non seulement de protéger les sujets-contacts, mais aussi l'ensemble de la population. L'éducation sanitaire et la vaccination en sont les moyens privilégiés.

L'éducation sanitaire s'appuie sur des campagnes d'information et de prévention organisées par le Comité français d'éducation pour la santé relayé par ses comités régionaux et départementaux, les DDASS, les Conseils généraux chargés depuis 1984 des vaccinations et de la lutte contre la tuberculose et les MST, les communes, les caisses de Sécurité sociale ... Les thèmes de ces campagnes d'information sont souvent repris par les médias.

Dans le domaine de la vaccination, il faut distinguer, d'une part, les vaccins obligatoires comme ceux de la diphtérie, du tétanos, de la poliomyélite, du BCG, la vaccination contre la variole étant suspendue depuis 1984, gratuits ou remboursés qui s'adressent à l'ensemble de la population. Il faut différencier, d'autre part, les vaccins qui sont recommandés à des populations cibles comme la

Calendrier vaccinal

A partir de 3 mois	Diphtérie, Tétanos, Coqueluche, Polio 1re injection	Le vaccin **polio injectable** est recommandé, surtout pour les primo vaccinations, en réservant le vaccin polio oral pour des **situations particulières.** Sauf contre-indication particulière et laissée à l'appréciation du médecin traitant, il est recommandé à partir de 3 mois de pratiquer l'**association** diphtérie, tétanos, coqueluche, polio.
4 mois	Diphtérie, Tétanos, Coqueluche, Polio 2e injection	
5 mois	Diphtérie, Tétanos, Coqueluche, Polio 3e injection	
12-15 mois	Rougeole-Rubéole-Oreillons	**La vaccination associée rougeole-rubéole-oreillons** est recommandée de **façon indiscriminée** pour les petits garçons et les petites filles. On peut faire, simultanément, en un site d'injection séparé, le rappel diphtérie, tétanos, coqueluche, polio. **La vaccination contre la rougeole** doit être pratiquée plus tôt, à partir de 9 mois, pour les enfants vivant en collectivité, suivie d'une revaccination 6 mois plus tard en association avec la **rubéole** et les **oreillons.** En cas de menace d'épidémie dans une collectivité d'enfants, on peut vacciner tous les sujets supposés réceptifs, de plus de 9 mois ; la vaccination immédiate peut être efficace si elle est faite moins de 72 heures après le contact.
12-18 mois	Diphtérie, Tétanos, Coqueluche, Polio (1er rappel)	
5-6 ans	Diphtérie, Tétanos, Polio (2e rappel) Rougeole-Rubéole-Oreillons	La vaccination associée rougeole-rubéole-oreillons est recommandée chez les enfants n'ayant pas encore été vaccinés. Elle peut être injectée simultanément, en un site séparé, au rappel diphtérie, tétanos, polio.
Avant 6 ans	B.C.G.	**La vaccination par le B.C.G.** doit être pratiquée à l'entrée en collectivité. La vaccination B.C.G. précoce est réservée aux enfants vivant dans un milieu à risque. L'épreuve tuberculinique doit être pratiquée 3 à 12 mois plus tard.

11-12 ans	Diphtérie, Tétanos, Polio Oreillons pour les garçons non vaccinés et n'ayant pas eu la maladie Rubéole pour toutes les filles, en primo- ou en revaccination Epreuve tuberculinique suivie du B.C.G. en cas de négativité	
16-21 ans	Diphtérie, Tétanos, Polio Rubéole pour les filles non vaccinées Epreuve tuberculinique suivie du B.C.G. en cas de négativité	**Vaccination contre la rubéole :** chez les jeunes filles, la vaccination peut être proposée lors d'une visite de contraception ; elle peut être faite sans sérologie préalable. Le contrôle sérologique post-vaccinal n'est pas nécessaire. L'éventualité théorique d'un risque tératogène doit faire éviter une grossesse dans les 2 mois qui suivent la vaccination. Si la sérologie prénatale est négative, la vaccination devra être pratiquée immédiatement après l'accouchement.
21-60 ans	Tétanos, Polio tous les 10 ans Rubéole pour les femmes non vaccinées jusqu'à 45 ans	
Après 60 ans	Tétanos, Polio (primo-vaccination ou rappel) Vaccination grippale annuelle	

Lorsqu'un retard est intervenu dans la réalisation du calendrier indiqué, il n'est pas nécessaire de recommencer tout le programme des vaccinations nécessitant des injections répétées. Il suffit de reprendre ce programme au stade où il a été interrompu et de compléter la vaccination en réalisant le nombre d'injections requis en fonction de l'âge.

Un délai minimum de 4 semaines est requis entre chaque injection.

Les vaccinations, leurs dates d'injection ainsi que les numéros de lot doivent être mentionnés sur un carnet de vaccination.

Ce nouveau calendrier vaccinal a été élaboré par la Direction générale de la santé, après avis du Comité technique des vaccinations et du Conseil supérieur d'hygiène publique de France (section prophylaxie des maladies).

rougeole, la rubéole, les oreillons et la coqueluche chez l'enfant ; la rage, la leptospirose, l'hépatite B et la brucellose chez les sujets exposés ; la méningite A + C chez les sujets-contacts, la grippe chez les personnes âgées de plus de 65 ans. Les vaccinations, qu'elles soient obligatoires ou recommandées en fonction de l'âge, sont publiées dans le calendrier vaccinal régulièrement remis à jour par la Direction générale de la Santé.

A l'heure actuelle, l'accent est mis sur l'augmentation des taux de couverture de la vaccination associée rougeole-oreillons-rubéole chez les enfants, sur le renforcement de la vaccination antitétanique et de la vaccination antipoliomyélitique chez les adultes, sur l'étude des facteurs de risque des maladies infectieuses et sur l'évaluation de la surveillance et des actions de prévention. La France, qui a souscrit aux recommandations de l'OMS approuvées en décembre 1984 à Karlovy-Vary, s'est fixée d'éliminer la poliomyélite autochtone d'ici à 1995, ainsi que la rougeole et la rubéole congénitale par une augmentation massive de la couverture vaccinale pour atteindre un taux de plus de 95 %. Ces objectifs ont été reconfirmés par le Groupe consultatif européen à Rome en janvier 1989.

Sources d'information

Le système français d'information sur les maladies infectieuses est fondé sur des réseaux recoupant et validant les données à plusieurs niveaux afin d'avoir en permanence au moins deux sources indépendantes et complémentaires pour une même information. Ces sources d'information sont de trois types.

Un réseau d'information spécifique à certaines maladies

Au niveau international : choléra, peste, variole et fièvre jaune sont soumis au Règlement sanitaire international (RSI).

Au niveau national :

— Les maladies à déclaration obligatoire, hebdomadaire, non nominative, et après confirmation diagnostique, regroupent depuis 1987, des maladies justiciables de mesures exceptionnelles (maladies soumises au RSI, rage, typhus exanthématique, fièvres hémorragiques africaines) ou de mesures au plan local : brucellose, tétanos, tuberculose, TIAC, légionellose, méningite à méningocoques, poliomyélite, botulisme, paludisme autochtone, fièvres typhoïdes et paratyphoïdes, diphtérie, MST (syphilis, gonococcies, Nicolas-Favre, chancre mou), SIDA et paludisme dans les départements d'outremer.

— Les trente-neuf Centres nationaux de référence (CNR) sont des laboratoires ayant une mission d'expertise microbiologique, de conseil et, pour certains d'entre eux, de contribution épidémiologique. Ils couvrent des domaines très variés, par exemple la grippe, les salmonelloses, les résistances aux antibiotiques, les MST, les vaccinations de l'enfant...

— Le Laboratoire national de la santé (LNS) a un rôle de contrôle de qualité et d'expertise grâce à l'existence de réseaux qu'il constitue avec des CNR, des centres de transfusion sanguine, des laboratoires publics et privés et la DGS. Citons par exemple le réseau RENAGO pour la surveillance des gonocoques.

— Les réseaux de surveillance, dits "sentinelles", se sont multipliés depuis 1980. Le réseau DGS/INSERM, créé en novembre 1984 a pour mission d'observer les cas de rougeole, de syndrome grippal, d'hépatite présumée virale, d'urétrite masculine, d'oreillons et des prescriptions de la sérologie anti-VIH. Il est basé sur un serveur téléinformatique alimenté par près de 500 médecins généralistes. Les données sont disponibles sur minitel. A leur tour, les DDASS reliées au serveur télématique communiquent chaque semaine le nombre de cas de maladies à déclaration obligatoire publiées dans le *Bulletin épidémiologique hebdomadaire* de la DGS. Le réseau GROG (Groupement régional d'observation de la grippe) regroupe onze réseaux régionaux ayant un objectif d'alerte épidémique en détectant les cas précoces de grippe grâce à une batterie d'indicateurs : nombre d'arrêts de travail, de médicaments vendus, indicateurs provenant d'une multitude de correspondants : SOS-Médecins, Observatoires régionaux de la santé, EDF ... Les services vétérinaires ont également des réseaux de suveillance des TIAC.

Au niveau local, régional, départemental, municipal ou universitaire, il existe de multiples réseaux de surveillance, notamment de la tuberculose dans le département du Bas-Rhin ou d'alerte épidémique. Les dispensaires antivénériens et antituberculeux participent également à l'information.

Un réseau d'information non spécifique

Il repose sur les causes médicales de décès (INSERM 1986) ou de morbidité hospitalière (malades traités dans un établissement public ou privé, SESI), ainsi que sur les données fournies par le service de santé des armées, l'assurance maladie, les services vétérinaires ou sur celles concernant la consommation de médicaments.

Des enquêtes ponctuelles

Il s'agit d'enquêtes sérologiques, de dépistage ou rétrospectives qui, réalisées de façon ponctuelle, permettent de faire le point sur une maladie, comme par exemple les MST dans le département des Hauts-de-Seine.

Le système d'information sur les vaccinations

Il est fondé sur l'analyse des certificats de santé du 24ème mois fournie par le SESI et sur des enquêtes ponctuelles d'évaluation de la couverture vaccinale, comme l'enquête en milieu scolaire du vaccin rougeole-oreillons-rubéole des enfants âgés de 6 ans (LNS/SESI).

Les incapacités et handicaps

La mesure du handicap est difficile. Le mot lui-même est employé dans des sens très variés et recouvre plusieurs réalités. Un progrès important a été accompli avec la mise au point et la diffusion en 1988 d'une nomenclature officielle des déficiences, incapacités et désavantages, inspirée des recommandations de l'OMS. La déficience décrit la conséquence d'une maladie ou d'un accident sur l'organisme lui-même (par exemple la perte d'un œil) ; l'incapacité se réfère aux activités de l'organisme dans des conditions standardisées (par exemple la marche sans aide) ; enfin le désavantage s'applique au retentissement global sur la vie sociale du sujet dans son propre environnement. A chacun de ces niveaux correspond un type de réponse adaptée : prévention ou soins, rééducation, appareillage ou amélioration de l'environnement. Les estimations disponibles aujourd'hui sont souvent partielles et proches de la maladie ou de la déficience, et ne se réfèrent qu'imparfaitement à cette classification encore récente. Autre facteur fréquent de confusion : la diversité des degrés de gravité du handicap pris en compte dans les estimations. Certaines études permettent cependant une approche globale.

En retenant les déficiences graves, l'INED avance une estimation d'environ 1 200 000 personnes handicapées sévères de moins de 60 ans. Ce chiffre ne prend en compte que les déficients mentaux, les déficients sensoriels et les handicapés à la suite d'un accident ou d'une maladie qui ont un taux d'invalidité reconnu d'au moins 50 %.

En se référant à une définition plus proche du désavantage mais beaucoup plus large, l'ensemble des personnes déclarant « une gêne ou des difficultés dans les gestes de la vie quotidienne » a été évalué à 5 200 000 personnes dont environ 3 200 000 de plus de 60 ans, dans les travaux du SESI et de l'INSERM sur l'enquête décennale de santé.

Une autre approche enfin passe par la reconnaissance institutionnelle du handicap, aide financière ou hébergement : 94 000 adultes, 116 000 enfants étaient pris en charge en 1983 par des établissements spécialisés — 810 000 personnes vivant à domicile ont déclaré en 1981 percevoir une compensation financière pour un handicap lourd. Le cumul sans double compte des différents bénéficiaires d'une compensation financière pour un handicap sévère conduit à une estimation globale de 1 470 000 personnes.

Nature des handicaps

La répartition par nature des handicaps varie peu avec le sexe, même si les handicaps moteurs atteignent plus les hommes. En outre, les handicaps mentaux diminuent avec l'âge : ils sont moins de 1 % au-delà de 60 ans. Ils représentent la majeure partie de la population accueillie dans ces établissements spécialisés pour enfants ou adultes.

Dix pour cent des handicaps recensés par l'enquête de l'INSEE sur la santé et les soins médicaux sont sensoriels. Éventuellement acquis à l'âge adulte, leur importance par rapport aux autres déficiences est maximale avant 15 ans et après 75 ans.

En 1975, l'UNESCO évaluait à 65 000 le nombre d'aveugles de tous âges en France, nombre probablement sous-estimé. Deux mille cinq cents jeunes de moins de 20 ans, déficients visuels et nécessitant une éducation spéciale, fréquentent les établissements spécialisés. Mais la cécité affecte principalement les personnes âgées : 60 % des aveugles ont plus de 60 ans.

Deux cent cinquante mille personnes en France, dont deux cent mille âgées de plus de 64 ans, sont sourds profond ou ne peuvent entendre sans aide auditive. Parmi les enfants de moins de 14 ans, 22 500 sont hypoacousiques. Pour 8 000 d'entre eux, cette perte auditive est supérieure à 85 db.

Les handicaps congénitaux et périnataux

Les handicaps congénitaux sont bien entendu plus fréquents chez les jeunes tandis que les handicaps liés à la maladie et aux accidents dominent à l'âge adulte.

Sur les 810 000 handicapés pensionnés en 1981 recensés par l'enquête de l'INSEE, 23 % ont une origine congénitale. Selon l'INSERM, environ deux nouveaux-nés sur cent seraient porteurs d'une malformation congénitale et deux nouveaux-nés pour mille seraient porteurs d'une maladie héréditaire du métabolisme se manifestant dès le premier âge. L'hypothyroïdie et la phénylcétonurie, qui font l'objet d'un dépistage systématique depuis 1978, présentent respectivement une incidence de 1/5 000 à 1/10 000 naissances et de 1/40 000 à 1/50 000 naissances.

L'origine périnatale (de 6 mois de gestation à 7 jours de vie) est prédominante chez les infirmes moteurs cérébraux. D'autre part, le risque de séquelles augmente avec la faiblesse du poids. Pour les enfants dont le poids est inférieur à 1 500 grammes à la naissance, le risque de séquelles graves est de 15 %. Par contre, pour les naissances à terme, une naissance sur mille en 1978 à la maternité de Port-Royal à Paris aboutissait à une souffrance cérébrale modérée. Cette souffrance cérébrale entraîne dans 30 % des cas des séquelles. Il faut mentionner que les handicaps congénitaux représentent 20 % des handicaps reconnus entre 30 et 44 ans et 11 % entre 45 et 59 ans.

Les handicaps acquis par maladie ou par accident

Parmi les handicaps compensés par une aide financière, 39 % ont pour origine la maladie et 35 % les accidents. Les handicaps liés à la vieillesse ne représentent qu'une part minime de 4 % de cet ensemble et n'ouvrent pas droit à une pension spécifique.

Les handicaps liés à la maladie sont principalement d'origine neurologique, psychiatrique, cardio-vasculaire, rhumatologique ou liés à l'évolution d'une maladie chronique.

La majorité des handicaps neurologiques acquis de l'adulte sont d'origine vasculaire. Chaque année, sur 140 000 personnes ayant eu un accident vasculaire cérébral, 70 000 décèdent et 50 000 nécessitent une rééducation. En outre, 40 000 personnes au moins ont une sclérose en plaque (sans qu'on sache leur degré de handicap) et un adulte de plus de 40 ans sur deux cents est atteint de maladie de Parkinson.

Trois à neuf personnes sur mille sont épileptiques en France. Dans la majorité des cas, la maladie évolue soit vers la guérison soit vers une stabilisation grâce à un traitement bien équilibré. Elle ne constitue un handicap que si elle n'est que partiellement contrôlée.

Concernant les maladies chroniques, 13 000 insuffisants rénaux étaient traités par dialyse en 1982. Chaque séance d'hémodialyse dure en moyenne quatre à cinq heures et doit être répétée trois fois par semaine. Par ailleurs, 100 000 personnes seraient porteuses d'un anus artificiel temporaire ou définitif.

Les troubles mentaux représentent la première cause de mise en invalidité : 13 205 en 1986. Les causes majeures de handicap mental chez l'adulte sont les névroses graves, les psychoses chroniques, les déficiences profondes, l'alcoolisme, les toxicomanies et les formes graves de psychopathie.

Le nombre de malades atteints d'insuffisance respiratoire serait voisin de 50 000. Il s'agit de bronchitiques chroniques, de sujets atteints de mucoviscidose, de pneumoconiose et de certains types

Tableau 1 – **Répartition des personnes vivant à domicile ayant un handicap reconnu par une aide financière, selon l'origine, par sexe et âge**

Sexe - Âge	Ensemble		Handicaps de naissance	Handicaps acquis			
	Effectifs (1)	%		Par maladie	Par accident		Vieillesse
					Travail	Autres	
			%	%	%	%	%
Total deux sexes tous âges	806 374	100	22,8	38,8	19,9	14,8	3,6
Tous âges par sexe :							
Sexe masculin	510 414	100	18,3	33,9	28,6	17,7	1,5
Sexe féminin	295 960	100	30,4	47,3	5,0	9,8	7,4
Deux sexes réunis par groupe d'âge :							
0 - 14 ans	54 893	100	64,7	20,6	5,8	8,8	–
15 - 29 ans	112 439	100	60,7	24,4	7,6	7,3	–
30 - 44 ans	118 865	100	20,1	21,4	33,9	14,6	–
45 - 59 ans	264 674	100	11,5	42,0	22,3	23,3	0,9
60 - 74 ans	182 431	100	7,5	51,5	25,7	13,4	1,9
75 ans et plus	73 072	100	0	60,0	3,8	4,1	32,1
Total deux sexes tous âges (effectifs estimés)	**806 374**	–	**183 723**	**313 115**	**160 798**	**119 541**	**29 197**

(1) Effectifs estimés de la population vivant à domicile dont le handicap est reconnu par une aide financière (rappel).

Source : *Enquête auprès des ménages sur la santé et les soins médicaux. 1988-1981 INSEE. Exploitation SESI. INSERM.*

Tableau 2 – **Estimation de la population des handicapés sévères**

Titulaires carte d'invalidité	961 210
Pension militaire entre 40 et 80 %	154 190
Rentes accident du travail entre 40 et 80 %	121 100
Total : bénéficiaires d'une demi-part supplémentaire pour le calcul de l'impôt (source DGI)	1 236 500
Titulaires de l'allocation aux adultes handicapés au titre du 35-II : 25 % du total des bénéficiaires	119 300
Les pensionnés de 2ème catégorie ne possédant pas la carte : 20 % du total	69 200
Enfants titulaires de l'allocation d'éducation spéciale qui n'atteignent pas 80 % d'invalidité : 50 % de l'effectif total	45 000
Total estimation	**1 470 000**

Source : *Estimation de la population de handicapés sévères en France. Bernard DESCARGUES. Solidarité santé. Etudes statistiques n° 5 1987 sept. oct.*

Tableau 3 – **Répartition par handicap des adultes accueillis en établissement spécialisé au 31 octobre 1983**

Catégorie d'établissements regroupé	Déficience intellectuelle	Poly-handicap	TCC (1) et troubles psy.	Infirmité motrice	Déficience sensorielle	Autre déf. physique	**Total**
Centre d'aide par le travail	35 707	2 127	8 064	2 203	891	1 641	**50 633**
Atelier protégé	816	66	312	1 262	193	329	**2 978**
Établissement de réinsertion professionnelle	141	305	661	2 680	593	1 730	**6 110**
Sous-total : Établissement de travail protégé et de réinsertion professionnelle	36 664	2 498	9 037	6 145	1 677	3 700	**59 721**
Foyer d'hébergement pour handicapés adultes	13 782	1 079	3 457	1 230	429	655	**20 632**
Maison d'accueil spécialisée	813	1 025	195	232	7	35	**2 307**
Foyer de vie pour handicapés	2 934	981	368	679	185	123	**5 270**
Sous-total : Établissement d'hébergement	17 529	3 085	4 020	2 141	621	813	**28 209**
Etablissement expérimental en faveur des adultes handicapés	238	55	127	75	37	62	**594**
Total	**54 431**	**5 638**	**13 184**	**8 361**	**2 335**	**4 575**	**88 524**
Répartition (en %)	61,5	6,4	14,9	9,4	2,6	5,2	**100**

N.B. : En raison des techniques d'extrapolation, ce tableau porte sur un effectif redressé de 88 500 alors que les effectifs présents au 31 octobre 1983 étaient d'environ 94 000.

(1) TTC : troubles du comportement et de la conduite.

Source : *Enquête ES 83. SESI.*

Tableau 4 – **Répartition par handicap des enfants accueillis en établissement spécialisé au 31 octobre 1983**

Catégorie d'établissement regroupé	Déficience intellectuelle	Poly-handicap	TCC (2) et troubles psy.	Infirmité motrice	Déficience sensorielle	Deficience somatique	Non handicapés (3)	**Total**
Établissements d'éducation spéciale pour déficients mentaux et polyhandicapés (1)	60 921	6 552	8 952	1 149	425	453	1 636	**80 088**
Établissements d'éducation spéciale pour enfants atteints de troubles de la conduite et du comportement	414	38	10 946	9	36	11	670	**12 124**
Établissements d'éducation spéciale pour handicapés moteurs	80	806	60	5 960	123	164	150	**7 343**
Établissements d'éducation spéciale pour déficients sensoriels	40	351	42	180	9 841	6	222	**10 682**
Autres établissements pour enfants handicapés	249	8	88	46	25	1	8	**425**
Total	**61 704**	**7 755**	**20 088**	**7 344**	**10 450**	**635**	**2 686**	**110 662**
Répartition (en %)	55,8	7,0	18,2	6,6	9,4	0,6	2,4	**100**

N.B. : En raison des techniques d'extrapolation, ce tableau porte sur un effectif redressé de 110 700 alors que les effectifs présents au 31 octobre 1983 étaient d'environ 116 000.

(1) Y compris établissements pour arriérés profonds (code 187).

(2) TCC : troubles du comportement et de la conduite.

(3) La présence de 2,4 % de non handicapés dans ces établissements spécialisés peut s'expliquer par la présence effective d'enfants n'ayant pas de handicap réel, mais aussi par des erreurs de remplissage du questionnaire.

Source : *Enquête ES 83. SESI.*

d'asthme. Le diabète, dont la prévalence serait voisine de 2 %, peut également entraîner un handicap par les déficiences qu'il engendre. Dans 40 % des cas, le diabète se complique d'une atteinte des gros vaisseaux, dans 4 % d'une atteinte ophtalmique et dans 1 % d'une atteinte rénale.

Les maladies de l'appareil circulatoire occupent la deuxième place des causes de mise en invalidité : 9 744 cas en 1986. L'insuffisance cardiaque, l'angine de poitrine invalidante, les troubles sévères de la conduction, les cardiopathies, prédisposant aux syncopes ou à la mort subite, peuvent être source de handicap. Les maladies des os et des articulations, comme la polyarthrite chronique évolutive, représentent la troisième cause de mise en invalidité, avec 9 103 cas en 1986.

Les handicaps lourds consécutifs à des accidents concernent, d'après l'enquête INSEE, dix fois plus d'hommes que de femmes. En 1986, 138 000 personnes ont été examinées pour évaluer les séquelles d'un accident du travail, mais seulement 5 % des attributions ont dépassé le taux de 20 % d'incapacité. La Caisse nationale d'assurance maladie et la Mutualité sociale agricole ont estimé pour leur part à 80 930 les personnes présentant une incapacité permanente en 1985.

En 1987, les accidents de la circulation ont été à l'origine de 58 000 “blessés graves”, dont une partie gardera des séquelles permanentes.

Scolarité et emploi

Parmi les douze millions d'enfants scolarisés, l'Éducation nationale estime à 360 000 le nombre d'enfants handicapés, soit 3 % de la population d'âge scolaire. Chez ces enfants, seuls 29 000 sont intégrés en milieu scolaire ordinaire, soit à peine 8 % des enfants handicapés scolarisés. Les autres sont scolarisés dans une structure d'éducation spéciale, deux tiers au sein de l'Éducation nationale et un tiers dans des établissements du secteur Santé-Solidarité.

La nature de la déficience à l'origine du handicap de ces enfants se répartit de façon très différente suivant qu'ils sont scolarisés en intégration individuelle ou dans l'enseignement spécial. Ainsi, dans l'éducation spéciale, les trois quarts des enfants sont des déficients mentaux non polyhandicapés graves, 55 % étant des déficients légers. Les déficiences sensorielles et motrices, avec respectivement 4 % et 3 %, viennent loin derrière. La situation est totalement différente en intégration individuelle où près de 40 % des enfants présentent un déficit moteur et 31 % un déficit sensoriel. On a pu ainsi recenser 21 897 enfants handicapés moteurs soit 6 % de l'ensemble des élèves handicapés, une moitié étant en intégration individuelle, l'autre moitié dans l'éducation spéciale.

Lors du colloque sur le thème « Handicaps et emploi », mené sous l'autorité du ministre du Travail en janvier 1982, le nombre des handicapés de seize à soixante ans a été estimé à 1 400 000. Parmi eux, 750 000 ont un emploi, 300 000 sont inaptes au travail et 350 000 sont aptes à un emploi mais n'en trouvent pas.

Les aspects de la politique

La situation des handicapés en France est régie par la loi d'orientation du 30 juin 1975 qui stipule que l'emploi, la formation, l'orientation professionnelle et l'intégration sociale des personnes handicapées constituent une "obligation nationale". En affirmant les droits des personnes handicapées, la loi de 1975 donne une identité aux personnes handicapées qui s'affirme, depuis 1988, par la création d'un secrétariat d'État chargé des accidentés de la vie et des handicapés.

La loi d'orientation de 1975

Les associations d'handicapés restent particulièrement attachées à cette loi qui institue des prestations en espèces destinées à tous les déficients, quelles que soient la nature et l'origine du handicap. L'allocation aux adultes handicapés garantit un revenu minimum social équivalent à celui du minimum-vieillesse. Essentiellement financée par l'État, la garantie de ressources assure aux handicapés qui exercent une activité professionnelle un complément de rémunération pour atteindre des niveaux de revenu équivalent à celui du SMIC. L'allocation compensatrice couvre les frais des personnes qui assistent les handicapés dans leur vie quotidienne. De plus, la loi rénove la protection sociale du handicap des enfants en créant l'allocation d'éducation spéciale qui prend en considération le surcoût qu'entraîne le handicap de l'enfant pour les familles. L'ensemble de ces prestations relève de la solidarité nationale et vient compléter les rentes d'accident du travail, les pensions d'invalidité militaire et les pensions d'invalidité de la Sécurité sociale qui existaient déjà auparavant. Parallèlement, la loi fixe des conditions de fonctionnement pour les structures d'accueil et crée des établissements pour adultes lourdement handicapés. Elle établit une procédure spéciale pour l'ouverture des droits, en confiant à des organismes collégiaux la mission d'orienter chaque personne handicapée et de reconnaître ses droits aux allocations existantes ; ce sont, d'une part, les Commissions départementales de l'éducation spéciale (CDES) pour les enfants et, d'autre part, les Commissions techniques d'orientation et de reclassement professionnel (COTOREP) pour les adultes.

Si la loi d'orientation en faveur des handicapés définit leurs droits fondamentaux, elle ne donne aucune définition du handicap. L'absence de critères précis rend difficile l'évaluation de certaines catégories de handicap, notamment les handicaps mentaux. L'élaboration d'un guide-barème, qui doit se substituer au barème des Anciens combattants et des Victimes de guerre, devrait réduire les inégalités d'appréciation entre les différentes commissions (COTOREP,CDES). L'application de la loi d'orientation est, en outre, freinée par le cloisonnement des différents services publics intéressés. La décentralisation ne favorise pas la mise en œuvre d'une politique globale. Les compétences sont partagées entre les départements, l'État et la Sécurité sociale. Le département finance l'allocation compensatrice, les services d'aide à domicile et les foyers d'hébergement. L'État se charge des frais de fonctionnement des centres d'aide par le travail, de la garantie de ressources et de l'allocation aux adultes handicapés servie par les caisses d'allocations familiales. La Sécurité sociale finance la majorité des établissements d'éducation spéciale, les centres de rééducation professionnelle, les maisons d'accueil spécialisées et l'allocation d'éducation spéciale. Par ailleurs, la protection sociale des handicapés dépend de réglementations différentes (invalides de guerre ; accidents du travail ; Sécurité sociale) et la loi de 1975, en ce qui concerne les ressources, ne constitue qu'un élément subsidiaire.

Les besoins en structures d'accueil

La loi de 1975 a fortement contribué au développement de structures d'accueil. Grâce aux actions de prévention menées par les services de PMI et les services de cure ambulatoire et à domicile, les besoins en équipement pour enfants diminuent aujourd'hui. Le maintien des jeunes adultes handicapés dans les établissements où ils ont vécu, en attendant leur placement dans les structures pour adultes, est maintenant autorisé (DMOS janvier 1989). Cependant, le passage d'un établissement pour enfants à un établissement pour adultes reste inévitable et les capacités des centres pour adultes, et particulièrement ceux pour adultes lourdement handicapés, restent insuffisantes.

La recherche d'une meilleure adéquation entre l'offre et les besoins des individus demeure une condition *sine qua non* de l'amélioration de la situation des handicapés dans notre pays.

La progression de l'intégration sociale

La prise en charge des personnes handicapées ne peut plus se concevoir uniquement en nombre de places en institutions spécialisées. L'intégration sociale des personnes handicapées nécessite le développement d'autres formes de prise en charge. Conformément aux souhaits des patients et des pouvoirs publics, les structures de soins associatives privées ou publiques développent des services ambulatoires et à domicile qui autorisent les retours chez soi. L'accueil des handicapés par d'autres familles que la leur est encouragé par une loi qui vient d'être votée. Des formules d'intégration scolaire en milieu "normal" existent depuis 1982 mais leur généralisation réclame un effort d'intégration de la part du système scolaire et la création de services de soutien qui soient rattachés aux établissements d'éducation spéciale.

Véritables supports à l'intégration sociale et professionnelle des personnes, les strutures de travail protégé doivent s'adapter à la réalité économique. Entre 1982 et 1985, 10 500 places ont été créées dans les Centres d'aide par le travail (CAT) et 2 700 dans les Ateliers protégés.

La population handicapée est particulièrement touchée par le chômage : la loi du 10 juillet 1987 qui refond le droit de l'emploi des handicapés est désormais en vigueur. Cette loi oblige les entreprises d'au moins 20 salariés à employer un quota de handicapés. Mais elle permet également d'échapper à cette obligation si l'entreprise fournit de l'ouvrage à des établissements de travail protégé, si elle conclut des accords collectifs sur l'emploi des handicapés ou paye une contribution au Fonds de développement pour l'insertion professionnelle des travailleurs handicapés. Il faut mentionner que quatre ministères ont accepté de fournir un bilan provisoire d'application de cette loi.

Pouvoir communiquer, pouvoir se déplacer

Les progrès techniques de l'appareillage améliorent le contexte général de vie des individus et des dispositions réglementaires ou budgétaires y favorisent l'accès. Ainsi, l'application du décret du 8 mai 1981 simplifie et accélère la procédure de remboursement des appareillages de même que les lois de finance des années 1988 et 1989 prévoient la baisse de leur taux de TVA de 18,6 % à 5,5 %.

Par ailleurs, des études sont en cours pour reconnaître la rééducation fonctionnelle comme une discipline à part entière et indépendante du moyen séjour.

Le secrétariat d'État et le ministère des Transports viennent de présenter un plan de mesures concrètes pour adapter aux transports en commun les normes d'accessibilité qui existent dans d'autres pays. Ce plan, qui englobe une soixantaine de mesures, concerne tous les handicaps.

Agir pour prévenir

Le développement des méthodes de diagnostic ante-natal des anomalies congénitales permet aujourd'hui de détecter chez le fœtus les anomalies chromosomiques et notamment la trisomie 21, les anomalies métaboliques ou génétiques telles que l'hémophilie, la myopathie, la mucoviscidose. La prise en charge collective de ces méthodes de dépistage et la poursuite des recherches sont un enjeu important. Il faut signaler que l'INSERM vient de choisir le handicap comme thème prioritaire de ses travaux. Les mesures prises en faveur de la mère et de l'enfant favorisent le dépistage et la prévention des handicaps avant et après la naissance. Les centres d'action médico-sociale précoce permettent le dépistage et la prise en charge des handicaps en milieu naturel des enfants âgés de moins de 6 ans. Mais la politique de prévention du handicap, c'est aussi la poursuite des actions de prévention dans le domaine des accidents de la route, du travail, des accidents domestiques et la poursuite des dépistages précoces des maladies cardio-vasculaires, du diabète...

Sources d'information

Les personnes accueillies dans les établissements spécialisés

Tous les deux ans, le SESI réalise une enquête exhaustive, dite ES, sur les établissements et services pour enfants et adultes handicapés. Type et activité de l'établissement, personnels en fonction et caractéristiques de la clientèle (sexe, âge, cause du handicap, déficience principale), tels sont les thèmes de l'enquête.

Les bénéficiaires d'allocations

Les bénéficiaires d'allocations pour adultes handicapés, de

rentes d'accident du travail ou de pension d'invalidité sont décrits chaque année par le SESI en collaboration avec les régimes prestataires.

Handicap et scolarité

L'enquête sur les commissions départementales d'éducation spéciale, jusqu'en 1987 réalisée conjointement, par la Direction d'action sociale du ministère de la Santé et la Direction des écoles au ministère de l'Éducation nationale, est maintenant du ressort du SESI. L'observation porte sur les effectifs des commissions, les décisions prises pour chaque dossier et, pour les enfants, le sexe, l'âge, le taux d'invalidité et la déficience principale.

Les pathologies

On connaît de nombreuses pathologies à l'origine d'un handicap ou susceptibles de l'être. Mais pour beaucoup d'entre elles, aucune étude de prévalence ou d'incidence généralisable n'a été réalisée. Sur les malformations congénitales, les registres de Paris (INSERM) et du Bas-Rhin recueillent des informations exhaustives depuis 1978 et 1979 et collaborent au projet européen EUROCAT.

Les difficultés dans la vie quotidienne

La dernière enquête sur la santé et les soins médicaux de l'INSEE (1980-1981) puis l'enquête « Conditions de vie » de l'INSEE (1986-1987) comportent un volet sur les incapacités des personnes vivant à domicile. Elles sont fondées sur les réponses des enquêtés au sujet de leur capacité à effectuer seul et sans difficulté les gestes de la vie quotidienne. La méthodologie de ces enquêtes a été inaugurée par l'INSERM dans ses enquêtes régionales sur les incapacités des personnes âgées, la première ayant été réalisée en Haute-Normandie en 1979.

Les troubles psychiatriques

Ces vingt dernières années, la psychiatrie publique a connu de profondes modifications. Entre 1975 et 1986, 22 000 lits d'hospitalisation complète ont été supprimés ou reconvertis, tandis que 13 000 lits ou places d'hospitalisation de jour ou de nuit étaient créés. Les hôpitaux généraux sont aujourd'hui deux fois plus nombreux à offrir des services psychiatriques, favorisant ainsi le désenclavement de la psychiatrie.

Les secteurs psychiatriques se sont mis en place assez rapidement. En 1985, l'ensemble du territoire est couvert par 788 secteurs pour adultes et 296 secteurs pour enfants, soit respectivement 245 et 46 secteurs supplémentaires par rapport à 1975. Leur couverture géodémographique s'est donc améliorée. Les populations moyennes desservies sont passées, entre 1975 et 1985, de 98 900 à 70 530 habitants pour les secteurs adultes et de 210 800 à 191 000 habitants pour les secteurs enfants.

La diversification des structures de soins

L'augmentation du nombre de secteurs s'est accompagnée d'un développement des alternatives à l'hospitalisation. Aujourd'hui, la presque totalité des secteurs dispose d'un centre médico-psychologique, véritable base logistique d'intervention des équipes. Environ les trois quarts d'entre eux sont dotés d'un hôpital de jour. Ces infrastructures se complètent par ailleurs d'hébergement en famille d'accueil, d'hôpitaux de nuit, d'appartements et d'ateliers thérapeutiques, de centres de post-cure ou de crise.

La diversification des structures de soins publiques s'est accompagnée d'une diminution de l'hospitalisation. Sur l'ensemble des patients suivis en 1986, seulement 26 % des adultes et 3 % des enfants et des adolescents relèvent exclusivement de l'hospitalisation complète. C'est ainsi qu'au 15 janvier 1988, 74 750 malades sont hospitalisés à temps complet, soit 39 000 personnes de moins qu'en 1965. En 1986, les patients restent hospitalisés en moyenne deux mois et demi, alors qu'en 1965 le séjour moyen était de neuf mois et demi. Si les hospitalisations s'avèrent aujourd'hui plus brèves, elles sont cependant plus souvent renouvelées. En 1986, plus de la moitié des entrées (56 %) concernent des malades qui ont déjà été hospitalisés dans l'année, contre 40 % en 1965.

Graphique 1 – **Accroissement des capacités hospitalières entre 1975 et 1986**

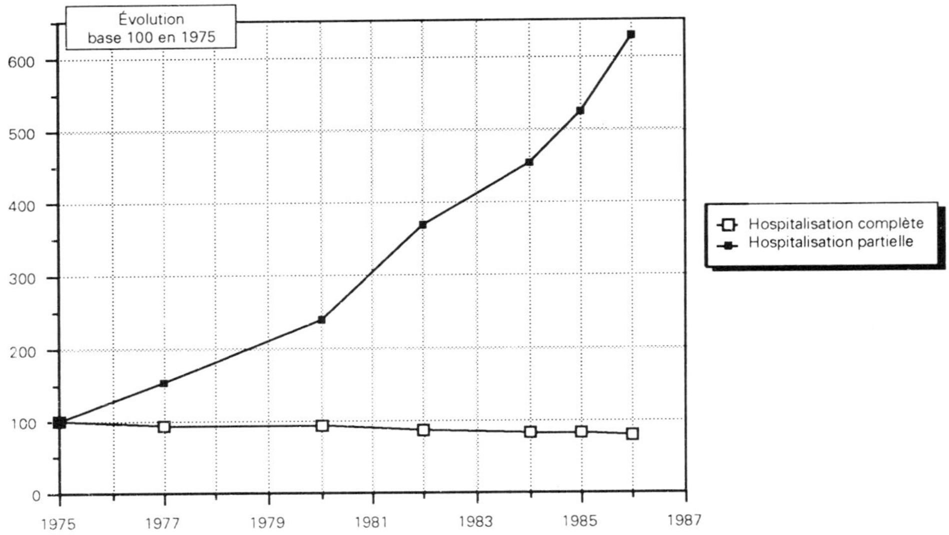

Source : *SESI, enquête psychiatrie.*

Graphique 2 – **Évolution de la part des malades en placement autoritaire* 1965–1986**
(malades en traitement au 31 décembre)

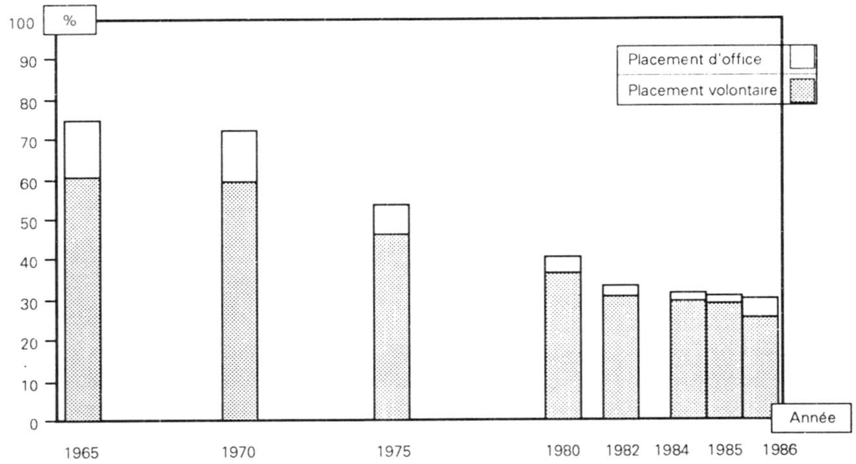

* Les placements autoritaires sont effectués soit à la suite d'une demande d'un tiers ("placement volontaire"), soit à la suite d'une décision administrative ("placement d'office"). Les autres formes d'hospitalisation sont libres (à la demande du malade)

Source : *SESI, enquête psychiatrie.*

Graphique 3 – **Évolution du taux d'hospitalisation complète en psychiatrie (1965-1986)**

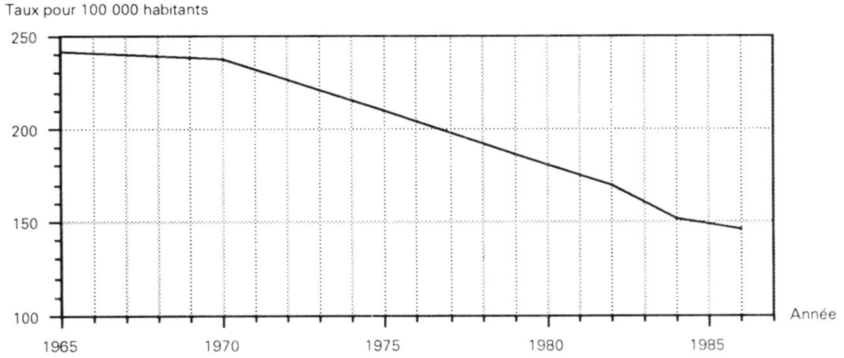

Source : *SESI, enquête psychiatrie.*

Graphique 4 – **Rapport de masculinité* selon l'âge**

Comparaison population hospitalisée en psychiatrie et population générale

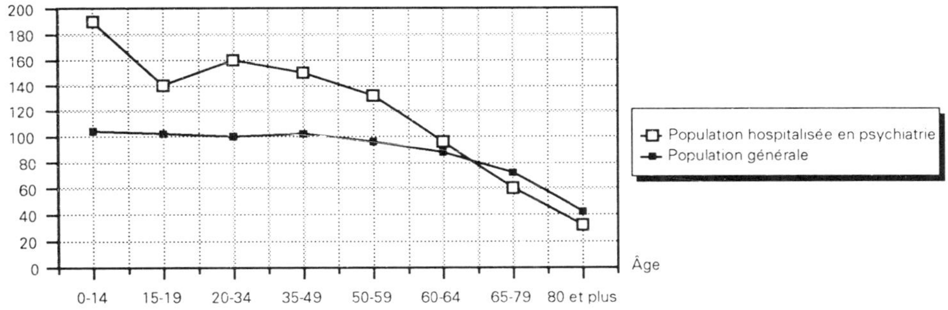

* Nombre d'hommes pour 100 femmes

Source : *SESI, enquête psychiatrie.*

Graphique 5 – **Évolution de la durée moyenne de séjour et des réadmissions* en hospitalisation complète (1965-1986)**

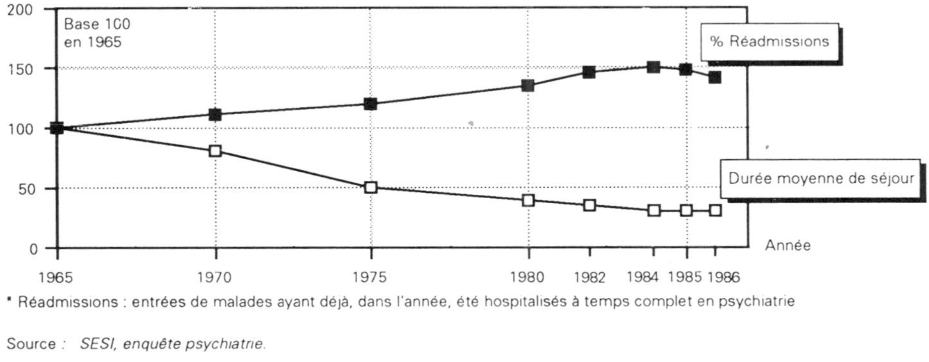

* Réadmissions : entrées de malades ayant déjà, dans l'année, été hospitalisés à temps complet en psychiatrie

Source : *SESI, enquête psychiatrie.*

Une population hospitalisée particulièrement âgée et masculine

Les hospitalisations complètes, de jour ou de nuit, sont d'autant plus fréquentes que les individus sont âgés. Par comparaison à la population générale, les adultes d'âge mûr et les personnes âgées sont sur-représentés dans la population hospitalisée, la proportion des jeunes de moins de 20 ans y est trois fois moins importante. Par ailleurs, les hommes sont plus fréquemment hospitalisés que les femmes, sauf aux âges élevés.

La chute des placements sous contrainte

Aujourd'hui, la majorité des patients se trouvent sur leur propre initiative dans le cadre d'une hospitalisation. En 1965, la plus grande part des malades (85 %) étaient internés à la demande d'un parent, d'un proche (placement volontaire) ou dans une moindre mesure à la suite d'une décision administrative (placement d'office). En 1986, moins d'un tiers d'entre eux relèvent de ces modes de placement. Les placements sous contrainte affectent proportionnellement plus les hommes que les femmes (34 % contre 27 % en 1986) et la majeure partie d'entre eux concerne des placements dits volontaires.

Ces vingt dernières années marquent ainsi un véritable tournant : naguère lieu d'enfermement, l'hôpital psychiatrique a trouvé aujourd'hui sa place dans le système de soins.

Les enfants et les adolescents pris en charge par les secteurs

Entre le 30 mai et le 12 juin 1988, les secteurs de psychiatrie infanto-juvénile ont suivi en moyenne 220 enfants et adolescents de moins de 20 ans, soit 4,1 enfants et adolescents pour 1 000 dans la population générale. Ces prises en charge concernent pratiquement deux garçons pour une fille (respectivement 64 % et 36 %). Plus de la moitié d'entre eux ont entre 5 et 9 ans. Si les 10-14 ans représentent un peu moins du tiers de la population suivie, les âges extrêmes que sont les 0-4 ans et les 15-19 ans n'en forment que 8 %. La grande majorité des enfants ont bénéficié d'une prise en charge ambulatoire (83 %) tandis que 12 % ont été suivis dans le cadre d'une hospitalisation partielle. L'hospitalisation complète, qui n'a concerné que 5 % d'entre eux, accueille relativement plus les 10-14 ans.

Les troubles les plus fréquemment diagnostiqués sont les troubles névrotiques (31 %), puis les pathologies de la personnalité (21 %), les psychoses(15 %) et les troubles des fonctions instrumentales (14 %). Les troubles liés à l'usage de drogues et d'alcool s'avèrent en nombre négligeable, avec moins de 1 %.

Les troubles des fonctions instrumentales concernent relativement plus les moins de 5 ans et diminuent rapidement avec l'âge. Les psychoses, qui sont relativement marquées chez les 0-4 ans, régressent légèrement entre 5 et 14 ans mais remontent ensuite. Les troubles névrotiques sont relativement peu importants chez les plus jeunes (13 %). Ils croissent ensuite pour atteindre leur maximum à 10-14 ans (38 %). Entre 15 et 19 ans, ils représentent encore le tiers des diagnostics portés. Les pathologies de la personnalité varient peu avec l'âge (21 %). L'ensemble de ces tendances ont été observées de la même façon chez les garçons et chez les filles.

Si les diagnostics portés dans les prises en charge ambulatoires se présentent avec la même fréquence que dans l'ensemble de la population suivie, en hospitalisation partielle ce sont les psychoses et les pathologies de la personnalité qui prédominent, avec les trois quarts des diagnostics. Les psychoses (47 %), les déficiences mentales (21 %) et les pathologies de la personnalité (18 %) forment, quant à elles, la grande part des diagnostics établis dans le cadre de l'hospitalisation complète.

Les aspects de la politique

Depuis plus de 25 ans, la politique de santé mentale en France s'inspire des principes qui fondent la sectorisation psychiatrique : le maintien du malade dans son milieu de vie, le développement de la prévention et des soins ambulatoires, la continuité et la gratuité des soins grâce à un dispositif de soins diversifié.

La sectorisation

Depuis les années 1970, les départements sont divisés en un certain nombre de secteurs géo-démographiques. Ces secteurs sont rattachés à un établissement hospitalier spécialisé ou général, public ou privé participant au service public, qui est responsable des actions de prévention, de diagnostic et de soins sur la zone impartie. Dans chaque secteur, une même équipe médico-sociale prend en charge l'ensemble des patients adultes et enfants grâce à divers moyens logistiques (soins ambulatoires, hospitalisation de jour et de nuit, hospitalisation complète, suivi et post-cure).

La loi du 25 juillet 1985 légalise le secteur comme mode d'organisation de la psychiatrie publique, et le reconnaît comme aire de planification et de coordination des équipements publics et privés de santé mentale. La procédure de planification comporte obligatoirement une concertation régionale et départementale et, à cet effet, chaque département a été doté d'un Conseil de santé mentale. Ce Conseil est chargé d'émettre en outre des propositions sur l'ensemble de la politique de lutte contre les maladies mentales du département.

Pour parfaire le dispositif, la loi du 31 décembre 1985 met un terme à la dualité de gestion entre l'hospitalisation et les prises en charge ambulatoires et fait de l'assurance maladie le payeur unique des dépenses intra et extra-hospitalières. C'est ainsi que l'hôpital se retrouve aujourd'hui l'unique gestionnaire des secteurs de psychiatrie, et a désormais la possibilité de favoriser le glissement des moyens intra-hospitaliers vers l'extérieur.

La psychiatrie publique intègre une composante "médico-légale" qui est issue des procédures de soins sous contrainte que régit la loi du 30 juin 1838. Le placement volontaire, par un tiers, et le placement d'office par l'autorité publique, dans le cas où le malade est considéré comme dangereux et menace la sécurité des personnes, n'ont pas été modifiés, même si les recours à ces modes de placement ont fortement diminué, marginalisés par l'évolution des techniques de soin et la sectorisation.

Le bilan positif de la sectorisation

Après vingt-cinq ans de mise en œuvre, il est possible de tirer un bilan de la sectorisation psychiatrique : le nombre de patients a considérablement augmenté ; les prestations extra-hospitalières sont devenues l'activité majeure des secteurs qui, en s'ouvrant vers l'extérieur, ont diversifié leurs services et leurs équipements ; les hospitalisations à temps plein durent moins longtemps et le pourcentage d'hospitalisation sous contrainte a chuté, faisant de l'hospitalisation libre le mode d'hospitalisation par excellence ; en rattachant un tiers des secteurs à des hôpitaux généraux, la psychiatrie s'est enfin désenclavée. Mais l'évolution constatée dans le service public de psychiatrie n'est pas uniquement le fruit de l'organisation sectorielle. Les techniques de soins et l'apport de la recherche, la spécialisation des formations et la démographie médicale, la modification du panorama social, économique et culturel sont autant de facteurs qui ont contribué à la transformation du service public, l'organisation sectorielle favorisant l'intégration de ces changements.

Développer la sectorisation, rénover le dispositif hospitalier, améliorer la coordination entre le public et le privé

L'avancée générale de la psychiatrie publique ne doit cependant pas faire oublier la persistance d'une grande disparité d'activité et de moyens entre les secteurs qui souligne la nécessité de poursuivre le développement de la sectorisation. Par ailleurs, la conception plus positive de la psychiatrie conduit à l'heure actuelle à proposer "l'amélioration de la santé mentale de la population" comme finalité de la politique nationale. Cette politique se donne comme objectif essentiel de poursuivre la rénovation du dispositif hospitalier psychiatrique. La lutte contre les maladies mentales s'appuie sur un dispositif diversifié qui englobe, outre un service public hospitalier, un secteur libéral, médecins généralistes, psychiatres, cliniques privées et un secteur associatif qui peut participer au service public hospitalier ou à certaines de ses missions. Dès 1960, la modernisation et l'ouverture de services psychiatriques dans les hôpitaux généraux ont été préconisées. Le IXeme plan (1984-1988) prévoyait, quant à lui, la fermeture de 12 000 lits inoccupés et le remplacement de 28 000 lits par des places de soins ambulatoires et d'hébergement extra-hospitalier. Ces objectifs n'ont été que partiellement atteints : les 98 centres hospitaliers spécialisés en psychiatrie ont, encore aujourd'hui, une capacité moyenne de 700 lits, et les 23 hôpitaux psychiatriques privés qui font fonction de public offrent globalement le même profil de gros établissements. L'objectif de mener à bien la rénovation du dispositif hospitalier s'accompagne d'une volonté de mieux coordonner l'ensemble des structures psychiatriques, et de rechercher une meilleure articulation entre le domaine sanitaire et le domaine médico-social, qui couvre en particulier le champ de la réinsertion. A cet effet, depuis 1987, l'ensemble des parties concernées travaillent au sein des Conseils départementaux de santé mentale sur une procédure de planification. Cette concertation devrait permettre d'arrêter en 1989 des schémas départementaux d'organisation des équipements et des services dans la lutte contre les maladies mentales.

Sources d'information

Les établissements psychiatriques

Enquêtes EHP et H80 : chaque année, le SESI mène deux enquêtes auprès des établissements d'hospitalisation privés et publics qui recensent l'équipement, l'activité et le personnel des hôpitaux psychiatriques.

Enquête complémentaire en psychiatrie du SESI : pour l'année 1988, cette enquête a eu pour objectif de mieux cerner la population hospitalisée par le recueil de certaines données : démographiques, type d'hospitalisation, mode de placement.

Les secteurs psychiatriques

Rapport annuel de secteur de la DGS : les résultats proviennent de l'exploitation des rapports annuels de l'ensemble des secteurs de psychiatrie et permettent de cerner l'équipement, l'activité et le personnel de chaque secteur de psychiatrie générale et de psychiatrie infanto-juvénile.

Enquête sur les enfants et les adolescents pris en charge par les secteurs — Centre collaborateur de l'OMS de l'INSERM pour la recherche et la formation en santé mentale et unité 302 de l'INSERM, avec le financement du ministère de la Santé. L'enquête concerne l'ensemble des enfants et adolescents de moins de 20 ans pris en charge par les secteurs que ce soit en hospitalisation complète, en hospitalisation partielle ou en ambulatoire. Son objectif principal était d'évaluer la prévalence des cas pris en charge et de tester par la même occasion la classification française des troubles mentaux de l'enfant et de l'adolescent par l'ensemble des pédo-psychiatres du service public.

La recherche épidémiologique

Si la recherche clinique dans le domaine de la santé mentale n'a jamais été délaissée en France, la recherche épidémiologique a, par contre, été moins favorisée et, aujourd'hui, aucune statistique générale de morbidité en psychiatrie n'est disponible au niveau national. L'unité 169 de l'INSERM mène des études épidémiologiques en santé mentale, notamment sur l'anxiété et la dépression dans la population. Il existe, par ailleurs, d'autres études à l'INSERM sur la santé mentale chez l'enfant et sur l'autisme.

Une classification des troubles mentaux de l'enfant et de l'adolescent vient d'être mise au point par des pédo-psychiatres et des chercheurs français et constitue un net progrès au regard de ce qui existait jusqu'à présent. Elle est en effet acceptable par les pédopsychiatres français et compatible avec le projet de la 10e classification internationale des maladies de l'OMS. Elle présente donc des atouts majeurs pour s'inscrire dans une recherche épidémiologique internationale. En ce qui concerne les adultes, la classification utilisée est celle de l'OMS.

Santé et comportement

Alcool, tabac, psychotropes

L'alcool

Depuis 1963, la consommation totale d'alcool en France diminue : un adulte de plus de vingt ans consomme, en moyenne par an, 19,6 litres d'alcool pur en 1985, contre 25 litres en 1970. La proportion de buveurs réguliers diminue pour les deux sexes et à tous les âges, surtout pour les jeunes adultes et les femmes. Mais la quantité consommée chaque jour par ces buveurs réguliers reste stable pour les hommes et diminue pour les femmes. L'excès régulier, cinq verres au moins par jour, diminue également, surtout entre 18 et 25 ans. Malheureusement, on ne dispose pas d'éléments sur l'évolution de la consommation de jeunes de moins de dix-huit ans.

Le cidre et le vin régressent au profit de la bière essentiellement, laquelle est de plus en plus alcoolisée. Le vin reste cependant la première des boissons alcoolisées : deux tiers de la consommation totale en termes d'alcool pur, les vins ordinaires laissant la place à des vins d'origine.

Les habitudes de consommation sont très différentes selon le sexe : 63 % des hommes de plus de 18 ans et 30 % des femmes ont déclaré en 1987 boire au moins un verre de boisson alcoolisée par jour. C'est entre 25 et 55 ans que les consommations sont les plus élevées. Un homme sur cinq, une femme sur cinquante boivent plus de quatre verres par jour.

Les effets de l'alcoolisme et de l'alcoolisation sont très visibles en matière de mortalité violente, et notamment d'accidents. Des individus dont le taux d'alcoolémie est supérieur à 0,8 gramme seraient impliqués dans deux accidents mortels de la circulation sur cinq. Pour les autres accidents, le rôle de l'alcool est probable mais pas assez précisément chiffré.

En termes de morbidité et de mortalité, l'alcool apparaît à la fois comme facteur direct et cofacteur de risque en association avec le tabac. En 1987, 13 600 décès, 10 800 par cirrhose et 2 800 par alcoolisme et psychose alcoolique ont été attribués à l'effet direct de la consommation d'alcool. A cela il faut ajouter environ 14 000 décès par cancer (VADS, œsophage et foie) ainsi que les morts accidentelles. Les trois quarts de ces décès concernent des hommes.

Graphique 1 – Évolution de la consommation annuelle d'alcool pur depuis 1970
(indicateur OMS 17.1)

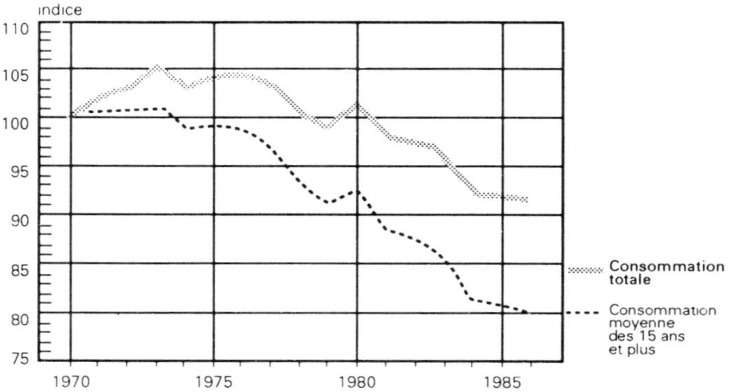

1970 : indice de base.
Source : INSEE.

Tableau 1 – Mortalité liée à la consommation d'alcool* de 1970 à 1987
(indicateur OMS 17.5)

	1970	1975	1980	1982	1987
Décès par (1) :					
• Cirrhose	16 954	17 754	14 934	13 866	10 770
• Alcoolisme et psychose alcoolique	4 063	4 248	3 367	3 339	2 802
Total	**21 017**	**22 002**	**18 301**	**17 205**	**13 572**
Décès par (1) :					
• Cancer des VADS	7 732	9 414	9 836	9 621	8 994
• Cancer de l'oesophage	5 165	5 520	5 335	5 296	5 037
Total	**12 897**	**14 934**	**15 171**	**14 917**	**14 031**
Décès par (2) :					
• Accidents de la circulation	15 087	13 170	12 543	12 410	9 396
Consommation moyenne (3) d'alcool par adulte de plus de 15 ans	22,3	22,1	20,6	19,5	17,1

* Les cancers VADS et de l'œsophage résultent de l'action conjuguée de l'alcool et du tabac. La part de chacun est difficile à établir. Sur 100 accidents ayant un seul responsable, 36% impliquent une alcoolémie supérieure à 0,8g/l.

(1) : Source : *INSERM.*

(2) : Source : *Sécurité Routière à partir de 1976 ; SETRA avant.*

(3) : Source : *INSEE.*

Tableau 2 – Mortalité liée à la consommation de tabac* de 1970 à 1987
(indicateur OMS 16.1)

	1970	1975	1980	1982	1987
Mortalité par : Cancer de la trachée, des bronches et du poumon (nombre de décès) (1)	11 445	14 322	17 219	18 045	20 618
Cardiopathies ischémiques (nombre de décès) (1)	41 049	50 483	50 571	51 324	51786
Bronchite chronique et maladies pulmonaires obstructives (nombre de décès) (2)	11 241	14 046	10 403	10 510	11 386
Consommation moyenne de tabac par personne de plus de 15 ans (en équivalent grammes) (2)	2 105	2 302	2 244	2 209	2 268

* On considère que 80 à 90% des cancers du poumon sont dus au tabac, et que le risque de décès par cardiopathie est cinq fois supérieur pour un fumeur par rapport à un non-fumeur.

(1) Source : *INSERM (classification internationale des maladies : 8ème révision pour 1970-1975 ; 9ème révision pour 1980-1982).*

(2) Source : *SEITA.*

Graphique 2 – **Évolution des ventes de tabac et de cigarettes en France, depuis 1860**
(indicateur OMS 16.1)

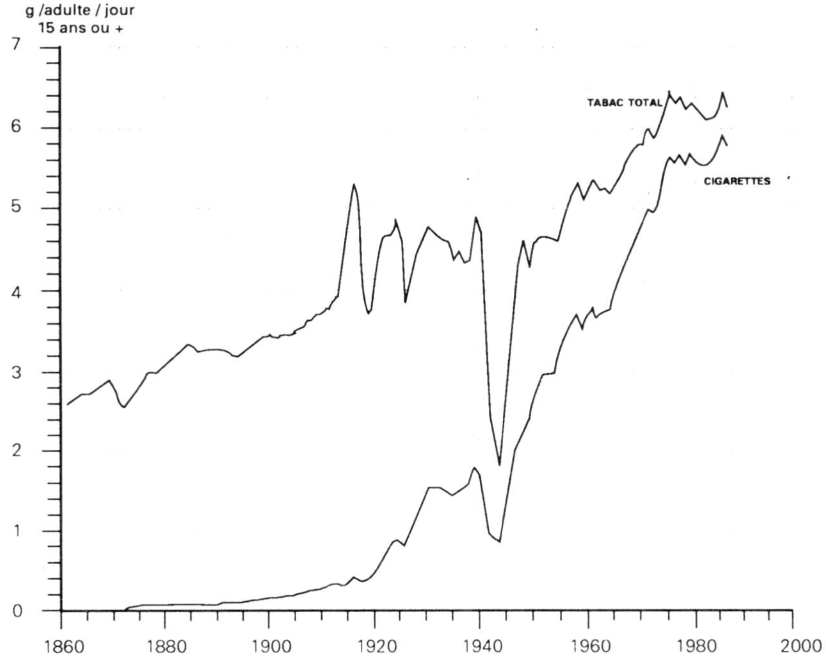

Source : *SEITA - INSEE.*

Tableau 3 – **Proportion de non-fumeurs, de fumeurs réguliers* et de fumeurs excessifs (20 cigarettes au moins) par sexe et groupe d'âges en 1987**
(indicateur OMS 16.2)

Groupe d'âges	SEXE MASCULIN			SEXE FEMININ		
	Non fumeurs	Fumeurs réguliers	Fumeurs excessifs	Non fumeuses	Fumeuses régulières	Fumeuses excessives
18 - 19	59,6	40,4	5,7	61,2	38,8	7,3
20 - 24	42,9	57,1	25,3	56,1	43,9	14,3
25 - 34	46,2	53,8	29,6	64,3	35,7	13,5
35 - 44	52,3	47,7	27,0	80,0	20,0	8,3
45 - 54	58,1	41,9	22,5	87,5	12,5	4,5
55 - 64	64,6	35,4	14,4	91,5	8,5	2,3
65 - 74	72,9	27,1	5,1	93,7	6,3	1,2
75 ou plus	78,0	22,0	4,2	97,8	2,2	0,3
Ensemble	**56,6**	**43,4**	**20,4**	**80,0**	**20,0**	**6,8**

* Personne fumant au moins une cigarette par jour.
Champ : Population résidant en France de 18 ans ou plus.
Source : *Enquête conditions de vie 1986 - 1987 – INSEE-SESI.*

Le tabac

Entre 1950 et 1976, les ventes de tabac ont progressé de 5 à 6,5 grammes par adulte de quinze ans ou plus et par jour, de 3 à 6 cigarettes dans le même temps. Depuis 1976, les ventes de tabac sont stables. Le tabagisme progresse à tous les âges chez les femmes ; en six ans, il a doublé pour les moins de 20 ans. Chez les hommes, la proportion de fumeurs est stable (43 %), mais les jeunes fument davantage alors que les plus âgés s'arrêtent.

Les cigarettes constituent 92 % des ventes de tabac en 1985. Les taux moyens de goudron ont baissé, passant de plus de 30 mg par cigarette en 1950 à environ 17 mg en 1986 ; mais ces taux restent plus élevés que ceux observés dans de nombreux pays développés. Il n'est pas certain que l'allégement des cigarettes en diminue vraiment la toxicité, sauf pour les cancers bronchiques, car les fumeurs modifient leur façon de fumer, inhalent plus profondément et consomment davantage.

Une femme sur cinq en 1987 fume au moins une cigarette par jour, en moyenne 13 cigarettes. Deux hommes sur cinq fument, en moyenne 17 cigarettes par jour. Un fumeur sur deux et une fumeuse sur trois fument plus de 20 cigarettes par jour.

Le nombre annuel de décès liés au tabac a été estimé à 61 000 en 1985, soit 12 % de la mortalité, dont 55 000 pour les hommes. La moitié de ces décès sont dus aux cancers, un tiers aux maladies cardio-vasculaires et le reste surtout aux maladies de l'appareil respiratoire.

En effet, le tabac est le facteur de risque majeur des cancers du poumon et des voies aérodigestives supérieures, et d'une fraction non négligeable d'autres cancers. C'est également un facteur de risque important pour les maladies coronariennes, les accidents vasculaires cérébraux et les artériopathies. Le tabac joue un rôle essentiel dans l'étiologie de la bronchite chronique qui est une cause importante de morbidité.

On a aussi mis en évidence un effet négatif du tabac sur la fertilité bien que les mécanismes en soient mal connus. Pour les femmes, la conjugaison du tabac et des contraceptifs oraux acccroîtrait considérablement le risque de maladie cardio-vasculaire. Au cours de la grossesse, la croissance fœtale est ralentie.

Les enfants présentent des troubles respiratoires plus fréquents quand leurs parents fument.

Association alcool-tabac

27 % des hommes et 5 % des femmes associent alcool et tabac, combinaison toxique qui accroît considérablement les risques de morbidité et de mortalité. Ceci est particulièrement vrai pour les cancers des voies aérodigestives supérieures, qui sont plus fréquents en France que dans d'autres pays. Pour ces cancers, les effets du tabac et de l'alcool se multiplient par un facteur de l'ordre de 50 à 100 selon les sites de cancer, quand on passe d'une catégorie de consommateur moyen (moins d'un demi-litre de vin et moins de 10 cigarettes) à une catégorie de gros consommateur (plus de 20 cigarettes et un litre de vin ou plus). Une réduction des consommations d'alcool ou de tabac pourrait entraîner une diminution notable du risque.

Les psychotropes

Somnifères, tranquillisants, anti-dépresseurs, les médicaments psychotropes ont vu leur consommation multipliée par cinq depuis 1970.

Ceux qui prennent régulièrement un médicament de ce type représentent 16 % de la population, plus d'une femme sur cinq, un homme sur dix. Tous les âges sont concernés, même si la consommation augmente avec l'âge : après 60 ans, une femme sur deux et un homme sur trois.

Réponse à la solitude, à la nervosité, aux problèmes de santé, aux difficultés familiales et professionnelles, les médicaments sont souvent associés au tabac par une population jeune et plutôt féminine. L'association alcool-médicament, pourtant contre-indiquée, est réalisée par une personne sur vingt. Enfin, les trois produits sont comsommés ensemble par 2 % des individus.

Les aspects de la politique

Un dispositif de lutte contre l'alcoolisme

Le Code de la santé publique définit l'acoolisme comme un fléau social et prévoit le dépistage et la surveillance sanitaire des alcooliques dangereux. Ceux qui ont été reconnus comme tels peuvent soit opter de leur plein gré pour une cure de désintoxication soit faire l'objet d'un placement d'office.

Le Code des débits de boissons réglemente les conditions d'offre et de vente des boissons alcooliques. L'offre publique d'alcool à titre gracieux ou onéreux est soumise à l'obtention d'une licence correspondant au type du commerce et au degré d'alcoolométrie des boissons. Depuis 1959, la création de licences de quatrième catégorie (alcools de plus de 18°) est interdite et depuis 1960, la création de licences de deuxième et troisième catégories (alcools de plus de 1° à 18°) est soumise au quota général d'un débit de boissons pour 450 habitants. Si la création de débits de boissons sans alcool n'est soumise à aucune limitation, l'implantation de débits de boisson avec alcool est impossible dans des zones "protégées", autour des écoles, églises, terrains de sport... Dans les zones "super protégées", les licences doivent s'éteindre avec le décès du titulaire : depuis 1917, près de 850 000 licences IV ont disparues de cette manière. La protection des mineurs est assurée par des dispositions qui interdisent aux cafetiers d'accueillir des jeunes de seize ans non accompagnés et de leur offrir ou de leur vendre des boissons alcooliques que ce soit dans les débits de boisson ou autres lieux publics.

La loi du 30 juillet 1987 sur la réglementation de la publicité confirme les interdictions de publicité dans les stades, piscines, terrains de sport... et dans les publications destinées aux jeunes. Elle opère une distinction entre les boissons non alcooliques (1°) et les boissons alcooliques (plus de 1°). Elle interdit les messages publicitaires télévisés pour les boissons de plus de 1° et prévoit que les autres formes de publicité doivent accompagner leurs messages d'un conseil de modération. Aucun message publicitaire ne peut évoquer la sexualité, le sport, le travail, les machines et véhicules à moteur, ni avoir recours à des personnalités connues.

Le Code de la route intervient pour réprimer la conduite sous l'emprise d'un état alcoolique. La législation en vigueur considère le fait de conduire avec un taux d'alcoolémie égal ou supérieur à 0,8g/l d'alcool dans le sang ou 0,4 mg/l d'alcool dans l'air expiré comme un délit et prévoit la suspension immédiate du permis.

Une action sanitaire

L'organisation et la coordination de la prévention et du traitement de l'alcoolisme relèvent de l'État ainsi que leur financement, en dehors des dépenses prises en charge par l'assurance maladie. Depuis le 1er janvier 1987, le Haut comité d'étude et d'information sur l'alcoolisme est rattaché au ministre de la Santé. Chargé d'étudier les problèmes liés à l'alcoolisme et de proposer des solutions, il doit susciter et encourager toutes les initiatives utiles. Le Haut comité est membre de droit du Comité interministériel de lutte contre l'alcoolisme qui est réuni à la demande du Premier ministre. A la lumière de rapports circonstanciés, le Comité interministériel permet de mener des actions coordonnées avec l'ensemble des administrations concernées.

Les grandes campagnes d'information comme celles qui ont été menées par le Haut comité et par le Comité français d'éducation pour la santé sur les thèmes respectifs « R'alcool » et « un verre, ça va,.. », ou les opérations ciblées de prévention, viennent soutenir l'action continue des centres d'hygiène alimentaire et d'alcoologie. Ces centres ont une tâche spécifique de détection et de prévention de l'alcoolisme. Ils accueillent les personnes en danger d'alcoolisation, les préparent à la cure de désintoxication qui est prise en charge par un établissement hospitalier ou par un centre spécialisé pour alcooliques, et les suivent ensuite pour prévenir leur rechute. Créés en 1970, les CHAA sont gérés par des associations à but non lucratif et couvrent l'ensemble du territoire. Leur rôle de soutien auprès des familles est conjoint à celui des associations plus connues sous le nom de "mouvements d'anciens buveurs". Ces associations se sont données pour tâche de libérer les malades de leur dépendance, par la compréhension de leur situation et de celle de leur entourage. Elles ont précédé de longue date le corps médical et les pouvoirs publics dans l'appréhension de l'alcoolisme en tant que maladie et sont reconnues d'utilité publique.

Une politique de lutte contre le tabagisme

Protéger de la cigarette

La loi du 9 juillet 1976 interdit la publicité dans les médias audiovisuels et dans les publications destinées à la jeunesse. Elle gèle la surface annuellement consacrée dans la presse écrite à la publicité en faveur du tabac ou de ses produits. L'extension de la publicité indirecte (briquets, allumettes, agences de voyage,...) a récemment conduit les pouvoirs publics à faire adopter un amendement à la loi de 1976. L'article 35 de la loi du 13 janvier 1989 portant sur diverses mesures d'ordre social rend désormais impossibles ces détournements.

Le décret du 12 septembre 1977 affecte aux non-fumeurs la moitié des places au moins dans les transports routiers, ferroviaires, maritimes et aériens. Elle définit pour les locaux à usage collectif des normes d'espace et de ventilation en deçà desquelles il est interdit de fumer. Malgré les efforts réitérés de l'administration et des pouvoirs publics, l'application de cette réglementation se heurte cependant à la rigidité des mentalités.

Modifier les mentalités

Le Comité français d'éducation pour la santé (CFES) reste le véritable coordonnateur de l'action gouvernementale dans la sensibilisation et l'information du public. Ses comités régionaux et départementaux relaient ses initiatives au niveau local. Originellement axé sur une information destinée au grand public, le CFES a assez rapidement orienté son action vers des populations-cibles telles que les jeunes adolescents ou les professionnels de la santé. Aujourd'hui, la tendance est de revenir à une information "tous publics" qui encourage les fumeurs à arrêter de fumer et qui revalorise l'image des non-fumeurs.

Aider au sevrage

Deux tiers des fumeurs déclarent vouloir s'arrêter dans un avenir relativement proche. Déjà près de 20 000 d'entre eux se sont présentés à l'une des 120 consultations anti-tabac. Implantées le plus souvent dans un établissement d'hospitalisation public ou dans un dispensaire départemental, ces consultations offrent des prestations gratuites ou prises en charge par l'assurance maladie. L'actuelle politique d'aide au sevrage consiste à financer des actions de formation au sevrage tabagique destinées aux médecins généralistes. Par ailleurs, elle encourage et soutient les personnes désireuses de se désintoxiquer. Une campagne sur ce thème sera lancée au cours de la deuxième journée mondiale sans tabac sous l'égide de l'OMS. Elle durera tout au long de l'année 1989. Les connaissances relatives aux succès rencontrés par les différentes méthodes de sevrage tabagique restent cependant insuffisantes et demandent à être affinées.

Les abus aux psychotropes

La politique est identique à celle qui est décrite dans le cadre général de la lutte contre les toxicomanies. Il faut cependant rappeler que tous les psychotropes ne sont délivrés que sur ordonnance médicale et qu'en particulier, les benzodiazépines sont inscrites sur la liste I qui ne donne droit à aucun renouvellement possible de l'ordonnance sauf mention écrite du prescripteur. Les mesures de contrôle pour la délivrance de certains produits viennent d'ailleurs d'être renforcées. C'est ainsi qu'à partir du 15 avril 1989, l'élixir parégorique et ses solutions passent sur la liste I et que l'iménoctal et d'autres barbituriques d'action rapide sont inscrits sur la liste II qui oblige, entre autres, le médecin à faire la prescription sur un carnet à souche.

Sources d'information

Quantités globales d'alcool et de tabac

Les données sur l'alcool sont élaborées par l'INSEE à partir de celles de la Direction générale des impôts et des syndicats professionnels.

Pour le tabac, l'INSEE comptabilise les ventes en nombre de cigarettes, cigares et cigarillos, et en tonnes de scaferlatis. La consommation journalière en gramme est estimée à l'aide de la convention suivante : un cigare = un cigarillo = une cigarette = un gramme.

Habitudes de consommation

L'enquête sur les « Conditions de vie des ménages », réalisée en 1986-1987, permet de connaître les consommations quotidiennes régulières d'un certains nombre de produits alimentaires, tabagiques ou médicamenteux.

Il s'agit de déclarations des enquêtés. Il y a sûrement sous-estimation dans certains cas. De plus les consommations occasionnelles se sont pas comptées.

Dans le cadre de l'enquête annuelle sur les aspirations des Français, le CREDOC a réalisé une étude faisant ressortir des résultats analogues.

Mortalité

La statistique annuelle des causes médicales de décès de l'INSERM selon la neuvième révision de la nomenclature internationale.

L'estimation de la responsabilité des consommations d'alcool et de tabac vient du rapport *Tabac et santé* remis le 15 septembre 1987 à Mme Barzach, ministre de la Santé.

Alcool et accidents

Le Haut comité d'étude et d'information sur l'alcoolisme a publié une étude sur *Alcool et accidents* à La Documentation Française en 1985.

Les dépistages effectués à l'occasion des accidents de la route, des infractions, ou de contrôles préventifs sont publiés par le ministère de l'Intérieur.

Le Haut comité d'étude et d'information sur l'alcoolisme publie chaque année des brochures sur ces différents indicateurs

Les toxicomanies

L'absence de définition unique et précise et le caractère illicite de la toxicomanie rendent difficile l'évaluation du nombre des toxicomanes. Les estimations, qui présentent un degré d'imprécision important, s'étagent de 80 000 pour les héroïnomanes à environ 150 000 pour l'ensemble de ceux qui régulièrement consomment des produits illicites ou détournent de leur usage normal des produits licites.

Trois situations permettent cependant de repérer une partie de cette population : les interpellations par les services de police, les condamnations pour usage de stupéfiants, le recours au système de santé. Cette dernière source, la plus complète, permet ainsi de dénombrer les toxicomanes ayant fait appel au système sanitaire et social : ils étaient 57 000 en 1987.

Peut-on parler d'une augmentation du nombre des toxicomanes ? Si on considère le nombre de toxicomanes soignés, la réponse est claire : leur nombre a nettement augmenté jusqu'à une période récente. Entre 1983 et 1985, on a ainsi observé sur un champ constant d'établissements une augmentation de 26 %. Toutefois, plus récemment, certains centres ont signalé une baisse de leur fréquentation. D'une façon générale, l'augmentation des toxicomanes soignés peut être due à un changement de comportement des individus vis-à-vis de leur prise en charge sanitaire, et non à une évolution de leur nombre. Les chiffres émanant du ministère de l'Intérieur et du ministère de la Justice retrouvent cette évolution croissante, mais, là encore, cette augmentation pourrait refléter une simple modification de l'activité de leurs services.

Une population spécifique

La toxicomanie touche une population jeune, célibataire, essentiellement masculine : trois hommes pour une femme. Néanmoins, on constate dans les études récentes, une réduction du nombre des très jeunes toxicomanes (14 ans et moins), et une amorce de diminution dans la classe d'âge la plus touchée par le phénomène, les 20-24 ans. Ce "vieillissement" est encore plus net parmi ceux qui s'adressent aux centres spécialisés : ils étaient plus de 80 % à être âgés de moins de 25 ans en 1972, ils ne sont "plus" que 50 % en 1986.

Le type de consommation varie avec l'âge. Avant 20 ans, sont surtout utilisés des produits peu chers et d'acquisition facile : colles et solvants. Le cannabis, lui aussi facilement accessible, est utilisé à un âge un peu plus élevé. L'héroïne touche la population des 20 à 30 ans. Les médicaments psychotropes ou stimulants concernent le plus souvent des adultes, aussi bien des femmes que des hommes contrairement aux autres toxicomanies. La prise de ces médicaments, détournés de leur usage normal, est en augmentation. Enfin, un toxicomane sur deux pratique une polytoxicomanie où l'on trouve, au premier rang des produits pris en association : les psychotropes, l'alcool et le cannabis.

L'étude de la prise en charge sanitaire et sociale des toxicomanes permet d'isoler quatre types de structure distincts :

— Les centres spécialisés en toxicomanie : ils sont davantage orientés vers les héroïnomanes qui font alors l'objet d'un sevrage ambulatoire ou d'un suivi médico-social visant une réinsertion sociale. Le sevrage peut également être effectué en milieu hospitalier.

— Les structures sociales, centres d'hébergement et de réadaptation sociale ou clubs et équipes de prévention, font de la prévention ou tentent de réinsérer une population plus jeune qui consomme plutôt du cannabis.

— Les hôpitaux peuvent être amenés à prendre en charge tous les types de toxicomanie. Leur spécificité réside dans le traitement des affections somatiques associées à l'usage des drogues comme des accidents toxiques, l'hépatite B ou le SIDA. Ils ont également un rôle dans le sevrage quand celui-ci nécessite un environnement médicalisé.

— Les structures psychiatriques interviennent, elles aussi, dans la prise en charge de tous les types de toxicomanie. Ce sont cependant les structures privilégiées des toxicomanies médicamenteuses. Leur clientèle est plus âgée et se distingue par de fréquentes affections psychiatriques faisant l'objet de leur prise en charge.

Les aspects épidémiologiques

La recherche épidémiologique dans le domaine de la toxicomanie s'est orientée principalement autour de deux axes. Le premier tend à mesurer l'ampleur de l'expérimentation des drogues illicites en milieu scolaire, tout en étudiant les corrélations avec d'autres comportements d'usage de drogues licites comme le tabac, l'alcool ou les médicaments. Il aboutit à définir des contextes environnementaux favorisant ces attitudes. La répétition de ces études a permis de suivre l'évolution des usages de produits, ainsi que la permanence de facteurs individuels ou familiaux.

Le second tend à définir des critères de gravité dans la toxicomanie. La population toxicomane étudiée dans ce cas est celle des centres spécialisés. L'étude des corrélations avec des difficultés antérieures ou familiales, l'établissement de comparaisons avec la population générale du même âge et d'autres groupes déviants (suicidants, délinquants), permet d'isoler des facteurs spécifiques dans la genèse de la toxicomanie.

Certaines caractéristiques se retrouvent plus fréquemment parmi les toxicomanes vus dans les centres spécialisés que dans la population générale. Le toxicomane évolue souvent dans un milieu familial perturbé : 46 % des toxicomanes, 58 % chez les toxicomanes "suicidants", proviennent de foyers éclatés par un divorce ou une séparation. La fréquence des parents décédés est à noter. La surconsommation de psychotropes chez les parents de toxicomanes est un fait courant. Un père sur trois et une mère sur onze seraient alcooliques.

Les toxicomanes sont plus souvent faiblement insérés socialement : ayant quitté tôt l'école, ils sont fréquemment inactifs. Toutefois, ces données n'excluent pas qu'une partie importante des toxicomanes maintiennent des liens sociaux : 18 % des toxicomanes ont une activité professionnelle continue, 22 % vivent en couple, 18 % ont des enfants.

Certains facteurs associés à la toxicomanie sont graves. Certains engagent le pronostic vital des individus. Un quart des toxicomanes a fait une tentative de suicide. En 1988, 236 toxicomanes sont morts par overdose, chiffre probablement sous-estimé mais qui constitue cependant un reflet de la gravité du phénomène.

La délinquance est une des étapes de l'histoire des toxicomanes. A un moment ou à un autre, le toxicomane est impliqué dans un délit pour se procurer de la drogue. Les incarcérations concernent plus d'un tiers d'entre eux.

Enfin, les toxicomanes représentent l'une des populations cible du SIDA, après le groupe des homosexuels. Parmi les cas de SIDA diagnostiqués en 1988, 20 % étaient des toxicomanes usagers de drogue injectable. La proportion des utilisateurs de seringues, sidéens ou porteurs du virus, varie selon les groupes considérés. Elle a pu être estimée à 40 % dans le cas d'une population contactée dans la rue au sein de grandes agglomérations (F. INGOLD).

L'importante proportion de femmes atteintes du SIDA dans ce groupe (quatre fois plus que chez les non-toxicomanes) pose le

Graphique 1 – **Évolution du nombre de toxicomanes 1980-1987**

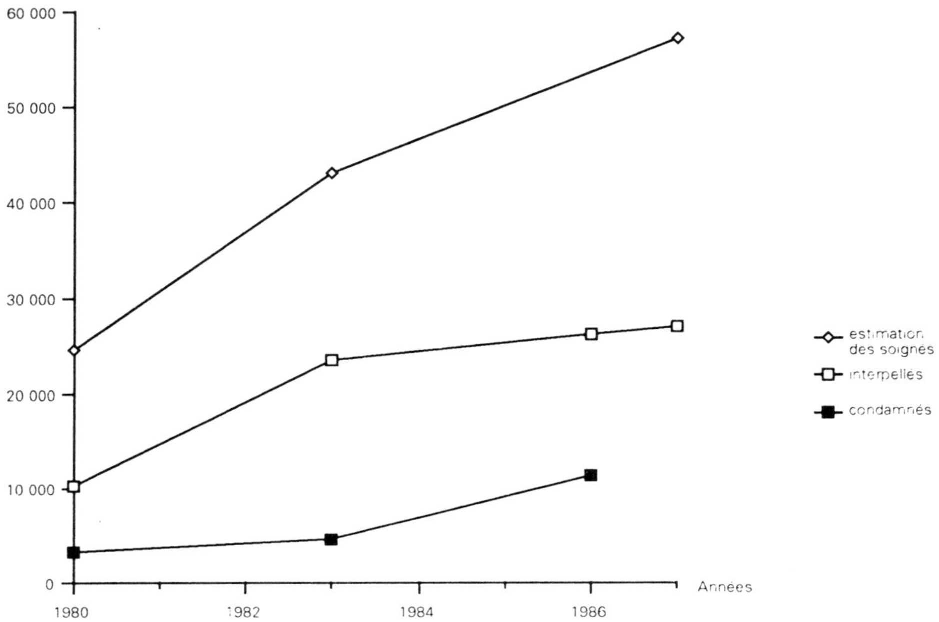

Source : *Enquête "Toxicomanies". Ministère de la Solidarité, de la Santé et de la Protection sociale. SESI (novembre 1987)*

Tableau 1 – **Répartition des toxicomanes selon leur type de consommation** (indicateurs OMS 17.3 - 17.6)

Type de produit	**Part des toxicomanes utilisant le produit (%)**	
	Soignés	Interpellés
Héroïne	58.8	34.0
Cannabis	15.9	62.5
Psychotropes	12.6	1.0
Colles et solvants	3.6	0.2
Cocaïne	1.9	1.9
Autres produits	7.2	0.4
Ensemble	100.0	100.0

Source : - *soignés : Ministère de la Santé - SESI*
- *interpellés : Ministère de l'Intérieur - OCRTIS*

Graphique 2 – **Pyramide des âges des toxicomanes pris en charge en novembre 1987**

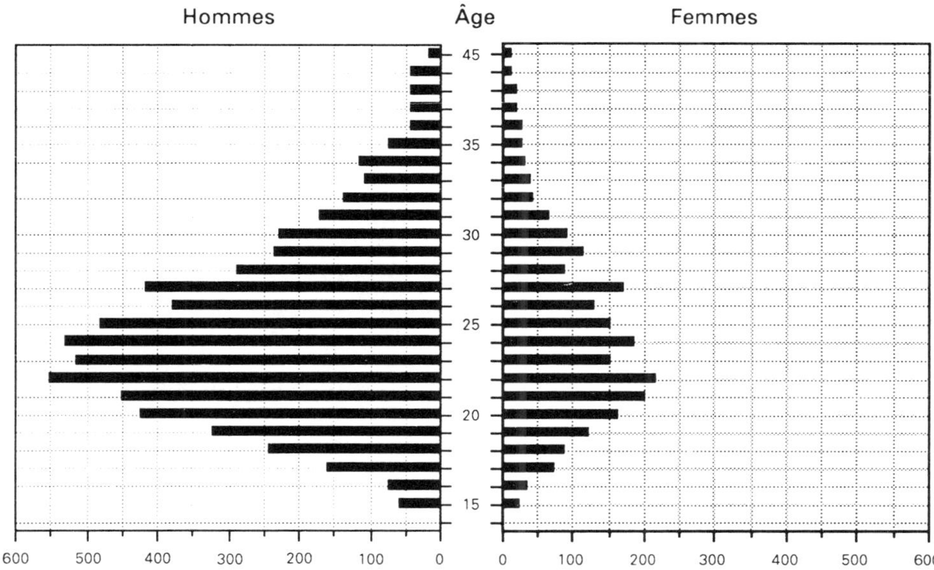

Source : *Enquête Toxicomanies. Ministère de la Solidarité, de la Santé et de la Protection sociale. SESI.*

Graphique 3 – **Répartition de la consommation de drogues chez les toxicomanes soignés en novembre 1987**
(indicateurs OMS 17.3 - 17.6)

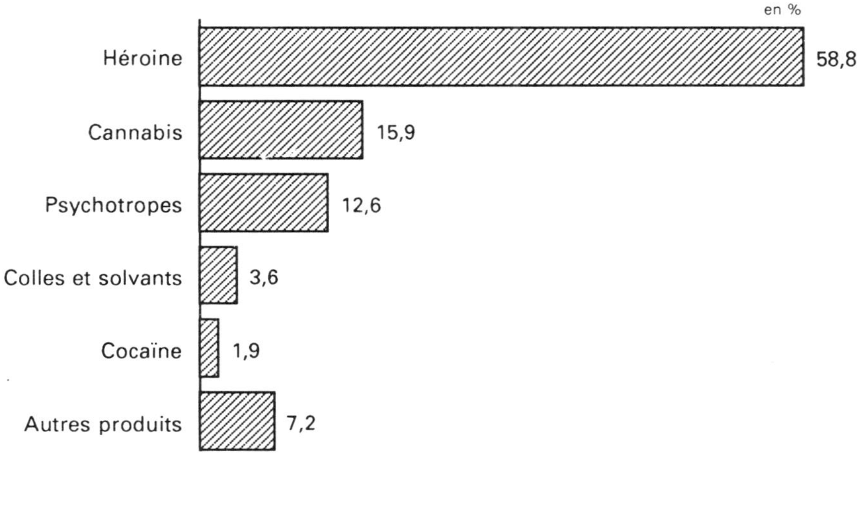

Source : *Enquête Toxicomanies. Ministère de la Solidarité, de la Santé et de la Protection ociale. SESI.*

problème de l'extension de la contamination aux nouveaux-nés et aux populations non identifiées comme groupe à risque.

Les aspects de la politique

La loi reconnaît la toxicomanie comme un fléau social au même titre que la tuberculose, les maladies vénériennes et l'alcoolisme. Son originalité tient dans la volonté de réprimer l'usage et le trafic des stupéfiants tout en incitant parallèlement les toxicomanes à suivre un traitement.

Tout toxicomane commet un délit du seul fait de l'usage de stupéfiants mais tout usager est placé par la loi sous la surveillance de l'autorité sanitaire. L'autorité judiciaire peut, par l'injonction thérapeutique, permettre aux simples usagers de stupéfiants d'échapper à la répression pénale en se soumettant à une cure de désintoxication ou à une surveillance médicale. Les personnes qui se présentent spontanément aux services de prévention ou de cure bénéficient de l'anonymat. Par ailleurs, les soins sont gratuits et pris en charge par l'État, non seulement dans le but de pallier l'absence de couverture sociale de la majorité des individus concernés par la toxicomanie mais également pour réaffirmer l'importance qu'attache la société à la maîtrise de ce phénomène.

Tenir compte de la personnalité du toxicomane et répondre à ses besoins à chaque moment de son parcours sont les deux impératifs à l'origine du réseau thérapeutique qui caractérise le dispositif sanitaire français. La toxicomanie réclame une approche multidimensionnelle. Elle n'est souvent, en effet, qu'un symptôme des troubles divers de l'adolescence ou de la post-adolescence. Par ailleurs, elle implique les familles et l'entourage. Pour apporter les réponses les plus adaptées à chaque individu, le système français favorise la diversité des structures d'accueil et de soins qu'elle encadre par un dispositif général de prévention et de traitement.

Plusieurs types de structure

La prise en charge du toxicomane s'établit à plusieurs niveaux qui vont de la demande de soins à la réinsertion en passant par le sevrage physique et la post-cure. Chaque niveau est à l'origine d'un type de structure : les centres d'accueil, de sevrage et de post-cure. L'ensemble des structures forme ainsi un dispositif polymorphe, qui passer d'un type de structure à l'autre suivant ses besoins. Ce dispositif s'articule avec l'ensemble du système sanitaire, social et médico-social. C'est ainsi que les structures spécialisées que sont les centres d'accueil, les réseaux de familles d'accueil, les antennes en milieu pénitentiaire, les centres de post-cure... interviennent conjointement avec les structures non spécialisées (clubs et équipes de prévention, centres de santé, médecins libéraux, hôpitaux, centres d'hébergement et de réadaptation sociale) dans le domaine reconnu de leurs compétences.

La dernière campagne d'information nationale tournée vers le grand public a eu comme objectif de faire comprendre aux adultes, et particulièrement aux parents, que le problème de la toxicomanie les concerne également et qu'ils peuvent par leur attitude aider leurs enfants. Un "téléphone vert" gratuit a permis de répondre aux demandes d'information sur les produits et les structures de soins. Ces deux opérations traduisent les actions d'information menées dans le cadre de la prévention des toxicomanies. Cependant, une sensibilisation du corps médical au phénomène apparaît aujourd'hui comme un axe d'action nécessaire. Premiers acteurs de santé en contact avec les toxicomanes et leur famille, les médecins généralistes ont un rôle fondamental à jouer. Il est donc prévu (arrêté du 14 mars 1988) que tous les étudiants qui accomplissent le deuxième cycle des études médicales seront soumis à un enseignement sur "les toxicomanies" sanctionné par un examen. Une capacité "alcoologie et toxicomanie" a été créée pour les médecins généralistes désireux d'obtenir une qualification supplémentaire. Par ailleurs, un plan national de formation permanente des médecins généralistes en exercice, organisé au plan régional, est engagé depuis le début de l'année 1989.

La survenue de SIDA chez les toxicomanes qui utilisent des drogues intraveineuses et sa progression très rapide imposent des mesures particulières. Ces mesures concernent l'adaptation des structures à la prise en charge des sujets séropositifs et des malades, ce qui implique à la fois une meilleure couverture médicale et une formation du personnel dans les soins et le soutien psychologique, mais aussi des prises de positions fondamentales pour la santé publique comme celle qui, depuis mai 1987, libère la vente des seringues en pharmacie.

Sources d'information

Trois sources d'informations sont disponibles en France, qui recouvrent chacune un aspect particulier de la toxicomanie.

La source "santé"

Elle permet de dénombrer et de décrire les toxicomanes ayant eu recours au système de soins. L'approche "globale" de l'ensemble des établissements sanitaires et sociaux susceptibles d'accueillir les toxicomanes est celle du ministère chargé de la Santé (SESI) qui interroge tous les ans depuis 1974 les établissements sanitaires et sociaux accueillant des toxicomanes : centres spécialisés en toxicomanie, hôpitaux, établissements psychiatriques publics et privés, centres d'hébergement et de réadaptation sociale, clubs et équipes de prévention. Depuis 1987, l'ensemble de ces structures doit décrire les toxicomanes pris en charge au cours du mois de novembre. Il est en plus demandé aux centres spécialisés de comptabiliser le nombre total de toxicomanes pris en charge dans l'année.

La définition du toxicomane retenue pour cette enquête est large puisqu'il s'agit des utilisateurs de produits illicites ainsi que des consommateurs de produits licites détournés de leur usage normal (à l'exclusion toutefois de l'alcool).

Par ailleurs, l'INSERM (U302) a mené une enquête au cours du dernier trimestre 1986 auprès des centres spécialisés dans l'accueil et le traitement des toxicomanes. L'enquête n'est pas exhaustive. Seuls les centres volontaires y ont participé, mais la diversité géographique des centres a été assurée. Cette enquête a permis une analyse approfondie de la population des toxicomanes ayant accès à ces centres, mais elle ne peut servir à décrire l'ensemble des usagers de drogues.

La source judiciaire

Le ministère de la Justice dénombre les condamnations prononcées une année donnée et non l'effectif des condamnés. Les chiffres sont relatifs aux condamnations prononcées pour une infraction principale à la législation sur les stupéfiants. Ils ne tiennent pas compte des décisions de classement sans suite assorties de mise en garde ou d'injonction thérapeutique, ni des mesures de protection et d'assistance prises à l'égard de mineurs.

La source du ministère de l'Intérieur

Il s'agit en fait d'un dénombrement des interpellations, et non des interpellés, pour usage de stupéfiants relevés par le service statistique de l'Office central pour la répression du trafic illicite des stupéfiants.

Une dernière approche quantitative pourrait être le relevé du nombre de décès par overdose. Mais l'indicateur est critiquable dans la mesure où l'OCTRIS, s'il relève les sujets morts de "surdose", ce diagnostic ayant été confirmé par une expertise médicolégale, ne prend pas en compte les autres décès provoqués plus ou moins directement par l'usage de stupéfiants (accidents de la circulation, suicide...).

Ces différentes approches ne permettent pas un recensement exhaustif des toxicomanes en France. Les toxicomanes qui ne sont ni soignés, ni interpellés ou condamnés échappent aux estimations. Par ailleurs, elles ne sont pas additives, un même toxicomane pouvant être soigné, interpellé et condamné.

Le suicide

Les décès par suicide ont fortement progressé en France au cours des dix dernières années. Entre 1950 et 1976, le suicide concernait 15 habitants pour 100 000. Il touche aujourd'hui 21 habitants pour 100 000. Depuis 1982, le nombre annuel de décès par suicide dépasse celui des accidents de la route.

Le suicide tient une place importante dans la mortalité générale, avec 2,3 % de l'ensemble des décès. La place du suicide est particulièrement forte chez les jeunes. Avec 887 décès en 1986, les suicides se placent au deuxième rang des causes de décès entre 15 et 24 ans, après les accidents de la circulation (2 929 décès) et avant les tumeurs (551 décès). Le suicide est la cause de décès qui augmente le plus vite chez les jeunes. Il représente un préjudice considérable en années de vie perdues.

Le suicide tue trois fois plus d'hommes que de femmes. Cette surmortalité masculine existe à tous les âges. Les taux de décès par suicide augmentent avec l'âge chez les hommes comme chez les femmes. La croissance est lente et régulière pour les femmes ; pour les hommes, elle présente une accélération spectaculaire après 65 ans. Les hommes de plus de 65 ans décèdent par suicide environ six fois plus que les jeunes.

Les personnes âgées ont en outre fréquemment des comportements qui, sans être des suicides à proprement parler, s'y apparentent. Certains se laissent dépérir, ne se soignent plus, ne s'alimentent plus. D'autres sont victimes d'"accidents" dont le caractère non intentionnel n'est pas évident. Le sentiment d'abandon joue un rôle certain. On sait combien est fréquente la mort des personnes âgées peu de temps après leur admission dans une institution.

Deuxième aspect du phénomène, les tentatives de suicide offrent une toute autre image. Ainsi, deux fois plus de femmes que d'hommes font des tentatives de suicide qui n'entraînent pas la mort. L'image s'inverse aussi si l'on regarde la structure par âge : ce sont les adolescents et les adultes jeunes qui font le plus de tentatives.

Si quatre tentatives de suicide sur cent sont "réussies" entre 15 et 24 ans, c'est le cas d'une sur cinq chez les hommes de plus de 65 ans. On est plus "efficace", ou plus déterminé, avec l'âge. Depuis quelques années, les tentatives de suicide augmentent également. Une part importante de cette évolution serait due à la fréquence croissante des récidives.

Graphique 1– **Taux de suicide selon le sexe et l'âge. Année 1986**

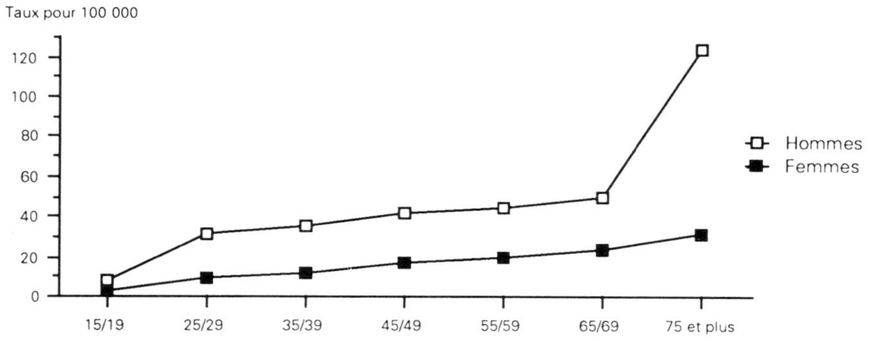

Source : *INSERM. Causes médicales de décès. 1986.*

Graphique 2– **Proportion des suicides dans la mortalité générale en fonction du sexe et de l'âge**

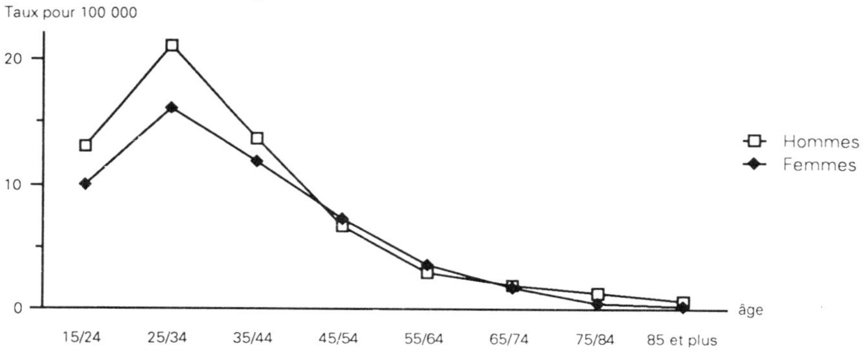

Source : *INSERM. Causes médicales de décès. 1986.*

Graphique 3– **Taux de tentatives de suicide selon le sexe et l'âge.**

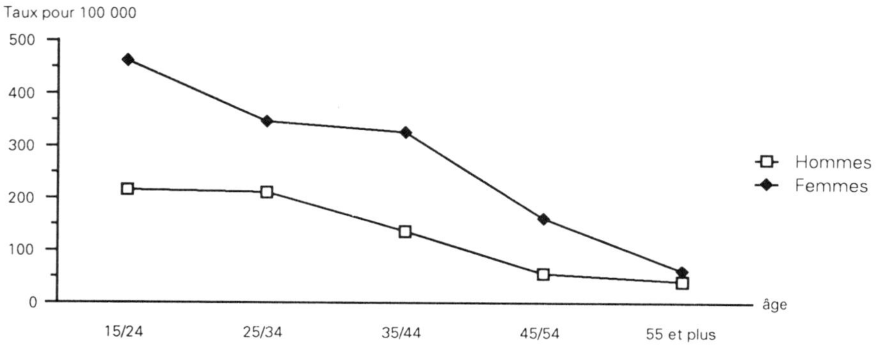

Source : *INSERM U 185. Enquêtes Pilotes.*

Tableau 1 – **Taux de mortalité par suicide, par sexe et par âge**
(indicateur OMS 12.1)

(taux pour 100 000)

Sexe	Total tous âges	<1an	1 à 4 ans	5 à 14 ans	15 à 24 ans	25 à 34 ans	35 à 44 ans	45 à 54 ans	55 à 64 ans	65 à 74 ans	75 à 84 ans	85ans et plus
Hommes	32,9	–	–	0,9	16,0	34,2	37,3	46,6	47,4	61,4	107,6	146,3
Femmes	12,9	–	–	0,2	4,6	10,1	14,1	20,4	21,2	24,9	28,0	28,2

Source : *INSERM. Causes médicales de décès 1986*

Graphique 4– **Évolution des taux* de suicide (1968-1987)**

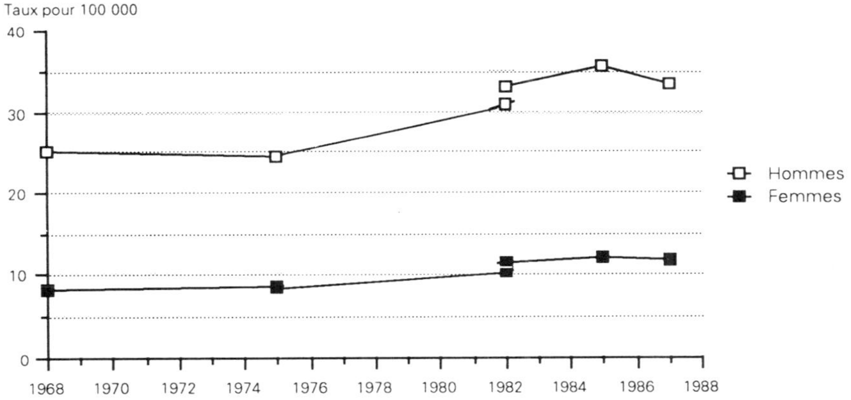

* Taux comparatif
Source : *INSERM. Causes médicales de décès.*

Graphique 5– **Nombre de tentatives de suicide pour un suicide selon le sexe et l'âge**

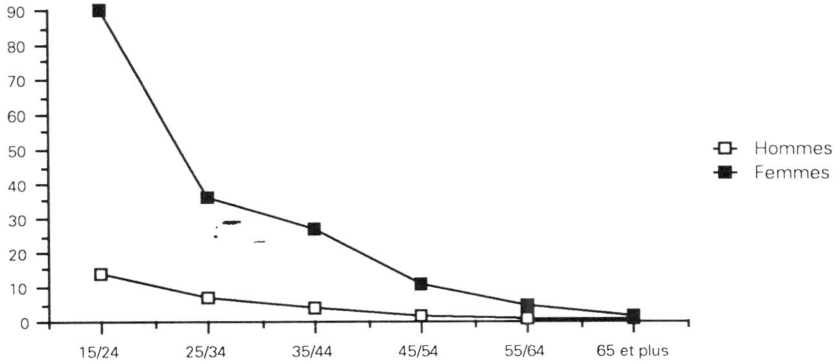

Source : *INSERM. U185*

Un certain nombre de facteurs d'environnement géographique et temporel sont communs aux décès et aux tentatives de suicide. Il y a deux fois plus de suicides dans les régions Nord et Ouest que dans les régions méridionales. Le suicide est en outre plus fréquent au printemps et en été qu'en automne ou en hiver.

Les aspects épidémiologiques

Faible insertion sociale et existence de troubles mentaux sont deux aspects particulièrement étudiés et reconnus comme facteurs de risque dans la genèse du suicide. C'est le cumul de ces facteurs défavorables qui caractérise la majorité des suicidants.

Le rôle défavorable joué par la faible insertion sociale est essentiel et se retrouve d'ailleurs dans d'autres comportements "déviants", telle la toxicomanie. Ainsi, comparativement aux personnes mariées, le suicide est 2,3 fois plus fréquent chez les célibataires, 2,9 fois chez les divorcés et 3,6 fois chez les veufs. L'insertion familiale joue également un rôle important, mais affecte différemment les hommes et les femmes. Alors que les hommes, qui vivent seul ou en collectivité se suicident nettement plus que les hommes vivant en famille, les différences sont moins importantes pour les femmes. La faible insertion professionnelle a également un rôle dans le passage à l'acte. Le chômage est très fréquent chez les suicidants.

Une des illustrations de l'importance de l'insertion sociale dans l'histoire du suicide est l'étude de la répartition des suicides en fonction des jours de la semaine. On constate un nombre plus élevé de suicides en début de semaine qu'à la fin. Tout se passe comme si, lors des congés hebdomadaires, l'individu, renouant avec son réseau familial ou relationnel, se protégeait ainsi d'un geste de désespoir. De nos jours, au mois d'août, période de congé pour une grande partie de la population, on enregistre moins de suicides qu'au XIXeme siècle où le mois d'août était une période d'activité importante. Cela illustre là encore, la relation entre suicide et rythmes sociaux.

En dehors des facteurs de faible insertion sociale proprement dits, il est intéressant de constater que la catégorie socioprofessionnelle intervient comme facteur social significatif. Les suicides sont plus nombreux chez les agriculteurs, particulièrement chez les salariés agricoles (64,9 pour 100 000). Les professions libérales et les cadres supérieurs sont par contre relativement épargnés.

Si la faible insertion sociale joue un rôle essentiel dans d'épidémiologie du suicide, l'existence de troubles mentaux est tout aussi importante. Ces troubles ont été particulièrement étudiés chez les sujets ayant fait une tentative de suicide : un sur deux était atteint d'un trouble mental au moment de l'acte. Les femmes sont moins souvent concernées que les hommes, et les jeunes moins souvent que les sujets âgés. Parmi les diagnostics psychiatriques les plus fréquemment retrouvés, les psychoses sont associées aux hommes, alors que les femmes sont plus souvent atteintes de névroses et d'états dépressifs.

Enfin, plus d'un tiers des suicidants étaient en état d'ébriété avant leur tentative de suicide. L'éthylisme est un facteur important de récidive.

En cas de décès, la pendaison arrive en première position parmi les moyens utilisés. Mais l'intoxication médicamenteuse chez les femmes, et les armes à feu chez les hommes, sont également des modes de suicide fréquents. En revanche, neuf tentatives de suicide sur dix se font à l'aide de médicaments. Huit fois sur dix, le médicament a été prescrit. La moitié des médicaments utilisés sont des tranquillisants.

Les aspects de la politique

Le développement que connaît le phénomène du suicide dans notre pays conduit à le considérer comme un problème de santé publique. La recherche épidémiologique a permis d'élaborer des bases d'action qui s'orientent aujourd'hui dans deux directions : la prévention des conduites suicidaires et l'organisation des structures de soins dans l'accueil des suicidants.

La prévention s'envisage globalement comme une lutte contre l'isolement. Le réseau d'entraide bénévole est un exemple des moyens mis en œuvre au niveau national. Véritables services d'aide et de lutte contre l'isolement, ces groupes mettent en contact téléphonique des appelants en état de crise ou potentiellement suicidant avec des personnes susceptibles de les aider. Ces réseaux téléphoniques, au-delà de leur action préventive, ont par ailleurs un rôle de soutien et de suivi auprès de ceux qui sont déjà passés à l'acte. Le ministère de la Santé participe depuis plusieurs années au financement de la principale association française de soutien par téléphone.

Parallèlement, l'action de prévention a fait appel au dispositif législatif pour protéger les individus. C'est ainsi que la loi du 31 décembre 1987 définit la provocation au suicide comme un délit et rend passibles de peines correctionnelles ceux qui se seront rendus coupables de cette provocation ou auront fait de la propagande ou de la publicité en faveur de produits, d'objets ou de méthodes préconisés comme moyens de se donner la mort. Les notions d'incitation ou d'aide au suicide pouvant intégrer des formes d'euthanasie ne relèvent pas de la notion de provocation et l'apologie du suicide qui s'exprime dans les œuvres littéraires n'entre pas dans le champ d'application de la loi.

Le dispositif de soins doit s'adapter aux besoins du suicidant, non seulement dans les infrastructures mais aussi dans les prestations offertes. De la qualité des premiers soins dépend le pronostic vital immédiat et en partie le risque de récidive. Les secours d'urgence extra-hospitaliers permettent d'assurer bien mieux que dans le passé les soins somatiques indispensables à la survie des individus, notamment par une meilleure coordination dans les interventions. Malheureusement, les services d'urgence des établissements hospitaliers restent encore mal adaptés à l'accueil des suicidants. La prise en charge des individus doit intégrer une dimension psycho-sociale qui fait trop souvent défaut. L'amélioration de l'accueil passe donc par une formation du personnel soignant.

C'est dans cet objectif qu'ont été engagées des expériences pilotes de sensibilisation des personnels hospitaliers à l'accueil et à la prise en charge des cas de suicide. Le ministère de la Santé a en particulier financé une action dirigée vers l'accueil des adolescents suicidants et à moyen terme vers la prévention des récidives. L'évaluation de ces expériences pilotes devraient permettre de proposer un module d'enseignement destiné aux professionnels concernés. Mais dès à présent, la politique de santé mentale, qui vise à développer des prestations psychiatriques au sein des hôpitaux généraux, apporte sa contribution à la prévention des récidives en offrant, que ce soit dans le cadre de l'hospitalisation ou en cure ambulatoire, l'aide et le suivi nécessaires aux individus.

Sources d'information

Les décès par suicide

Les données de mortalité sont obtenues à partir des statistiques des causes médicales de décès, élaborées annuellement par l'Institut national de la santé et de la recherche médicale (INSERM). Cette source recense depuis 1968, de façon exhaustive, tous les décès survenus une année donnée quelle que soit la cause. Il existe une sous-évaluation des décès par suicide, liée d'une part au caractère particulier de cette cause de décès qui peut conduire les proches à en masquer la cause réelle, et d'autre part liée au "circuit" du certificat de décès en cas de mort violente "suspecte". Dans ce cas, une autopsie peut être demandée, et le résultat de l'examen, réalisé par les instituts médico-légaux, n'est pas toujours transmis à l'INSERM.

Les tentatives de suicide

L'enquête nationale de morbidité hospitalière, menée entre 1985 et 1988 auprès des établissements d'hospitalisation publics et privés de France métropolitaine, a pour objectif principal la connaissance des malades et des pathologies traitées en hospitalisation complète dans les services de court séjour (médecine, chirurgie, obstétrique) pendant une année. Les résultats permettent de connaître la répartition par sexe et âge des hospitalisés suite à une tentative de suicide dans les hôpitaux publics.

Les cas recueillis dans les services hospitaliers laissent de côté toutes les tentatives qui n'ont pas entraîné l'hospitalisation, soit parce que l'intervention a été trop tardive et le sujet déjà mort, soit parce qu'au contraire elle a été très rapide, avant toute atteinte sérieuse. Le pourcentage réel de cas non connus ne pourrait être évalué que par des enquêtes incluant la médecine libérale et notamment les services privés d'urgence. Il est donc certain que les taux de tentatives de suicide établis à partir des enquêtes hospitalières sont sous-évalués. Cependant la précision de tels taux n'a que peu d'importance, l'ordre de grandeur de la morbidité n'étant pas douteux.

Les enquêtes régionales, menées par certains observatoires régionaux de santé, ou encore par des unités INSERM, permettent une analyse plus qualitative des "suicidants". Un exemple d'étude est celle menée en 1973 et 1980 par l'unité INSERM 185 dans l'agglomération urbaine de Lyon, le département du Bas-Rhin et l'agglomération urbaine de Toulouse.

Les accidents

Les accidents constituent la première cause de décès avant 45 ans si l'on excepte la période périnatale. Ils constituent un problème majeur chez les enfants, les adolescents et les jeunes adultes. Avec 50 000 décès annuels, dont 12 000 par suicide (cf. chapitre 00), les morts violentes (accidents, suicides et homicides) viennent au troisième rang des causes de décès, après les maladies cardio-vasculaires (200 000) et les tumeurs (140 000). Les taux de décès par mort violente ont diminué de 1965 à 1982, essentiellement grâce à une baisse de la mortalité par accident de la circulation. Depuis 1982, les taux fluctuent.

Plus de la moitié des décès des jeunes de 1 à 24 ans sont des morts violentes, qui constituent, de loin à ces âges, la première cause de décès. Ces décès sont les principaux responsables de la surmortalité masculine avant 24 ans, l'écart entre les filles et les garçons étant essentiellement lié aux accidents de la circulation. Entre 15 et 24 ans, on compte près de quatre fois plus de décès par accident de la circulation chez les hommes que chez les femmes. Les suicides sont également trois fois plus nombreux.

Mais cette place importante des morts violentes parmi les causes de décès des jeunes ne doit pas faire oublier que ce sont les personnes âgées qui sont les plus nombreuses à décéder de cette manière.

Les accidents domestiques sont les plus nombreux

Troisième cause de décès, les accidents représentent par ailleurs la première cause d'hospitalisation dans les hôpitaux publics, avec 20 % des motifs d'admission. Ces cas, *a priori* les plus graves, sont dus essentiellement à des chutes, des accidents de la circulation et des tentatives de suicide. Plus généralement, sur 100 accidents ayant nécessité des soins à l'hôpital ou ailleurs, 72 sont des accidents de la vie domestique, 24 des accidents du travail et 4 des accidents de la circulation.

Cela illustre le fait que les accidents domestiques sont nombreux. Ils sont à l'origine de plus de 5 millions d'actes médicaux, 440 000 hospitalisations et 550 000 arrêts de travail par an. Ils sont cependant moins graves que les accidents du travail et, surtout, de la circulation. Alors que 4 % des accidentés de la route meurent à la

Tableau 1 – **Taux de mortalité par sexe et âge**
par - accidents toutes causes (traumatismes et empoisonnement)
- accidents de la circulation
(indicateurs OMS 11.1 - 11.2)

	Sexe	Total tous âges	<1an	1 à 4 ans	5 à 14 ans	15 à 24 ans	25 à 34 ans	35 à 44 ans	45 à 54 ans	55 à 64 ans	65 à 74 ans	75 à 84 ans	85 ans et plus
Accidents toutes causes	H	110,0	52,2	19,7	13,6	90,3	96,3	95,0	116,8	127,7	186,7	408,8	1094,0
	F	70,4	36,3	12,2	7,7	26,3	25,6	30,9	41,1	51,2	85,1	269,0	1044,0
Accidents de la circulation	H	28,0	5,2	6,8	6,3	52,0	33,7	25,4	26,2	22,7	30,3	45,6	41,0
	F	10,1	4,1	4,0	4,1	15,8	9,0	8,1	8,0	10,7	13,8	18,0	14,4

Source : *INSERM. Causes médicales de décès. 1986.*

Tableau 2 – **Les principales causes d'accidents**

Nombre de personnes

Accidents du travail (1)	incapacité permanente	81 000
	décès	1 157
Accidents de la route (2)	blessés	244 000
	décès	10 548
Accidents domestiques (3)	blessés*	5 100 000
	décès	20 000

Source : *(1) CNAM TS et MSA* *année 1985*
(2) SETRA *année 1988*
(3) PRÉMUTAM *année 1985*

* ayant donné lieu à acte médical

Graphique 1 – **Répartition des accidents ayant donné à une hospitalisation dans les hôpitaux publics en 1985-1986**

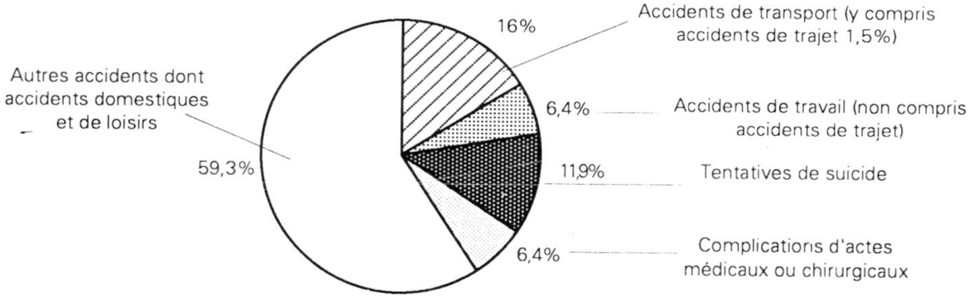

Source : *Enquête de morbidité hospitalière. Ministère de la Solidarité, de la Santé et de la Protection sociale, SESI.*

Graphiques 2 et 3 – **Évolution des accidents de la circulation et des tués 1972-1988**

Évolution des accidents

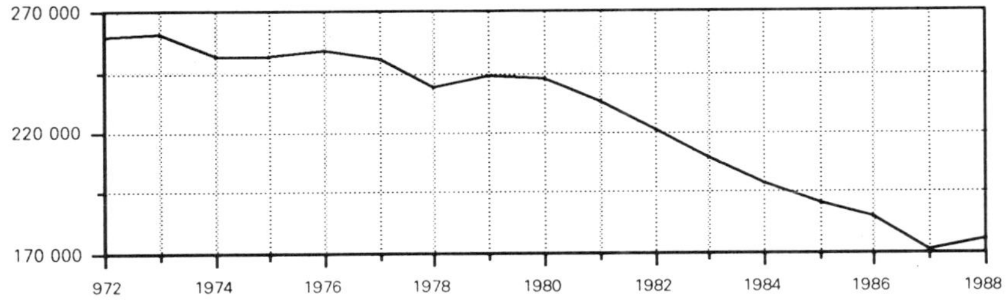

Évolution des tués

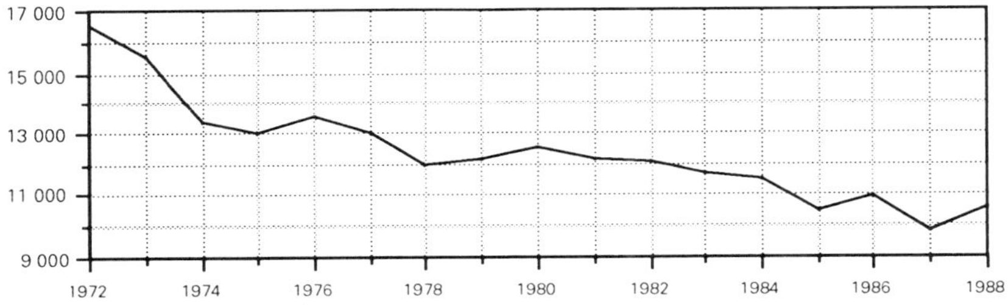

Source : *SETRA. Ministère de l'Équipement, du Logement, de l'Amenagement du Territoire et des Transports.*

Tableau 3 – **Accidents domestiques : fréquence des différents mécanismes chez les hospitalisés**

Mécanisme	**Fréquence du mécanisme**	**Durée moyenne de séjour**
Chute d'un même niveau	32	6
Chute d'une hauteur	30	4
Coup - Collision	10	4
Empoisonnement - Intoxication	8	2
Liquides chauds - Vapeurs	3	12
Écrasement - Pincement	2	4
Autres mécanisme de contact	2	3
En coupant - Perçant	2	3
Corps étranger	2	3
Déformation physique en cours d'effort	2	4
Feu - flamme	2	15
Mécanisme inconnu	5	-

Source : *Enquête EHLASS,. 1987. Ministère de la Solidarité, de la Santé et de la Protection sociale. SESI.*

suite de l'accident, ce taux est seulement de 0,5 % pour les accidents de la vie domestique, soit huit fois moins. Mais, du fait de leur importance numérique, ils sont à l'origine de plus de 20 000 décès, qui frappent en majorité des personnes de plus de 65 ans. Ce chiffre élevé ne doit pas masquer le fait que les accidents domestiques ne nécessitent aucun soin dans près de 30 % des cas. Et, quand il y a soins, il s'agit neuf fois sur dix de soins sans hospitalisation.

Parmi les accidents ayant nécessité des soins, les accidents du travail viennent au deuxième rang après ceux de la vie domestique. En 1986, on a attribué à 80 000 personnes une rente d'incapacité permanente à la suite d'un accident du travail. La même année, on a enregistré 1 000 décès, chiffre en baisse depuis 1960, comme celui de l'ensemble des accidents du travail.

Les accidents de la circulation ne viennent qu'au troisième rang de la morbidité accidentelle, mais ce sont eux les plus fréquemment mortels. Depuis plus de quinze ans, les décès n'ont cessé de diminuer. Au nombre de 16 500 en 1972, ils étaient pour la première fois moins de 10 000 en 1987 : exactement 9 855, dont 33 % concernaient les personnes de moins de 25 ans. Malheureusement, au cours de l'année 1988, le nombre de morts est repassé au-dessus de la barre des 10 000 : 10 548 précisément.

Les aspects épidémiologiques

Dans les accidents de la circulation, la responsabilité du conducteur est le plus souvent en cause. Les principaux comportements dangereux sont la conduite en état d'ébriété et l'excès de vitesse. On estime qu'environ 3 % des conducteurs ont une alcoolémie supérieure au taux délictueux de 0,8 g/l et que 30 % dépassent la vitesse réglementaire. Les études sur le rôle de l'alcool ont montré qu'une alcoolémie supérieure au seuil légal de 0,8 g/l multipliait par cinq le risque d'accident et par dix le risque de décès. Le nombre de morts imputables à l'alcool serait de 4 000 par an. Il s'agit plus souvent d'alcooliques chroniques que de buveurs occasionnels. Quant à la vitesse excessive, elle intervient surtout sur la gravité des lésions. Ces deux infractions sont d'ailleurs souvent conjuguées en cas d'accidents.

D'autres facteurs de risque tiennent au mauvais état du véhicule et au type du réseau routier emprunté. Les accidents survenant en agglomération sont trois fois plus fréquents qu'en rase campagne, mais ils sont moins graves. C'est sur autoroute que la circulation s'effectue dans les meilleures conditions de sécurité.

Les accidents domestiques touchent de préférence deux populations : les enfants et les personnes âgées, et particulièrement les petits garçons et les femmes très âgées. Les chutes sont à l'origine de trois quarts des accidents des tout-petits et constituent presque le seul risque accidentel des personnes de plus de 80 ans. Suivent, mais de loin, les brûlures, presque toutes provoquées par un liquide ou un objet chaud. Les coupures et les chocs viennent ensuite.

Les animaux domestiques, essentiellement les chiens, sont à l'origine de 5 % des accidents. Si les intoxications ne représentent que 3 % des accidents domestiques, elles sont la cause d'un accident grave sur quatre pour les enfants de moins de cinq ans. Les médicaments et les produits ménagers sont les produits les plus impliqués.

On distingue schématiquement trois types de situation d'accidents domestiques. D'abord, les accidents provoqués par des produits dangereux dont la prévention peut nécessiter une action sur les produits eux-mêmes : corrections techniques, amélioration de l'étiquetage et du conditionnement, consignes d'utilisation et campagnes d'information. Ensuite, les accidents mettant en cause le comportement de l'usager. Aucun produit spécifique n'est à l'origine de l'accident. Il s'agit surtout d'accidents de sport ou d'activité de loisir et de plein air frappant la population jeune. Enfin, les accidents survenant aux âges extrêmes de la vie. Certaines incapacités liées à ces périodes de la vie rendent l'environnement domestique potentiellement dangereux : porte, escalier, meubles, trottoir, etc. Le problème est ici l'adaptation de l'environnement dans son ensemble aux diverses situations d'incapacité rencontrées au sein de la population, qu'elles soient pathologiques ou non.

Les aspects de la politique

Prévenir les accidents domestiques

Si les accidents de la circulation et du travail sont relativement bien connus, les accidents de la vie domestique ne font l'objet d'aucun traitement statistique systématique. La collaboration de la France au programme EHLASS, développé à l'initiative de la CEE, devrait permettre d'établir une typologie de ces accidents, d'en déterminer les causes, d'en mesurer l'ampleur et d'élaborer des mesures de prévention adaptées.

La prévention des accidents survenant chez les enfants a cependant déjà été définie comme une priorité. L'année 1988 a d'ailleurs donné lieu à des campagnes d'information nationales et à la diffusion de brochures : *Avec l'enfant vivons la sécurité* élaborée par le Comité français d'éducation pour la santé et *Sécurité domestique, ouvrons l'œil* rédigée par le secrétariat d'État chargé de la Consommation. La Commission de la sécurité des consommateurs, dont la mission est d'émettre des avis sur les objets et produits dangereux, vient, pour sa part, de mettre au point un système de consultation par minitel d'un fichier sur les produits qui présentent un risque. Les consommateurs peuvent intervenir directement pour compléter ce fichier. Ce système interactif est le premier du genre.

Une attention particulière est apportée à la prévention des intoxications. Le rôle des centres anti-poisons est en ce domaine déterminant. Au nombre de seize, ces centres sont implantés dans les Centres hospitaliers régionaux et ont la mission de répondre 24 heures sur 24 aux demandes de renseignements téléphoniques en cas d'intoxication.

Renforcer la lutte pour la sécurité routière

Les autorités publiques et la Prévention routière mènent régulièrement des campagnes de sensibilisation en matière de sécurité routière. Les campagnes, concernant par exemple le port de la ceinture de sécurité ou dénonçant les dangers de l'alcool au volant, se font essentiellement par voix d'affiches et de messages télévisés. Ces actions sont relayées au niveau local par de nombreuses associations. Ces campagnes complètent les programmes d'action mis en œuvre de façon permanente en application des directives du Comité interministériel à la Sécurité routière, qui fixe sous l'autorité du Premier ministre les objectifs à atteindre. C'est ce Comité qui a en particulier défini en 1982 le programme REAGIR (Réagir par des Enquêtes sur les Accidents Graves et les Initiatives pour y Remédier). Ce programme a permis d'approfondir l'analyse des causes réelles de plus de 10 000 accidents mortels et de prendre des mesures adéquates de prévention et d'aménagement des infrastructures. Parallèlement, une politique contractuelle avec les collectivités locales a été mise en œuvre sur le thème "objectif moins 10 % de tués".

Depuis 1988, les plans départementaux de sécurité routière, élaborés par les préfets, fédèrent l'ensemble des actions et des iniatives publiques ou privées en la matière. Établis sur la base d'un bilan complet de la situation de chaque département, ces plans assurent une plus grande cohésion à l'ensemble des actions menées (infrastructure, éducation, formation, information, surveillance et contrôle). Ils prévoient notamment une participation accrue des médecins de santé publique au programme REAGIR actuellement en vigueur. Un ensemble d'actions ont par ailleurs été menées pour relancer au niveau national la politique de prévention. Le projet sur "le permis de conduire à points" et le rapport Giraudet n'en sont qu'un exemple.

Accroître l'efficacité des secours d'urgence

L'organisation des secours et des soins d'urgence aux accidentés repose sur des services publics : police, gendarmerie, sapeurs-pompiers, services d'aide médicale urgente, services mobiles d'urgence et de réanimation, services d'accueil des urgences des hôpitaux. Elle repose également sur des moyens privés : médecins libéraux, secteur hospitalier privé, ambulanciers privés et associations humanitaires.

Les actions engagées récemment ont poursuivi un double objectif de définition claire des missions de chaque intervenant et de coordination des interventions.

Des missions claires

La loi du 6 janvier 1986 et ses décrets d'application définissent notamment les missions des services d'aide médicale urgente — SAMU — qui, au nombre de 97, sont chargés de recevoir les demandes d'intervention et de leur donner une réponse appropriée. Ils précisent en particulier les conditions de participation des médecins libéraux au fonctionnement des centres de réception et de régulation des appels des SAMU.

Par ailleurs, la loi du 22 juillet 1987 sur la sécurité civile et le décret du 6 mai 1988 détaillent les missions et l'organisation du corps des sapeurs-pompiers.

Des interventions coordonnées

La loi du 6 janvier 1986 met en place les comités départementaux de l'aide médicale urgente et des transports sanitaires qui, présidés par les préfets, doivent veiller à la bonne distribution de l'aide médicale urgente.

Pour faciliter l'accès de la population aux SAMU, ces services sont progressivement dotés d'un numéro de téléphone unique sur l'ensemble du territoire : le 15. Déjà 47 centres en bénéficient. Commencée en 1979, la généralisation de ce numéro devra être effective avant la fin de l'année 1990, date à laquelle il est prévu d'interconnecter les numéros abrégés de la police ou de la gendarmerie (le 17), des sapeurs-pompiers (le 18) et des SAMU.

Pour des performances accrues

Les services mobiles d'urgence et de réanimation (SMUR) dispensent des soins de haute technicité aux accidentés sur les lieux mêmes de l'accident et assurent ensuite leur transport vers les structures de soins les plus adaptées. Au nombre de 266, ces services sont répartis sur l'ensemble du territoire. L'efficacité de leurs interventions ne peut qu'augmenter avec le développement de l'utilisation d'hélicoptères sanitaires. De plus, il est envisagé de généraliser dans les services d'urgence un tri médical des victimes qui n'ont pas bénéficié de la régulation du SAMU. Ce tri devrait non seulement réduire les délais d'attente mais également optimiser les soins dispensés dans ces unités.

Sources d'information

La mortalité

Les données de mortalité sont obtenues à partir des causes médicales de décès (INSERM). Les cas mortels ne représentent qu'une partie infime de l'ensemble des accidents dont ils donnent une image déformée du fait de leur plus grande gravité. C'est ainsi que sont sur-représentés les accidents de la circulation au détriment par exemple des accidents domestiques, moins souvent mortels.

Les décès par accident de la route enregistrés par le SETRA sont limités aux six jours suivant l'accident, ce qui conduit à une sous-estimation d'environ 12 %. Les statistiques médicales de décès, en revanche, comprennent tous les décès liés aux accidents quelque soit leur délai, mais elles sont également sous-estimées en raison de la part des accidents de cause non précisée.

La morbidité

L'enquête nationale sur la morbidité hospitalière, réalisée de 1985 à 1988 par le SESI auprès des hôpitaux publics et privés, permet une approche large puisqu'on observe l'ensemble des accidents ayant motivé un recours à une hospitalisation. Cette méthode présente des avantages : enregistrement de cas graves, recueil de données plus aisé grâce à l'existence fréquente de statistiques hospitalières. Toutefois, l'hospitalisation ne constitue pas toujours un critère de gravité : ainsi, les enfants victimes d'une intoxication ou d'un traumatisme crânien bénin sont plus souvent admis pour surveillance que les adultes.

Les accidents de la circulation : on dispose en France d'un système d'information provenant du Service d'études techniques des routes et autoroutes (SETRA). Il s'agit d'un fichier informatique national, mis à jour mensuellement à partir des informations fournies par la police et la gendarmerie nationale. Il contient le nombre de blessés et de tués, ainsi qu'une description sommaire de ces accidents : catégorie de route, période de l'année, âge et sexe de l'usager.

Les accidents de la vie domestique : la Caisse nationale d'assurance maladie des travailleurs salariés et la Fédération nationale de la mutualité française ont réalisé une enquête rétrospective auprès d'un échantillon de ménages sur les accidents de la vie domestique survenus au cours des années 1985 et 1987, afin de collecter des informations sur l'ensemble de ces accidents, même bénins. Ces accidents regroupent les accidents domestiques (au domicile et dans ses abords immédiats), de sport, de loisir, scolaires et tous ceux survenant à un autre moment de la vie privée, à l'exception des accidents de la circulation. Une extrapolation à l'ensemble de la population nationale a permis une estimation du nombre d'accidents de la vie domestique qui se produisent en France en une année.

Le système EHLASS (European and Leisure Accident Surveillance System) est fondé sur le recueil permanent des cas vus aux urgences dans 90 hôpitaux sélectionnés dans les pays de la Communauté. Ce système de recueil et de transmission de données est progressivement mis en place par le ministère chargé de la Santé (Direction générale de la santé et Service des statistiques, des études et des systèmes d'information), en liaison avec notamment la Direction de la concurrence, de la consommation et la répression des fraudes, et la Commission de la sécurité des consommateurs. Le nombre des hôpitaux pour la France est de onze. Par le nombre important des cas recensés, 20 000 en 1987, ce système de surveillance permet une caractérisation détaillée des divers types d'accidents les plus graves qui complète le dispositif précédent.

Une enquête sur l'ensemble des accidents et intoxications en Aquitaine, quelle que soit leur origine, a été réalisée en 1986 et 1987 par une équipe pluridisciplinaire. Cette étude tente notamment d'évaluer le retentissement de l'accident sur l'avenir des victimes.

Santé
et environnement

L'environnement naturel

L'eau

Les problèmes de santé liés à l'eau apparaissent en France davantage imputables à l'usage récréatif de l'eau qu'à sa consommation. D'autre part, ils sont principalement dus à une pollution chimique plutôt que microbiologique.

La mortalité par usage récréatif de l'eau relève d'imprudences ou de défauts de sécurité avec, par exemple, les noyades ou les hydrocutions. Sa morbidité est très difficile à évaluer puisqu'elle englobe les maladies de la peau telles que les allergies, les infections, les mycoses, les maladies de la sphère ORL et, plus rarement les maladies parasitaires. En 1987, les trois quarts des eaux douces et 83,3 % des eaux de mer s'avèrent être de qualité bonne ou moyenne.

Plus de 98 % de la population est raccordée à un réseau de distribution. La consommation moyenne par habitant varie de 150 à 200 litres par jour et peut atteindre jusqu'à 500 litres dans les grandes agglomérations. On constate actuellement la disparition de la mortalité due à des maladies hydriques. La morbidité, très faible, est liée à des contaminations soit exceptionnelles, soit accidentelles. De 1974 à 1984, on a dénombré dix épisodes aigus de gastro-entérites bactériennes ou virales, six épidémies d'hépatites virales, trois épisodes de shigelloses et trois de typhoïde, qui ont affecté, selon les cas, de quelques personnes à plusieurs centaines d'individus. En outre, une endémicité de gastro-entérites a été mise en évidence dans certaines zones rurales desservies par des eaux de distribution non conformes aux normes de qualité microbiologique.

Le problème actuel est donc avant tout d'ordre chimique, avec une pollution des eaux par nitrates, phosphates, micropolluants organiques. En 1985 et pour la première fois depuis dix ans, la pollution toxique des eaux a été en augmentation (+3,5 % en un an). L'année 1987 a enregistré, quant à elle, 162 cas de pollution causés par des accidents industriels graves.

Les nitrates sont transformés dans l'organisme en composés chimiques potentiellement dangereux. Il s'agit, d'une part, des nitrites responsables de méthémoglobinémies chez le nourisson qui devient cyanosé voire menacé de mort par anoxie tissulaire et, d'autre part, de composés N.nitroso dont l'effet cancérigène sur le tube digestif reste à prouver. Le risque d'exposer plus de 50 000 habitants au dépassement de la norme en vigueur (CMA = 50 mg/l) ne concerne que six départements. C'est ainsi que les teneurs en nitrates de la région Bretagne ont été multipliées par cinq en dix ans. Cette norme semble, cependant, laisser une certaine marge de sécurité, la morbidité liée aux nitrates s'avérant nulle.

Dans le massif vosgien, le plomb issu de la corrosion des vieux réseaux de canalisation par les eaux agressives a entraîné des manifestations aiguës bénignes telles que douleurs abdominales, fatigue, hypertension artérielle modérée, voire chroniques comme les polynévrites du saturnisme. La Bourgogne est actuellement sous surveillance.

On note par ailleurs une augmentation préoccupante de la micropollution organique par l'utilisation intensive de pesticides.

L'air

En 1987, les émissions de polluants dans l'air ont diminué de 4 % par rapport à leurs niveaux de 1986 et pour le dioxyde de soufre de plus de 50 % par rapport à 1980, prolongeant ainsi une tendance à la baisse amorcée à la fin des années soixante-dix. Ce constat est à nuancer pour les villes, la qualité de l'air y présentant un bilan plus contrasté compte tenu d'aléas météorologiques. De nombreux travaux démontrent la corrélation qui existe entre la pollution atmosphérique et la fréquence des maladies respiratoires telles que l'asthme, les bronchites chroniques, les pneumonies et des symptômes respiratoires comme une toux ou un essouflement. Mis à part le cas du monoxyde de carbone où l'on peut parler de mortalité et de morbidité, il est malaisé de mettre en évidence les conséquences sur la santé d'une longue exposition à une faible pollution.

L'enquête PAARC a mis en évidence une corrélation positive entre la pollution par le dioxyde de soufre (SO2) et les maladies respiratoires. Entre 1971 et 1986, les niveaux de pollutions soufrées (acidité forte) et particulaires (fumées noires) ont considérablement baissé. Les teneurs moyennes annuelles à Paris sont passées de 140 à 50 $\mu g/m^3$ pour l'acidité forte et de 75 à 45 $\mu g/m^3$ pour les fumées noires. Les valeurs limites européennes sont respectées presque partout et le nombre de zones susceptibles de les dépasser a été réduit d'un tiers par rapport à 1982. Au total, 1,5 millions de tonnes de SO2 ont été émis en 1987.

Le monoxyde de carbone (CO) en atmosphère extérieure, après avoir connu en dix ans une chute de 50 % des concentrations moyennes annuelles, réaugmente ces dernières années. Aux heures de fort trafic, les taux de CO à proximité d'une voie à grande circulation peuvent atteindre 80 à 100 ppm. Par ailleurs, le CO, polluant de l'atmosphère intérieure des locaux, est la première cause de mortalité par toxique en France. Il provoque une anoxie tissulaire par formation de carboxyhémoglobine et retarde en particulier la croissance du fœtus après inhalation par la femme enceinte. Environ 1 000 épisodes d'intoxication oxycarbonée ont été enregistrés en 1985 et 700 en 1986. Le CO a été responsable en 1985 de plus de 100 morts et a donné lieu à 2 000 hospitalisations. Un défaut d'aération est la cause la plus souvent invoquée.

Les deux tiers du dioxyde d'azote (NO2) sont produits par la circulation automobile. La réaction entre oxydes d'azote et hydrocarbures non méthaniques sous l'influence des rayons ultraviolets du soleil provoque la formation d'oxydants photochimiques qui sont mis en cause dans le dépérissement des forêts. D'autre part, le NO2 provoque une irritation des bronches, en particulier chez les asthmatiques. Pour ces polluants, les concentrations observées varient fortement. Beaucoup plus élevées dans les zones d'urbanisation importante pour NO2 et surtout les hydrocarbures totaux, elles sont au contraire plus faibles pour l'ozone avec en plus un découpage Nord/Sud défavorable à ce dernier.

Les aliments

Les contaminations alimentaires sont de types chimique et surtout microbiologique. En 1987, elles ont affecté 5 986 personnes réparties dans 125 foyers. Elles sont à l'origine de cinq décès chez des personnes âgées en mauvais état général et de 228 hospitalisations. La majorité des déclarations porte sur des toxi-infections alimentaires collectives (TIAC) survenues dans des établissements de restauration collective. Les principaux agents responsables sont d'abord salmonella, puis clostridium perfringens mais il faut aussi mentionner les intoxications à l'histamine et à l'acétate-isobutyl.

En 1987, la morbidité par infections à salmonelle a affecté 1 925 individus et entraîné la mort de quatre personnes. Ces infections concernent surtout des foyers diffus (plusieurs collectivités et familles), la contamination des différents aliments ayant très probablement le même point d'origine.

Les intoxications par clostridium perfringens affectent surtout les établissements scolaires et les restaurants d'entreprise. L'année 1987 a enregistré 1 361 cas non mortels. Le taux important de ces TIAC est inacceptable car cette bactérie ubiquitaire se multiplie

Tableau 1 – **Données d'ensemble sur les résidences principales**
(indicateur OMS 24.3)

en %

	1970	1973	1978	1984
En surpeuplement	23,9	21,7	17,1	12,8
Disposant de l'eau courante	94,3	96,6	98,7	99,6
Disposant de WC intérieurs	62,0	69,7	79,1	89,4
Disposant d'une douche ou d'une baignoire	55,8	65,0	77,1	87,8

Source : *INSEE, enquêtes Logement.*

Tableau 2 – **Comparaison de la gêne due au bruit le jour ou la nuit par type d'immeuble selon le type de commune de résidence**
(indicateur OMS 24.3)

en %

	ne se plaignent pas*		jour		nuit		jour et nuit		ensemble	
	(1)	(2)	(1)	(2)	(1)	(2)	(1)	(2)	(1)	(2)
• Commune rurale	52,0	51,3	19,4	20,1	0,8	1,6	27,8	27,0	100	100
< 100 000 hab.	45,7	34,8	17,9	21,8	2,2	3,2	34,2	40,2	100	100
• Périphérie ville de 100 000 hab. et plus	40,7	33,2	22,2	23,0	2,3	2,8	34,8	41,0	100	100
• Centre ville de 100 000 hab. et plus	34,8	31,4	33,3	24,5	1,7	2,1	30,2	42,0	100	100
• Agglom. parisienne	34,1	32,7	27,1	25,5	2,6	2,4	36,2	39,4	100	100
• Paris	-	31,8	-	19,0	-	3,2	-	46,0	-	100
Ensemble	**46,2**	**33,7**	**19,8**	**23,0**	**1,6**	**2,6**	**32,4**	**40,7**	**100**	**100**

* ne se plaignent ni des bruits de jour ni des bruits de nuit
(1) Logement individuel ; (2) Logement collectif
Source : *INSEE, enquêtes Logement.*

Graphique 1

Qualité des eaux de baignade en eau douce
(indicateur OMS 20.4)

Qualité des eaux de baignade en eau de mer
(indicateur OMS 20.4)

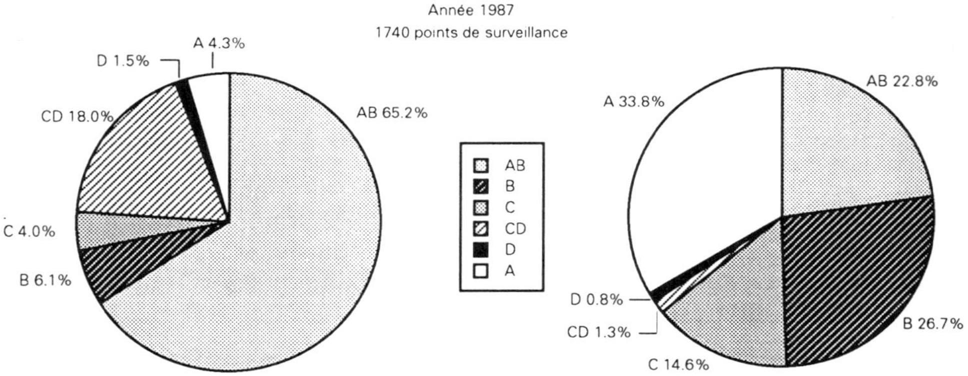

A+AB+B = eaux de qualité bonne ou moyenne
C+CD+D = eaux pouvant être momentanément polluées ou de mauvaise qualité
Source : *Ministère de l'Environnement - Direction de la prévention des pollutions.*

Tableau 3 – **Toxi-infections alimentaires collectives en 1987.**

Nombre de malades, de sujets hospitalisés et de décès selon l'agent en cause (à partir des foyers déclarés aux DDASS et DSV)

(indicateur OMS 22.2)

Agent	Nombre de malades	Nombre d'hospitalisations	Nombre de décès
Salmonella spp	1 925	162	4
Clostridium perfingens	1 361	1	-
Staphylococcus aureus	421	1	-
Histamine	137	5	-
Bacillus cereus	81	-	-
Acetate-isobutyl	9	9	-
Non déterminé	2 052	50	1
Total	**5 986**	**228**	**5**

Source : *Ministère de la Santé - Direction générale de la santé.*

Tableau 4 – **Concentrations moyennes annuelles en 1986**

en anhydride sulfureux SO_2, dioxyde d'azote NO_2, hydrocarbures totaux HCT et ozone O_3 observés dans des régions diversement polluées en France

(indicateur OMS 21.2)

en microgrammes par m^3, $\mu g/m^3$

	SO_2	NO_2	HCT	$^AO_3$	$^BO_3$
Campagnes	5 à 15	15 à 30	50 à100	40 à 65	50 à 70
Agglomérations	25 à 65	30 à 50	1 200 à 2 000	30 à 40	35 à 60
Centres villes, carrefours importants	65 à 85	50 à 80	2 000 à 5 000	20 à 30	30 à 50
Zones industrielles	65 à 120	50 à 80	1 500 à 5 000	30 à 45	45 à 60

A. Au nord de la France. **B**. Au sud de la France

Source : *Ministère de l'Environnement, Direction de l'eau et de la prévention des pollution et des risques, sous-direction de la pollution de l'air.*

Graphique 2 – **Pollution atmosphérique* dans quelques villes de France**

(indicateur OMS 21.2)

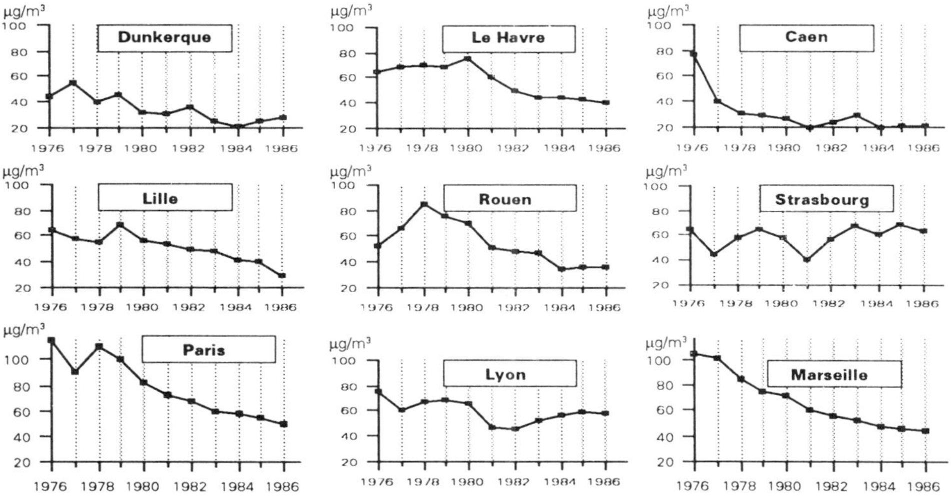

* Dioxyde de souffre produit par combustion.

Source : *Ministère de l'Environnement, Direction de l'eau et de la prévention des pollutions et des risques, sous-direction de la pollution de l'air, service de l'environnement industriel.*

uniquement quand des erreurs grossières de préparation et de conservation des aliments créent une rupture de liaison froide ou chaude.

Le staphylocoque doré a infecté 421 personnes en 1987. Ces cas, non mortels, sont essentiellement survenus en milieu scolaire, par manque d'hygiène.

Les intoxications histaminiques sont responsables de 137 cas en 1987. Les aliments incriminés ont été le thon, le maquereau, le cabillaud. Une intoxication à l'acétate-isobutyl a affecté neuf écoliers en 1987 à la suite de la consommation de biscuits industriels souillés par un solvant utilisé dans la coloration de l'emballage. Les signes cliniques ont été des malaises, des vertiges, des nausées et des douleurs abdominales.

Il faut mentionner que le type de prélèvement est différent selon l'agent mis en cause. C'est ainsi que salmonelle est isolée dans les coprocultures et les autres agents principalement dans les aliments.

Les déchets

En 1987, la France a enregistré environ dix-huit accidents notables liés à la fabrication, au transport ou à l'utilisation de produits dangereux, contre 35 accidents en 1986. Ces accidents ont été à l'origine de onze morts, dix-sept blessés, 54 intoxiqués et de onze cas de pollution atmosphérique ou de l'eau.

Le trafic des matières dangereuses représentait en 1985 environ 18 milliards de tonnes/km pour le seul trafic intérieur (dont 48 % sur route). Les accidents constatés restent cependant faibles au regard de ces tonnages, puisque le déversement de matières dangereuses transportées par voie routière a été évalué à 549 tonnes pour la même année. Les inventaires de déchets industriels par région et secteur d'activité réalisés entre 1974 et 1983 montrent qu'environ 20 millions de tonnes de déchets dangereux sont générés chaque année par l'activité industrielle française. Parmi ceux-ci, quelques millions de tonnes nécessitent un contrôle spécifique en raison de leur concentration élevée en éléments toxiques. On note, de plus, la persistance de dépôts connus de déchets dangereux pour l'environnement. Sur 107 cas répertoriés depuis 1978, 97 ont été "réglés" depuis la fin de l'année 1986, soit par une neutralisation du site, soit par une stabilisation mécanique, soit encore par une évacuation vers une décharge contrôlée ou par une élimination dans un centre de traitement approprié.

En France, l'irradiation naturelle moyenne par habitant est de 2 millisieverts. Les deux tiers proviennent de l'exposition interne par l'ingestion ou l'inhalation de particules radioactives, le dernier tiers étant le fait de l'exposition externe par rayonnements directs. Il faut, en outre et en dehors de toute radiothérapie, ajouter 0,5 millisieverts par irradiation médicale à visée diagnostique.

Le bruit

Les bruits liés aux activités humaines, qu'ils soient perçus sur les lieux de travail ou non, sont considérés et dénoncés comme la principale nuisance de la vie quotidienne. Les principales sources de bruit sont les activités professionnelles, les transports, les bruits de voisinage émis à l'intérieur même des bâtiments d'habitation. Selon l'enquête du CREDOC réalisée en 1985, les trois quarts des Français pensent que le comportement des gens est le principal obstacle à la diminution du bruit. L'ensemble des plaintes reçues se rapportent essentiellement aux bruits de voisinage et leur nombre reste constant. Elles concernent en priorité l'agglomération parisienne et les villes de plus de 100 000 habitants. Il faut mentionner que, depuis la fin 1987, tous les avions français en service sont conformes à la directive européenne et qu'en 10 ans le niveau de bruit autorisé pour des véhicules neufs a baissé de 3 à 8 db. Cependant, l'effet bénéfique de ces mesures est en partie contre-balancé par la forte augmentation du trafic.

L'exposition aux risques environnementaux

L'activité annuelle des centres antipoisons a fait plus que quintupler de 1983 à 1987. Sur 732 521 appels enregistrés en 1987 pour intoxications, la moitié sont dus aux médicaments (1 911 décès), le cinquième aux produits ménagers (190 décès). Viennent ensuite les produits industriels et agricoles, les plantes, l'alcool et le gaz carbonique, chacun d'entre eux représentant 5 à 10 % des appels et des décès.

Les aspects de la politique

Les zones de baignade en eau douce et en eau de mer font l'objet d'une surveillance sanitaire conformément aux normes de la directive européenne du 8 décembre 1975. Par ailleurs, le Code de la Santé publique réglemente les normes applicables au contrôle sanitaire des adductions collectives des eaux de consommation. C'est ainsi que le décret du 2 janvier 1989 fixe les limites de qualité des eaux ainsi que le type et la fréquence des analyses de contrôle. Le décret du 3 janvier 1989 établit, quant à lui, le taux admis de coliformes. Il limite la teneur en nitrates et la concentration de fluor. Il impose une concentration maximale pour l'aluminium et, à titre préventif, pour les pesticides.

Connaître les phénomènes

Pour contribuer à une meilleure définition de la politique de santé dans le domaine de l'eau et en préciser les priorités, un système de regroupement d'informations sur les cas de survenue de maladies et sur les dysfonctionnements des systèmes est envisagé à court terme. Ce dispositif s'appuyerait, dans un premier temps, sur les directions départementales des Affaires sanitaires et sociales. Il viendrait renforcer les données des enquêtes épidémiologiques lourdes, prioritaires ces dernières années. Ces enquêtes portent, en particulier, sur la détermination des risques pour la santé d'une consommation d'eaux faiblement ou moyennement contaminées sur le plan microbiologique. Elles doivent s'étendre à de nouvelles maladies hydriques telles que les légionelloses.

Objectifs et contraintes

Le maintien de la disparition de la mortalité et la limitation de la morbidité liées aux maladies hydriques constituent les deux grands objectifs de la politique de l'eau. Ces deux objectifs sous-entendent une volonté d'action de prévention et le respect des règles d'hygiène de base. Aux cours des deux dernières années, le Conseil supérieur d'hygiène publique de France a attiré l'attention sur le non-respect des règles d'hygiène, avec par exemple des projets de passages de voies de communication importantes dans des périmètres de protection rapprochée, voire immédiate.

Une politique de l'eau ne peut se restreindre à un cadre national. La France doit intégrer les dispositions prises au niveau international, et particulièrement celles de la Communauté économique européenne, qui s'expriment, par exemple, dans les directives du 16 juin 1975 et du 15 juillet 1980. La collaboration française est d'ailleurs déjà engagée dans les deux grands programmes de l'Organisation mondiale de la santé que sont la décennie de l'eau (1980-1989) et la santé pour tous en l'an 2 000.

L'air

La France suit les directives européennes pour la teneur en plomb dans l'atmosphère et les oxydes d'azote. La teneur maximale en plomb dans le carburant automobile a été fixée à 0,4 g/l en 1981 et, conformément à la directive européenne du 26 mars 1985, plus de 250 stations-service distribuent de l'essence sans plomb.

L'élaboration, la coordination et le suivi de la politique de gestion de la qualité de l'air relèvent du ministère de l'Environnement. L'Agence pour la qualité de l'air, qui a été créée par la loi du 7 juillet 1980, est placée sous sa tutelle. Cette agence a la mission de susciter, d'animer, de coordonner et de réaliser des actions pour prévenir, surveiller et informer dans le domaine de la pollution. Depuis le décret du 7 juillet 1985, qui institue la taxe parafiscale sur la pollution atmosphérique, l'Agence a la responsabilité de la gestion technique des opérations financées par le produit de cette taxe. Au niveau local, l'action de prévention et de réduction des pollutions atmosphériques est placée sous l'autorité des préfets et sous la responsabilité des Directions régionales de l'industrie et de la recherche ainsi que des Directions départementales des services vétérinaires pour l'agriculture et les industries agro-alimentaires.

Surveiller et connaître

Depuis dix ans, plus de 2 000 appareils ont été implantés dans des zones fortement industrialisées ou urbanisées pour suivre l'évolution de la pollution. Ils interviennent, soit dans des réseaux de surveillance qui mesurent les concentrations de polluants dans l'air de façon permanente, soit dans des réseaux d'alerte équipés pour déclencher des réductions complémentaires et temporaires de certaines sources fixes. En outre, le gouvernement a engagé une vaste opération de lutte contre la pollution atmosphérique, qui intègre un certain nombre de programmes de recherches. Le programme « Échanges dans l'atmosphère — Pollution de fond » couvre des études sur le transport, la transformation et le dépôt des polluants, sur le suivi de l'évolution de la couche d'ozone stratosphérique et sur la mesure des retombées atmosphériques à longue distance. Le programme « Technologie de contrôle et de réduction des émissions de polluants par les sources fixes » a pour thèmes la métrologie et la réduction des pollutions à l'émission, le contrôle et la prévention des pollutions locales. Il faut également mentionner les programmes « Pollution automobile », « Protection de monuments historiques », « Recherche sur le climat » et « Dépérissement des forêts dû à la pollution atmosphérique », ce dernier programme ayant pour objectif de renforcer la surveillance de l'état des forêts et d'accélérer les recherches sur les pluies acides.

Pollution intérieure

Contrairement à la pollution atmosphérique environnementale, la qualité de l'air à l'intérieur des locaux intéresse plusieurs ministères dont celui de la Santé, de l'Équipement et du Logement, de l'Éducation nationale et de l'Environnement. Ce dernier ministère joue le rôle de coordinateur des actions menées sur le plan national. Au niveau local, le contrôle du fonctionnement de combustion incombe, en particulier, aux services d'hygiène de la DDASS par la loi du 2 août 1961. Si à Paris, ce contrôle est exercé par le Laboratoire central de la Préfecture de police, dans les autres villes, la fonction relève du Service communal d'hygiène et de santé.

Les ministères de l'Éducation nationale, de l'Équipement et de l'Environnement ont lancé en 1987 un appel d'offre sur le thème « Habitat-Santé », qui est soutenu financièrement par le ministère de la Santé. Les propositions retenues concernent notamment l'étude de la relation air-santé, la métrologie des polluants, les problèmes liés à la ventilation et ceux inhérents à la climatisation, ensemble de thèmes considérés comme prioritaires par le gouvernement. Au niveau international, des experts désignés par le gouvernement participent à tous les travaux engagés sur le thème de la pollution intérieure, notamment à toutes les actions COST initiées par la CEE.

Les déchets

La législation française intègre aujourd'hui les nouvelles exigences prévues par la directive Seveso du Conseil des Communautés européennes du 24 juin 1982 concernant les risques majeurs de certaines activités industrielles.

Si les collectivités locales et les industriels sont les acteurs de l'élimination matérielle des déchets, les ministères de l'Environnement et de la Santé interviennent au niveau réglementaire. L'Agence nationale pour la récupération et l'élimination des déchets a, pour sa part, une mission de conseil et d'incitation dans ce domaine.

La loi du 15 juillet 1975 définit la notion de déchet et engage la responsabilité des producteurs dans leur élimination. Des textes réglementent les modalités exactes d'élimination de chaque type de déchets. S'agissant du transport, seuls les déchets industriels font l'objet d'un encadrement strict ; les actions de surveillance sont centralisées par la Commission interministérielle du transport des matières dangereuses qui se réfère au Code de la route, aux règlements sur le transport des matières dangereuses et à un ensemble de recommandations.

La valorisation des déchets reste, aujourd'hui encore, insuffisamment développée. L'adoption par la législation française des directives européennes et de mesures telles que le sytème ARTHUIT devrait cependant améliorer la situation. La surveillance de la radioactivité sur l'ensemble du territoire est assurée par le Service central de protection contre les rayonnements ionisants du ministère de la Santé. Ce service recueille et centralise un ensemble d'informations qu'il publie mensuellement. Il synthétise les données au niveau de chaque région. C'est sous son contrôle que des organismes tels que le Commissariat à l'énergie atomique (CEA) ou l'Électricité de France (EDF) effectuent la surveillance des sites voisins de leurs installations nucléaires.

Le bruit

De nombreuses réglementations visent à limiter le bruit en fonction de sa source, comme le font le Code de la route, le Code du travail, le Code de l'aviation civile. Chaque réglementation relève de la compétence de son ministère, le ministère chargé de l'Environnement coordonnant l'action au niveau national. C'est ainsi qu'un décret du ministère de la Santé établit les règles contre les bruits de voisinage propres à préserver la santé de l'homme, en excluant les cas dépendant d'une réglementation spécifique. Les directions départementales des Affaires sanitaires et sociales et les services communaux d'hygiène et de santé sont chargés de son application au niveau local.

Les substances chimiques

La sécurité des travailleurs relève du ministère du Travail. La réglementation relative aux produits destinés au grand public est du ressort du ministère de la Santé.

Pour les substances chimiques anciennes, la France suit la réglementation européenne qui prévoit un classement des substances dangereuses, avec des règles obligatoires d'étiquetage comprenant des symboles de danger, des mises en garde sur les risques et des conseils de prudence. Cette réglementation s'applique également à certaines préparations, c'est-à-dire des mélanges de substances dangereuses. Les substances chimiques nouvelles font l'objet d'une déclaration qui s'accompagne d'un dossier toxicologique dont l'importance et la précision vont croissant avec les prévisions des quantités qui seront mises sur le marché (loi du 12 juillet 1977 sur le contrôle des produits chimiques). Cette réglementation est en cours d'extension à toutes les préparations dangereuses et devrait limiter les concentrations en fonction du caractère dangereux de chaque substance.

L'alimentation

Les travaux menés dans le cadre du Conseil de l'Europe, de la CEE et du Codex alimentarius inspirent, voire déterminent, notre réglementation en matière d'hygiène, notamment dans la préparation, la distribution, le transport et la conservation des aliments. La Direction générale de la concurrence, de la consommation et de la répression des fraudes assure au niveau départemental une surveillance régulière des activités de production et de commercialisation. Elle effectue des prélèvements d'échantillons à des fins d'analyse, dans le cadre d'enquêtes nationales ou locales. Son contrôle s'exerce également sur les substances qui entrent en contact avec les produits alimentaires, tels que les matériaux d'emballage et de nettoyage.

Chaque direction départementale des services vétérinaires est dotée d'un laboratoire qui vérifie la qualité des produits et effectue les analyses bactériologiques et chimiques demandées par les vétérinaires inspecteurs. Par ailleurs, les directions départementales des Affaires sanitaires et sociales exercent une surveillance permanente du milieu. Elles délivrent des conseils sanitaires et assurent une éventuelle répression.

Sources d'information

Réseaux de surveillance continue

Un réseau national de bassin (900 stations de mesure dont 300 permanentes) pour les eaux superficielles, un contrôle sanitaire avant traitement et distribution pour les eaux souterraines, une analyse par captage pour les eaux distribuées fournissent les données de base. Ces données font ensuite l'objet d'une synthèse par les directions départementales des Affaires sanitaires et sociales pour le suivi de la qualité des eaux distribuées. Des bilans nationaux (1981,1987) sont ensuite effectués par la DGS. Parallèlement, il existe un contrôle bactériologique régulier des eaux de baignade (1 935 points en eau douce en 1986) et un contrôle des polluants organiques et métalliques de l'eau de mer par le Réseau national d'observation de la qualité du milieu marin.

Les informations sur les principaux polluants de l'air sont fournies au 1er janvier 1987. Ces données émanent du réseau de surveillance (49 stations, 10 en projet, 6 villes en zone de protection spéciale) et du réseau d'alerte (12 stations, 5 en projet), en collaboration avec la Météorologie nationale.

On distingue trois sources pour l'hygiène alimentaire : la Direction générale de la concurrence, de la consommation et de la répression des fraudes, les Directions des services vétérinaires et les DDASS. Ces directions assurent une surveillance sanitaire continue par analyses bactériologiques et chimiques, ou mènent des enquêtes locales ou nationales. Le réseau TIAC de la DGS rassemble ces données ainsi que celles du Centre national de référence des salmonelles pour le suivi des maladies d'origine alimentaire à déclaration obligatoire.

L'organisme chargé officiellement de la surveillance de la radioactivité, le Service central de protection contre les rayonnements ionisants, centralise les résultats provenant des 125 stations de prélèvements, de l'EDF et du CEA.

Inventaires et synthèses

Il faut citer tout d'abord les inventaires quinquennaux du degré de pollution des eaux superficielles, établis en coopération par les ministères de l'Environnement et de la Santé (1971, 1976, 1981) ; les données obtenues sont transposées en fichiers départementaux, en banques de bassin (agences Artois-Picardie et Rhin-Meuse) et en synthèses cartographiques par le Bureau des recherches géologiques et minières. De même des campagnes quinquennales "inter-sites" rassemblent les analyses des chimistes de l'Institut français de recherche pour l'exploitation de la mer. Les déchets industriels dangereux font l'objet, depuis 1974, d'inventaires par région et secteur d'activité sous la responsabilité de l'Agence nationale pour la récupération et l'élimination des déchets ; celle-ci procède par enquêtes ou fait appel à l'aide des services de contrôle des installations classées et du réseau de banque de données ARTHUIT. Des informations ponctuelles sont de plus apportées par des enquêtes, notamment l'enquête PAARC (pollution atmosphérique et affections respiratoires chroniques) de 1982 qui a permis d'étudier dans 28 zones cinq polluants (SO , sulfates, particules, NO-, NO) et plus de 20 000 personnes.

Cas particulier des sources sur le bruit

Une grande part des informations provient des répertoires des plaintes reçues au ministère de l'Environnement, des statistiques issues des Inspections des installations classées et de la salubrité, et des statistiques des 33 brigades de police nationale de province.

Les sources occasionnelles sont des enquêtes de l'INSEE (« Logement » en 1984) et du CREDOC (enquête effectuée en 1985 auprès de 2 000 personnes sur la nature des obstacles à la lutte contre le bruit), ou bien des sondages comme celui de l'Institut Louis Harris de janvier 1986 sur la perception de la qualité de l'environnement.

Sources particulières

Certaines données sont disponibles auprès de la Direction de la sécurité civile, du Laboratoire central de la préfecture de police de Paris, du Laboratoire d'hygiène de la ville de Paris, de la Météorologie nationale...

L'environnement professionnel

En 1986 le nombre d'accidents du travail avec arrêt, sans compter les accidents de trajet, était de 691 000 pour 13,2 millions de salariés affiliés au régime général. La même année, 980 accidents ont entraîné le décès de la victime avant tout versement d'une rente et 67 000 accidents, reconnus comme graves, ont conduit au versement d'une rente d'incapacité permanente. Il convient en outre d'ajouter à ce premier bilan les accidents survenus parmi les "catégories forfaitaires" dont relèvent par exemple les gens de maisons, ceux gérés par les régimes spéciaux comme celui des salariés agricoles ou dans les départements d'outre-mer, soit en tout 87 000 accidents avec arrêt et 176 accidents mortels, pour 1,8 millions de salariés.

Des accidents en baisse

Entre 1955 et 1986, le nombre d'accidents par million d'heures travaillées est passé de 53 à 29, soit une chute de 45 %. Ce mouvement général de baisse s'explique aussi bien par la diminution du poids relatif des emplois dangereux dans la structure des emplois que par l'amélioration des conditions de travail, avec notamment la réduction du temps de travail et les mesures favorisant la sécurité. Cette baisse s'observe dans l'ensemble des grandes branches d'activité définies par la CNAMTS mais touche inégalement les branches à risques par rapport aux autres, accentuant les disparités. C'est ainsi que la branche bâtiments, travaux publics demeure largement en arrière avec 69 accidents par million d'heures travaillées en 1986. En 1976, elle en comptabilisait 75, soit une baisse de fréquence de 8 % seulement. Avec cinq à six fois plus d'accidents que la moyenne générale et deux fois plus que le BTP dans son ensemble, les charpentes métalliques et les travaux souterrains demeurent les "activités noires" du bâtiment et des travaux publics.

Entre 1976 et 1986, trois branches connues pour leurs risques élevés ont vu la fréquence de leurs accidents baisser régulièrement : la métallurgie passe de 53 à 33 accidents par million d'heures travaillées soit une baisse de 38 %, les pierres et terres à feu enregistre une diminution de 24 % avec un taux d'accident qui décroît de 63 à 48 et la chimie connaît une chute de 41 % avec un taux qui diminue de 32 à 19.

Simultanément, l'évolution de la gravité des accidents reste faible. Le taux de gravité des accidents, qui se définit comme le nombre de journées perdues par incapacité temporaire pour 1 000 heures de travail, stagne, notamment dans les branches où les risques sont élevés telles que le bâtiment. Cependant, la faiblesse de cette progression pourrait être due à une moindre déclaration des "petits" accidents dans un contexte social et économique tendu.

Mais une sécurité remise en cause par des formes nouvelles d'emploi

La croissance de catégories plus vulnérables et moins protégées que celle des salariés réguliers, tels les intérimaires, les salariés sous contrat à durée déterminée et les sous-traitants, risque de remettre en question cette évolution favorable des accidents. Une étude de 1986 révèle ainsi un taux élevé d'accidents chez les personnels intérimaires, surtout les moins qualifiés, et met en évidence des dysfonctionnements de la sécurité dans les entreprises concernées. Ces résultats corroborent un certain nombre de faits connus. La sous-traitance de nombreuses fonctions génère une multiplication des intervenants sur un même site et fragilise la conception d'une sécurité coordonnée. L'application des législations sur l'hygiène et la sécurité s'avère difficile ou inadaptée du fait de la dilution des responsabilités entre plusieurs entreprises.

Un bilan délicat pour les maladies professionnelles reconnues

En 1986, 4 085 cas de maladies professionnelles, soit un cas pour 3 300 salariés, ont été reconnues dans le régime général de la Sécurité sociale. Il faut ajouter à ce premier chiffre les 836 cas reconnus dans le régime minier, les 199 du régime des salariés agricoles et les 18 de la SNCF, soit mille cas supplémentaires. Ces données ne permettent cependant d'évaluer que certains effets pathogènes pris en considération par la réglementation. Pour être reconnue comme "professionnelle", une maladie doit en effet figurer dans l'un des 76 tableaux prévus par la loi. Chaque tableau indique les conditions d'exposition, le type de tâches, la pathologie et son délai d'apparition après l'exposition qui autorisent à reconnaître une maladie comme ayant une origine professionnelle. La définition de "maladie professionnelle" est donc très restrictive ; elle s'assortit en outre de démarches administratives complexes pour celui qui la subit. C'est ainsi que, dans le régime général et en moyenne depuis dix ans, 40 % seulement des cas déclarés sont reconnus en tant que maladie professionnelle. Pour le seul bassin houiller Nord-Pas-de-Calais, ce taux n'est que de 20 % pour la pneumoconiose. En outre, les tableaux sont souvent en retard par rapport à l'évolution des connaissances scientifiques. En dépit de l'inscription de cancérogènes aux tableaux de maladies professionnelles et alors que la mortalité masculine précoce par cancer chez les ouvriers augmente, seulement 106 cas de cancer ont été reconnus d'origine professionnelle en 1986, dont quatre cas de cancer bronchopulmonaire.

L'ensemble du processus de validation de la maladie professionnelle permet néanmoins de suivre l'évolution de pathologies bien déterminées. C'est ainsi qu'entre 1976 et 1986, la silicose, les affections provoquées par les ciments, les hépatites virales diminuent, comme d'ailleurs les affections provoquées par le bruit depuis 1984, bien que ces dernières occupent en 1986 la première place des maladies professionnelles reconnues. Les affections périarticulaires, celles provoquées par les poussières d'amiante et celles provoquées par les bois marquent, quant à elles, une progression certaine.

Une mesure de l'exposition aux risques professionnels

En 1987, une évaluation des risques de maladies professionnelles par les médecins du travail met en tête des expositions susceptibles d'engendrer des pathologies le bruit supérieur à 85 db. Risque réglementé, ce niveau sonore affecte dans leur travail 13 % de l'ensemble des salariés et 28 % de l'ensemble des ouvriers, mais aussi 43 % des salariés de la fonderie et du travail des métaux, 31 % de ceux du bâtiment, du génie civil et agricole. Les risques liés au port de charges lourdes présentent une fréquence équivalente, notamment dans le bâtiment, le génie civil et agricole, et les services marchands aux particuliers. Viennent ensuite les risques liés au travail sur écran cathodique qui affectent en moyenne près de 9 % des salariés mais qui touchent un tiers des salariés des organismes financiers et des assurances. Par ordre décroissant de fréquence, suivent les travaux en équipes alternantes de nuit en tout ou partie, réglementés par une surveillance, et d'autres horaires contraignants bien que non réglementés, puis les maladies infectieuses, principalement dans le secteur sanitaire, les affections périarticulaires, les postures pénibles, les contraintes thermiques et les vibrations... Les expositions à des risques de type chimique apparaissent, elles aussi, relativement nombreuses. Seul un salarié sur deux exposé à ce type de risques est couvert par une surveillance réglementaire et cela pour 27 produits ou famille de produits, parmi lesquels les huiles minérales, le benzène et ses homologues, le plomb et ses composés.

Graphique 1 – **Évolution du nombre de décès par accident du travail**

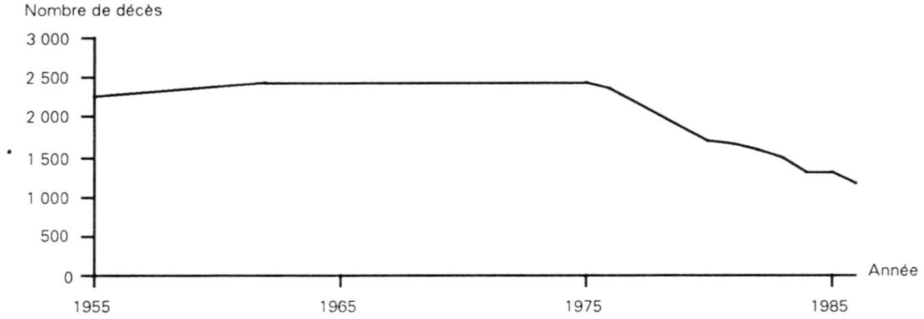

Source : *CNAMTS*

Tableau 1 – **Proportion de salariés exposés au moins à un risque**

en %

Activité principale de l'établissement employeur du salarié	**Type de risques**				**Effectif en milliers**
	Chimique	Infectieux ou parasitaire	Physique	Autre(1)	
Ensemble des salariés du champ de l'enquête	**22,5**	**13,1**	**29,4**	**41,2**	**12 635**
Industries de la viande et du lait	8	40	47	63	139
Autres industries alimentaires	9	9	35	57	345
Minerais et métaux ferreux	8	*	53	67	128
Minerais et métaux non ferreux	47	23	74	57	51
Matériaux de construction, minéraux divers	28	6	62	37	138
Industries du verre	30	1	57	63	54
Chimie de base, fibre artificielle	58	3	35	50	125
Parachimie et pharmacie	30	1	20	31	181
Fonderie et travail des métaux	41	3	58	38	398
Construction mécanique	29	2	42	29	431
Construction électrique et électronique	22	1	23	37	541
Matériel de transport terrestre	35	2	43	43	374
Construction navale et aéronautique	23	4	36	33	152
Industrie textile et habillement	16	3	33	45	425
Industrie du cuir, de la chaussure	26	3	39	40	89
Bois, meubles, industries diverses	23	3	58	33	257
Papier, carton	22	3	48	50	105
Imprimerie, presse, édition	24	1	20	39	209
Caoutchouc, matières plastiques	29	2	42	40	204
Bâtiment, génie civil et agricole	48	14	62	33	1 214
Commerce de gros alimentaire	6	7	24	44	230
Commerce de gros non alimentaire	8	2	13	34	683
Commerce de détail alimentaire	4	13	20	48	517
Commerce de détail non alimentaire	8	7	8	28	698
Réparation et commerce de l'automobile	42	3	33	37	324
Hôtels, cafés, restaurants	9	11	16	57	472
Transports	10	4	27	51	502
Services marchands aux entreprises	6	4	9	36	1 137
Services marchands aux particuliers	36	54	25	47	1 873
Location, crédit-bail immobilier	18	18	10	34	62
Assurances	2	1	4	44	140
Organismes financiers	*	1	2	47	357

(1) - Risques composites, liés à des situations de travail définies
** - Moins de 1 %*
Source : *SUMER 1986-1987. SES. Ministère du Travail*

Graphique 2 – **Variation du taux de fréquence* des accidents du travail avec arrêt**

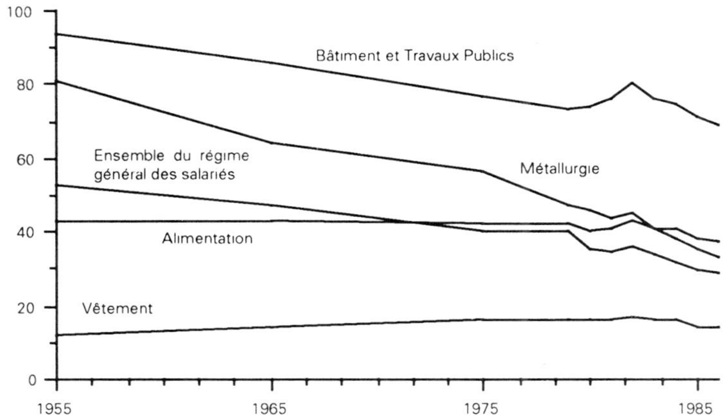

** Taux de fréquence = nombre d'accidents x 1 000 000 / nombre d'heures travaillées*
Source : *CNAMTS.*

Tableau 2 – **Principales maladies professionnelles reconnues, constatées en 1976 et en 1986 au régime général, aux Mines et à la SNCF**
(indicateur OMS 25.2)

	1976	1986
• Affections provoquées par le bruit	312	1 052
• Silicose	3 079	893
(dont Mines)	(2 041)	(582)
• Affections péri-articulaires	282	678
• Affections provoquées par les ciments	1 374	373
• Affections dues aux poussières d'amiante	54	262
• Hépatites virales	747	224
• Lésions eczématiformes de mécanisme allergique	n.d.	178
• Affections dues aux bois	32	121
• Affections respiratoires de mécanisme allergique	n.d.	109
• Affections dues aux vibrations et aux chocs transmis par certaines machines-outils, outils et objets	91	101
• Brucelloses	144	33
• Dermatoses consécutives à l'emploi de lubrifiants ou fluides de refroidissement	166	69
• Affections provoquées par les isocyanates organiques	16	69
• Sous-total (13 maladies)	6 297	4 162
• **Total des trois régimes**	**7 453**	**4 939**

Source : *CNAMTS*

Les effets de certaines conditions de travail sur la santé

Les études et les travaux menés en milieu professionnel permettent de mieux cerner la relation entre la santé et le travail, comme en témoignent les résultats suivants. Une suite de travaux vérifient le lien qui existe entre les conditions socio-professionnelles et l'accouchement prématuré. Ils confirment l'existence de risques de prématurité moins élevés chez les nourissons conçus par des femmes exerçant une activité professionnelle ainsi que l'influence de la durée de travail et des efforts physiques importants sur le mauvais état de santé du nouveau-né. Mais ils mettent également en évidence de nouveaux facteurs de risque tels que les contraintes thermiques, la lumière artificielle et l'insuffisance du repos nocturne.

Le milieu de travail hospitalier a donné lieu à différentes études comme celles sur la transmission des informations, l'architecture, en lien avec l'organisation et les conditions de travail. La relation entre les exigences physiques, mentales et psychiques du travail des soignantes et les pathologies constatées a été analysée. Ainsi la pathologie ostéo-articulaire et musculaire apparaît-elle liée au cumul et à l'intensité des charges physiques : manutention de malades, postures debout constantes ou autres postures pénibles, longs déplacements. L'horaire, le rythme et les modalités du travail (fréquence des interruptions pour la recherche d'information ou de matériel, temps de concertation insuffisant pour répondre à la demande évolutive des patients, nombre de tâches effectuées) favorisent des troubles mentaux ou psychiques exprimés par une fatigue générale, des troubles du sommeil, le sentiment de solitude, de non-gratification ou de débordement. Le cumul de ces diverses pénibilités tend à accroître la prise de médicaments tels que calmants, somnifères ou antidépresseurs.

Les risques du travail sur écran sont composites, liés à différents aspects du poste de travail. Les craintes de méfaits dus aux seules radiations ont été écartées mais des tensions nerveuses ou psychiques liées à l'organisation des logiciels, à la monotonie du travail, aux attentes ou aux pannes ont été mises en évidence. La conception des matériels peut aggraver cette tension nerveuse d'une fatigue posturale ou oculaire. Des recommandations sur le rythme de travail, la durée et l'adaptation des matériels sont d'ores et déjà prises en compte dans certaines conventions collectives et leurs applications contrôlées par les médecins du travail.

Les aspects de la politique

Le système de protection, de maintien, d'amélioration de la santé au travail en France trouve sa première originalité dans le fait que l'employeur est juridiquement responsable des risques auxquels il expose ses salariés. Le Code du travail lui fixe, en effet, des obligations en la matière.

Une prévention multipolaire

Le système français de prévention des risques professionnels est le résultat d'approches complémentaires et d'actions diverses qui émanent de plusieurs partenaires.

La Sécurité sociale joue un rôle essentiel dans la lutte contre les accidents du travail et les maladies professionnelles par sa politique de prévention. La Caisse nationale d'assurance maladie a pour mission de promouvoir la prévention des accidents du travail et des maladies professionnelles, d'émettre un avis sur tout projet de loi ou de règlement relatif à la prévention des risques professionnels, de coordonner les actions des caisses régionales et d'en assurer le contrôle. Pour ce faire, un Institut national de recherche et de sécurité a été mis en place. Cet institut a pour but de contribuer sur le plan technique à l'amélioration de l'hygiène et de la sécurité ainsi qu'à la prévention des accidents du travail et des maladies professionnelles par tous les moyens appropriés et d'assurer à ce titre des liaisons avec la médecine du travail.

La spécificité et l'importance des risques liés à leurs professions ont conduit les professionnels du bâtiment et des travaux publics à se doter d'un organisme paritaire de prévention (OPPBTP).

Créé par un premier décret en date du 1er août 1947, le Comité d'hygiène et de sécurité a vu ses compétences s'élargir au fil du temps. A sa mission originelle de contribution à la protection et à la sécurité des salariés par l'analyse des risques professionnels encourus dans l'entreprise, s'est greffée une mission élargie à l'ensemble des conditions de travail. Le Comité d'hygiène, de sécurité et des conditions de travail (CHSCT) a, depuis 1982, compétence dans l'organisation matérielle du travail, dans l'aménagement des postes de travail, la durée et les horaires ainsi que l'aménagement du temps de travail. Il est tenu d'enquêter également à la suite de tout accident ayant entraîné ou pu entraîner des conséquences graves pour un salarié et a dans ses attributions un rôle important de sensibilisation des travailleurs à la sécurité.

Le rôle pivot de la médecine du travail

La médecine du travail contribue de façon notable à la politique de santé puisqu'elle représente, en 1988, la première médecine préventive en nombre de médecins (5 600) et en nombre de personnes concernées (18 millions en tenant compte des agents des collectivités publiques). Sur le seul plan financier, son coût est évalué à 4,5 milliards de francs.

A la charge de l'employeur, exclusivement préventive, la médecine du travail est confiée à des praticiens spécialisés en médecine du travail. Elle est placée sous la surveillancee des salariés par l'intermédiaire du Comité d'entreprise ou d'une commission de contrôle ad hoc. Son objectif est d'éviter toute altération de la santé des travailleurs du fait de leur travail. La surveillance médicale englobe non seulement la santé des individus au travail mais aussi les conditions et l'hygiène du travail.

Affecté uniquement au service des entreprises, le médecin du travail est le pivot de l'action de prévention. Sa mission est de s'assurer, par des examens cliniques, de l'aptitude du salarié au poste qu'il va occuper ou auquel il est affecté. Son rôle est de prévenir et de dépister toute maladie professionnelle ou à caractère professionnel faisant d'ailleurs l'objet d'un système de réparation spécifique. La nécessité de relier l'aspect clinique à la connaissance du milieu du travail exige que le médecin consacre le tiers de son temps à identifier les risques et à évaluer les exigences physiques, sensorielles et psychiques des postes de travail pour proposer des améliorations. L'ensemble de ces actions s'effectue dans un cadre réglementaire dont l'adaptabilité permet une mise à jour constante en concertation avec les partenaires sociaux.

Une réglementation en évolution

Le Conseil supérieur de la prévention des risques professionnels, organisme consultatif formé de représentant des administrations, des salariés, des employeurs et de personnalités qualifiées, a pour mission d'émettre des avis et des suggestions lors de l'élaboration de la réglementation. Il est le lieu où se crée une réglementation dont l'élaboration concertée et pragmatique garantit ultérieurement l'application effective.

Pour demeurer efficace, la réglementation doit évoluer avec la modification des processus industriels, l'approfondissement des connaissances, l'apparition ou la disparition de certains risques, et les évolutions socio-économiques, notamment les nouvelles formes d'emploi. C'est ainsi qu'un décret paru en décembre 1988 a introduit à titre expérimental la possibilité d'organiser la pluridisciplinarité dans les services médicaux, de façon à diversifier les compétences auxquelles peut faire appel le médecin du travail. Ce décret offre également la possibilité de modifier, par accord d'entreprise, la répartition du temps que consacre le médecin du travail aux examens médicaux et à l'action sur le milieu du travail.

La réglementation doit aussi s'adapter à un contexte international. C'est ainsi qu'en application de l'article 118A du Traité de Rome introduit par l'Acte unique, plusieurs directives sont actuellement en cours d'élaboration pour harmoniser le droit de la sécurité en Europe. La directive cadre en matière de sécurité au travail, récemment adoptée par la Communauté européenne, confortera le système français.

Sources d'information

Les accidents et maladies professionnelles

Les organismes de Sécurité sociale, qu'ils soient du régime général (CNAMTS) ou des régimes particuliers (mines, SNCF,..) tiennent à jour les statistiques des accidents du travail et des maladies professionnelles déclarées pour leur prise en charge financière.

La réparation et l'indemnisation donnent lieu à des évaluations chiffrées annuelles, inégalement exhaustives mais en cours d'amélioration.

Par ailleurs, une procédure permet aux médecins de signaler des maladies ne rentrant pas dans le cadre strict des maladies indemnisées. Réglementée par l'article L.500 du Code de la Sécurité sociale, cette procédure a été assez peu utilisée, voire méconnue du corps médical. Une nouvelle formule (article L.461-6) est en cours d'expérimentation dans deux régions ; elle devrait être une source précieuse de connaissance des risques, tant pour la prévention que pour l'amélioration de la réparation.

L'exposition aux risques professionnels

Depuis 1984, les organismes publics de recherche (INSERM, INRS), les services médicaux du travail, l'inspection médicale du ministère du Travail ont engagé différentes études ou recherches sur les liens entre conditions de travail, pénibilité, nuisances et état de santé des individus.

Il existe une enquête de l'Institut national de recherche et de sécurité (INRS) pour la prévention des accidents du travail et des maladies professionnelles sur les personnels intérimaires (1986).

Un rapport du ministère du Travail concerne les prescriptions particulières d'hygiène et de sécurité opposables aux entreprises sous-traitantes. Les limites du décret du 29 novembre 1977 réglant ces prescriptions sont analysées au regard de situations observées ces dernières années. Le vœu de voir actualisée la législation est argumenté.

Pour l'enquête SUMER du ministère du Travail, 600 médecins du travail ont collecté, entre décembre 1986 et juin 1987, 50 000 fiches sur des salariés choisis de façon aléatoire parmi ceux vus en visite annuelle dans l'ensemble du secteur privé marchand non agricole. Ils ont ainsi estimé les expositions "habituelles" à des produits, agents, ou situations de travail susceptibles d'engendrer des pathologies d'origine professionnelle, pour un échantillon représentatif de salariés. Les risques d'accident sont exclus.

Les effets de certaines conditions de travail sur la santé

L'INSERM mène des recherches sur des pathologies précises telles que le cancer ou les maladies respiratoires chroniques. C'est ainsi que l'Unité 292 de l'INSERM a engagé, en 1988, une étude des mécanismes socio-économiques, culturels, médicaux, juridiques et administratifs sur les processus de constatation/déclaration/reconnaissance/ indemnisation des maladies professionnelles. Pour ce faire, sont réalisées une série de monographies, permettant l'analyse de ces processus pour trois types de maladie, la pneumoconiose, le cancer et les dermatoses, dans trois régions, le Nord, le Midi-Pyrénées et la région parisienne. Les résultats devraient être disponibles en octobre 1990.

D'autres études, réalisées par l'INSERM en collaboration avec des médecins du travail, concernent des secteurs d'activité particuliers : les infirmières en hôpitaux publics, les personnels hospitaliers féminins de l'Assistance publique de Paris, les ouvriers des industries de la chaussure, les ouvriers et ouvrières du secteur de l'abattage et du conditionnement de volailles.

Quelques étapes de la vie

La périnatalité

La mortalité infantile a chuté au cours des dernières décennies. En trente ans, de 1956 à 1986, elle a été divisée par cinq. En début de période, cela était surtout dû à l'évolution très favorable de la mortalité post-néonatale, c'est-à-dire à la mortalité entre 28 jours et un an. Depuis une dizaine d'années, les progrès ont surtout été sensibles avant 28 jours, la mortalité post-néonatale stagnant.

Ce changement a été considéré dans plusieurs études comme une conséquence du progrès des techniques médicales qui peut maintenir en vie des enfants fragiles qui mourront de maladies diverses au cours de leur première année. Dans ce cas, l'évolution des indicateurs est liée à l'évolution des pratiques médicales. Un deuxième élément à prendre en compte pour l'interprétation de la stagnation actuelle de la mortalité post-néonatale est l'augmentation importante de la mort subite du nourrisson qui représente plus de 20 % de la mortalité entre 28 jours et un an. Cette augmentation est d'autant plus remarquable que, pour toutes les autres causes de décès infantiles, la mortalité a baissé.

L'ensemble des progrès réalisés au niveau national n'a pas pour autant permis d'effacer les disparités régionales : les régions défavorisées restent le Nord de la France, l'Auvergne, le pourtour méditerranéen. Au sein de la CEE, la France se situe dans une position intermédiaire entre les Pays-Bas et le Danemark où la mortalité fœto-infantile est faible, et la Grèce et l'Italie où elle est élevée. Sa position vis-à-vis de ces deux groupes de pays ne s'est guère modifiée au cours des dernières années.

La mortalité maternelle a suivi la même évolution favorable, mais reste relativement élevée par rapport aux autres pays européens. En 1986, il y a eu 85 décès enregistrés comme complications de la grossesse, accouchements, suites de couches chez des femmes de 15 à 44 ans. Il y en avait 125 en 1981. Les principales causes de mortalité maternelle sont l'infection, l'hémorragie et l'hypertension artérielle.

Prématurité et santé de l'enfant

Les caractéristiques de l'enfant à la naissance ont suivi, pour la plupart, la même évolution favorable que les indicateurs de morta-

mortalité. Mais, il semble que l'on assiste actuellement à une stagnation de ces bons résultats.

La prématurité, c'est-à-dire un âge gestationnel inférieur à 37 semaines révolues, a diminué significativement entre 1972 et 1981, passant de 8,2 % des naissances à 5,6 %. Les modifications de la fécondité intervenues pendant la même période ont eu une influence sur l'issue de la grossesse. On estime qu'environ la moitié de la baisse de la prématurité entre 1972 et 1981 peut s'expliquer par la diminution des naissances chez les femmes à risque : les femmes jeunes, celles ayant eu beaucoup d'enfants, ou celles ayant eu des accouchements rapprochés.

Des données partielles récentes, portant sur quelques centres hospitaliers, montrent une amorce d'augmentation de la prématurité, même en tenant compte de la prématurité induite par les obstétriciens en cas de souffrance fœtale. D'autre part, on a constaté dans ces services une diminution du pourcentage de femmes suivies dès le premier trimestre, ce qui est inquiétant en terme de dégradation de la surveillance prénatale.

Un autre élément du constat est l'évolution de la fréquence des handicaps dans deux générations d'enfants, 1972 et 1976, séparées par une période où la politique périnatale s'est profondément modifiée. Les handicaps retenus dans cette étude sont l'infirmité motrice cérébrale, la cécité, la surdité complète et le retard mental important (QI inférieur à 50). Leur fréquence est de l'ordre de 40 à 50 pour 10 000, sans évolution significative.

Plusieurs facteurs peuvent expliquer l'évolution globalement favorable des indicateurs : l'amélioration du niveau de vie, des changements de comportement, l'augmentation de la surveillance prénatale, l'amélioration des conditions de l'accouchement... Pour illustrer ces changements, l'exemple de la surveillance par échographie est particulièrement probant. En 1976, 11,3 % des femmes ont eu une échographie pendant leur grossesse ; elles étaient 81,8 % en 1981, et sont sans doute plus de 90 % aujourd'hui.

Les aspects épidémiologiques

La prématurité est la principale cause de mortalité périnatale et de survenue de handicaps à long terme. Naître prématuré multiplie par dix le risque de handicap ultérieur. Cela a constitué le sujet d'étude privilégié de l'épidémiologie périnatale ces dernières années.

Un certain nombre de facteurs de risque ont ainsi pu être isolés. Les antécédents d'accouchement prématuré, de mort-né, d'avortement provoqué ou spontané, surtout si l'interruption de grossesse intervient après 10 semaines de gestation, sont des prédicteurs puissants de la prématurité. Les caractéristiques maternelles sont également liées au terme de l'accouchement. La prématurité est plus fréquente chez les femmes de moins de 20 ans ou de plus de 40 ans. Un faible poids, une petite taille, la multiparité sont également des facteurs défavorables. Le dernier ensemble de facteurs de risque est constitué par les facteurs sociaux et environnementaux. En particulier, la relation entre niveau social bas, conditions de travail difficiles et prématurité est connue depuis longtemps.

Où en est-on en 1989 ? Il semble que l'on assiste actuellement à une stabilisation du taux de prématurité. Tout se passe comme si une partie des facteurs de risque isolés avait été prise en charge par le système de surveillance prénatal et une autre partie, comprenant essentiellement les conditions psychosociales et professionnelles défavorables, avait échappé au système de prévention. Simple hypothèse qu'une étude récente permet d'éclaircir. Cette étude, qui a suivi sur trois ans, de 1984 à 1986, l'évolution du taux de prématurité dans certains services hospitaliers, a relevé une augmentation de celui-ci. Cette augmentation se décompose ainsi : croissance de la prématurité "induite", c'est-à-dire résultant des décisions des obstétriciens, mais également de la prématurité "spontanée", plus inquiétante. Une étude plus approfondie des causes de cette augmentation a permis d'isoler deux indicateurs. D'abord, l'utilisation de médicaments visant à prévenir le risque d'accouchement prématuré a diminué pendant la même période : il semble que l'on devienne moins interventionniste. Ensuite, le pourcentage de femmes qui ont été suivies dès le premier trimestre dans les maternités en question a diminué.

Le débat actuel

A partir de ces résultats se dégagent clairement les deux explications possibles de l'évolution de la prématurité. Première hypothèse : la stabilisation des taux de prématurité correspond à un "relâchement" de la surveillance prénatale. Dans ce cas, le renforcement des interventions médicales se justifie. Deuxième hypothèse : on assiste actuellement à une stabilisation, liée à un niveau "incompressible" de facteurs de risque mal cernés par la prévention actuelle et directement liés à des conditions psychosociales et professionnelles défavorables. Dans ce cas, l'augmentation indiscriminée des interventions médicales ne se justifie pas. On doit plutôt envisager une prévention axée sur les risques sociaux. Il semble que cette seconde hypothèse soit la plus probable. Certains ont même dénoncé des

Graphique 1 – **Évolution des différents indicateurs de la mortalité infantile 1956-1986**
(indicateurs OMS 7.1, 7.2, 7.3, 7.4)

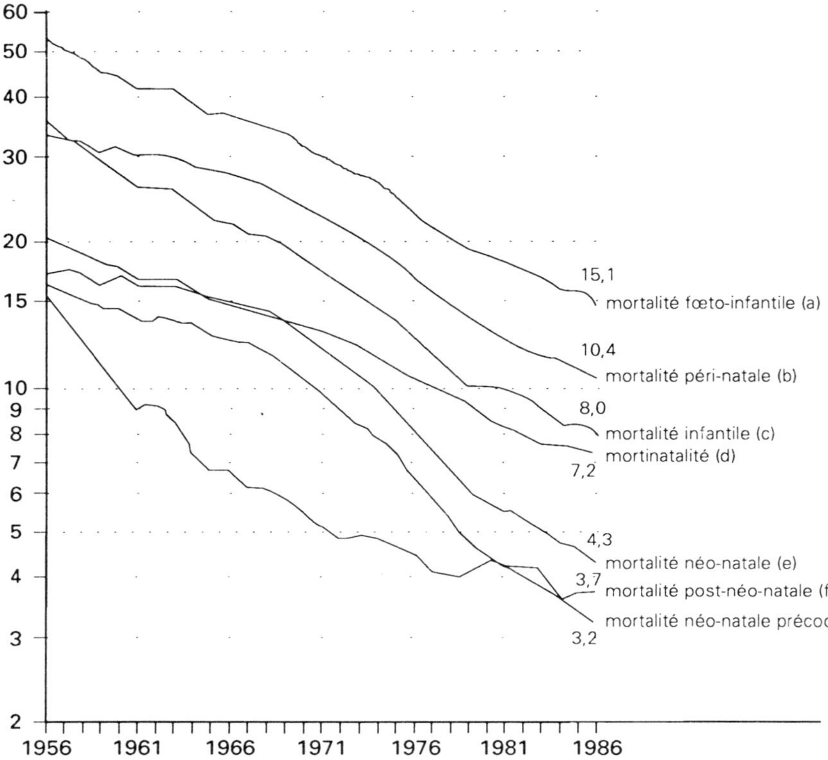

(a) mort-nés et décès de moins d'un an pour 1000 naissances vivantes et mort-nés.
(b) mort-nés et décès de moins de 7 jours pour 1000 naissances vivantes et mort-nés.
(c) décès de moins d'un an pour 1000 naissances vivantes.
(d) mort-nés pour 1000 naissances vivantes et mort-nés.
(e) décès de moins de 28 jours pour 1000 naissances vivantes.
(f) décès de plus de 28 jours et moins d'un an pour 1000 naissances vivantes.
(g) décès de moins de 7 jours pour 1000 naissances vivantes.

Source : *INSEE. La situation démographique*

Tableau 1 – **Taux de mortalité maternelle par complications de la grossesse, accouchement, suites de couche**
(indicateur OMS 8.1)

(taux pour 100.000)

Total tous âges	< 1 an	1 à 4 ans	5 à 14 ans	15 à 24 ans	25 à 34 ans	35 à 44 ans	45 à 54 ans	55 à 64 ans	65 à 74 ans	75 à 84 ans	85 ans et plus
0,3	–	–	–	0,4	1,2	0,6	–	–	–	–	–

Source : *INSERM. Causes médicales de décès 1986.*

Tableau 2 – **Évolution de la prévention prénatale**
(indicateur OMS 28.4)

	1972 (%)	1976 (%)	1981 (%)
Nombre de consultations prénatales			
<4	15,3	10,6	3,9
4	35,4	29,1	16,5
5-6	27,1	26,4	24,7
7 et plus	22,2	33,9	54,9
Surveillance par un généraliste uniquement			
oui	–	20,8	8,8
non	–	79,2	91,2
Au moins une échographie			
oui	–	11,3	81,8
non	–	88,7	18,2
Bêta-mimétiques			
oui	–	8.9	14,7
non	–	91,1	85,3
Hospitalisation			
oui	–	13,0	15,6
non		87,0	84,4

Source : *INSERM. U 149.*

Tableau 3 – **Évolution du poids de naissance**
(indicateur OMS 16.5)

	1972 %	1976 %	1981 %
Poids de naissance			
< 1 500 g	0,8	0,7	0,4
1 500 - 1 999 g	1,2	0,9	1,0
2 000 - 2 499 g	4,2	4,9	3,8
2 500 - 2 999 g	19,1	17,9	18,0
3 000 - 3 499 g	41,8	42,3	41,3
3 500 - 3 999 g	25,5	26,4	27,5
4 000 g et +	7,4	6,9	0,8
Âge gestationnel			
< 34 sem.	2,4	1,7	1,2
34 - 36 sem.	5,8	5,1	4,4
37 - 39 sem.	37,0	34,9	37,9
40 - 42 sem.	50,8	54,0	53,1
43 sem. et plus	4,0	4,3	3,4

Source : *INSERM. U 149.*

Tableau 4 – **Nombre de naissances vivantes selon l'âge de la mère**
(indicateur OMS 28.6)

	1982	1983	1984	1985
< 20 ans	33 159	29 368	27 315	24 171
35 - 39 ans	49 284	49 659	54 087	60 194
> 40 ans	8 720	8 321	8 883	9 476

Source : *INSEE. La situation démographique.*

excès d'interventions médicales : avortements injustifiés ou césariennes illégitimes par exemple.

D'autres éléments de réponse seront sans doute obtenus à partir d'une autre étude de l'INSERM portant sur l'évolution de la fréquence des handicaps d'une génération d'enfants de 1981. Cette étude a pour objet l'évaluation des pratiques médicales visant à réduire les handicaps d'origine périnatale. Or, une publication récente suédoise a constaté une augmentation de la fréquence de l'infirmité motrice cérébrale que les auteurs attribuent à une modification des soins périnatals. Ces techniques auraient pu amener, dans les années les plus récentes, à faire naître ou à sauver des enfants atteints de pathologies conduisant à une infirmité motrice cérébrale. Ces données justifient le suivi et l'analyse de l'évolution de la fréquence des handicaps, deuxième volet de l'épidémiologie périnatale actuelle.

Les aspects de la politique

Le programme Périnatalité, engagé de 1971 à 1981, a permis à la France de se situer dans une position favorable en Europe pour les indicateurs de mortalité et de morbidité périnatales. Ce programme englobait des actions de formation du personnel, un renforcement de l'équipement des maternités et l'adoption de mesures réglementaires. Trois enquêtes épidémiologiques de l'INSERM ont évalué son efficacité. Les résultats confirment l'importance du suivi de la grossesse et de l'environnement de la naissance sur l'évolution favorable des indicateurs de périnatalité.

Un cadre réglementaire

Tous les soins, consultations et examens nécessaires aux femmes enceintes sont entièrement pris en charge par la Sécurité sociale dès le sixième mois de la grossesse.

Pour bénéficier des allocations versées par les organismes de protection sociale (Sécurité sociale, caisses d'allocations familiales), la femme doit faire l'objet d'au moins quatre visites obligatoires remboursées à 100 % auprès de son médecin traitant ou du centre de PMI : avant la fin du troisième mois, au cours du sixième mois et dans les quinze premiers jours du huitième et neuvième mois de la grossesse. Par ailleurs, les femmes peuvent également profiter de deux examens facultatifs, remboursés intégralement, au quatrième et cinquième mois de la grossesse.

Ces modalités de surveillance s'accompagnent de mesures financières : chaque femme enceinte, quels que soient ses revenus, reçoit une allocation pour jeune enfant du quatrième mois de la grossesse à la fin du troisième mois de l'enfant. Cette allocation peut être prolongée suivant les ressources jusqu'au troisième anniversaire de l'enfant. Des prestations supplémentaires des caisses d'allocations familiales existent par ailleurs pour les familles en situation difficile, les mères isolées par exemple. Les grossesses à risques médico-sociaux peuvent donner lieu, depuis le décret du 5 mai 1975, à une surveillance à domicile par des sages-femmes, dont l'efficacité a été prouvée.

Le Code du travail édicte des règles de protection particulière de la femme enceinte. L'employeur ne peut prendre en considération l'état de grossesse d'une femme pour refuser l'embauche. Outre les congés pré et post-natals d'une durée de 16 semaines pour la venue des deux premiers enfants et de 28 semaines pour les suivants, la législation prévoit l'aménagement des horaires et des conditions de travail et interdit le licenciement.

Des textes imposent aux maternités des conditions de sécurité entourant la naissance : nombre minimum de lits, normes des locaux, nécessité d'une unité de réanimation des nouveaux-nés.

En outre, un examen du nouveau-né par un médecin est obligatoire avant le huitième jour et doit donner lieu à un certificat de santé qui sera ensuite exploité à des fins épidémiologiques et de santé publique. Chaque nouveau-né doit aussi subir un dépistage de la phénylcétonurie et de l'hypothyroïdie.

La protection maternelle et infantile (PMI) a pour objectif la protection médico-sociale des femmes enceintes et des enfants jusqu'à leur sixième anniversaire. Sous la responsabilité des élus départementaux depuis la décentralisation (Conseil général), les services de PMI assurent gratuitement des consultations prénatales et le suivi des jeunes enfants. Ils offrent des visites prénuptiales et mènent, grâce à leurs équipes multidisciplinaires, des activités de planification et d'éducation familiales. Un projet de loi sur la PMI est actuellement en cours d'examen. Il reprécise ses missions et prévoit en particulier l'utilisation obligatoire d'un carnet de santé de la maternité. Ce carnet a été élaboré pour apporter aux femmes des conseils sur leur santé et pour les informer sur leurs droits et les aides auxquelles elles peuvent prétendre. Outil de liaison entre les praticiens, il pourrait être rendu obligatoire dès la fin de l'année 1989.

Une surveillance active

Une connaissance pertinente des indicateurs de santé périnatale est indispensable pour évaluer et adapter aux besoins le système de soins et les actions engagées. Les bases de l'information permanente résident actuellement dans les certificats de santé, notamment celui du huitième jour, dont les données, exploitées d'abord localement par les services de PMI, remontent pour le suivi de certains indicateurs au niveau national. Des registres sur les malformations congénitales ont été mis en place et les Observatoires régionaux de la santé interviennent régulièrement pour établir des constats locaux. Par ailleurs, des études complémentaires sont menées à la demande de l'État. C'est ainsi que l'INSERM a récemment engagé des études sur la mortalité maternelle et des travaux sur la mortalité périnatale et les naissances vivantes dans dix régions.

Des politiques locales pour réduire les inégalités

Malgré l'existence de mesures réglementaires et les actions du programme Périnatalité, des inégalités sociales et géographiques persistent. Pour y pallier, l'État a conclu dès 1985 des contrats avec cinq régions considérées comme défavorisées. Ces contrats, mis en œuvre jusqu'en 1987, ont permis de mener des programmes locaux de formation pour les professionnels de santé, d'éducation pour les femmes et de suivi à domicile pour les grossesses à risque. Leur évaluation fait la preuve de l'efficacité et de la richesse des actions locales concertées associant différents partenaires.

Pour inciter des politiques locales cohérentes et actives, l'État a demandé aux régions de réaliser un bilan de fonctionnement de leurs unités obstétricales publiques et privées et de mettre en place des Comités techniques consultatifs de la naissance (circulaire du 5 mai 1988). Ces instances, qui se composent de partenaires multiples (élus, professionnels de la santé, administration), devraient garantir une meilleure analyse des problèmes locaux et la mise en œuvre d'actions adaptées à des objectifs déterminés : réduction de la prématurité, prise en charge des femmes les plus défavorisées... Des crédits d'État encouragent ces actions locales : subventions, crédits de formation en périnatalité des professionnels, crédits régionalisés de promotion de la santé...

Sources d'information

La mortalité

— La mortalité fœto-infantile : tous les décès de la période périnatale et infantile sont enregistrés par l'INSEE à partir de l'état civil. La statistique des causes médicales de décès, tenue par l'INSERM, ne concerne que les personnes ayant fait l'objet d'une déclaration de naissance vivante à l'état civil, ce qui exclut les enfants mort-nés et les faux mort-nés, c'est-à-dire les enfants nés vivants et morts avant la déclaration de naissance. Cette situation limite donc l'analyse des causes de mortalité périnatale et conduit à sous-estimer l'importance des causes de décès les plus fréquentes dans les premiers jours qui suivent la naissance : les affections d'origine périnatale et les anomalies congénitales.

— La mortalité maternelle : selon les recommandations de l'OMS, la mortalité maternelle regroupe les décès des femmes survenus au cours de la grossesse ou dans un délai de 42 jours après sa terminaison pour toutes les causes déterminées ou aggravées par la grossesse. Même si les décès maternels sont relativement rares actuellement, il faut signaler que ces chiffres sous-estiment la réalité : notamment les décès consécutifs à un avortement et les décès survenus plusieurs semaines après la fin de la grossesse ne sont pas tous certifiés comme mort maternelle.

— La mort subite du nourisson : l'augmentation des taux de mort subite n'est pas apparue de manière progressive mais brutalement à la suite d'une révision de la CIM (9e révision). Il est donc possible qu'elle soit due à un changement dans la certification ou la codification. Mais la légère augmentation de la mortalité entre 1 et 5 mois, âge correspondant au nombre le plus élevé de morts subites, laisse penser qu'il y a pu avoir une réelle augmentation de cette cause de décès.

La morbidité

— La prématurité : les données proviennent des enquêtes nationales de l'INSERM « Naître en France » réalisées en 1972, 1976 et 1981, à la demande du ministère chargé de la Santé. Ces enquêtes ont été réalisées sur un échantillon représentatif des naissances. Elles avaient pour objectif de fournir une information sur la période périnatale et d'évaluer les effets des programmes sanitaires dans ce domaine.

L'enquête périnatale de Haguenau constitue une seconde source d'information. Cette maternité, située dans la région de Strasbourg, a fait l'objet de l'étude de près de 17 000 grossesses uniques qui se sont terminées par une naissance entre 1971 et 1982. Elle bénéficie d'une situation privilégiée car elle draine la plupart des grossesses d'une région bien délimitée. De plus, la stabilité au cours du temps de sa zone de recrutement a permis d'étudier sans biais notable l'évolution de l'issue des grossesses entre 1971 et 1982 et le lien éventuel avec la politique de prévention de la prématurité mise en place en 1971.

L'utilisation de statistiques hospitalières pour une étude épidémiologique pose toujours le problème de la représentativité de la population. Dans le cas de la grossesse, la question est moins importante puisque presque tous les accouchements ont lieu de nos jours à la maternité. Il reste que les femmes peuvent choisir leur lieu d'accouchement et que le recrutement d'une maternité particulière peut être non représentatif. Ce biais peut affecter les données récentes sur la prématurité : elles sont en effet issues de onze services hospitaliers dont les responsables font partie de l'ADIPOG (Association des utilisateurs d'un dossier informatisé en périnatalogie obstétrique et gynécologique). Ces services hospitaliers, répartis entre la région parisienne, Tours, Toulouse, Oulins, Pertuis et Rouen, ont fourni des données permettant d'avoir une évolution détaillée sur trois ans, de 1984 à 1986, totalisant environ 20 000 accouchements.

— Les autres caractéristiques de l'enfant à la naissance : ces données sont issues des enquêtes nationales de l'INSERM. Mais, depuis 1985, l'exploitation des questionnaires départementaux sur la santé de la mère et de l'enfant permet de dégager des indicateurs sur la périnatalité à partir des certificats du 8e jour (services de PMI des départements en collaboration avec le SESI, la DGS et l'INSERM).

— L'évolution de la fréquence des handicaps : pour estimer la fréquence des handicaps, l'INSERM U149 a réalisé une étude auprès des CDES (Commission départementale de l'éducation spéciale) de treize départements métropolitains. Quatre régions sont ainsi concernées : Picardie, Aquitaine, Grande-Couronne et Lorraine. L'objectif était de recenser, par l'intermédiaire des dossiers des CDES, des enfants porteurs de handicaps graves. Les données ont été complétées par une enquête auprès des parents et l'examen des dossiers des centres de transfert.

Cinq mille dossiers ont ainsi été recueillis et ont permis de suivre l'évolution de la fréquence des handicaps entre deux générations d'enfants : 1972 et 1976. L'exhaustivité au niveau de ces centres est jugée bonne. Une statistique nationale est en cours de constitution par le SESI à l'occasion de l'informatisation des dossiers des CDES.

La maîtrise de la fécondité

C'est à la fin des années 1960 qu'a débuté l'usage des deux seules méthodes contraceptives modernes, permanentes et dissociées du rapport sexuel : la pilule et le stérilet. Leur diffusion au sein de la population féminine a commencé par les femmes jeunes, citadines et diplômées. Aujourd'hui, elle est presque achevée. Sur cent femmes d'âge fécond, soixante-six ne veulent pas d'enfant et sont en situation d'en avoir. La plupart de ces dernières utilisent une méthode contraceptive, traditionnelle ou moderne. Longtemps ces méthodes ont cœxisté : le retrait restait la deuxième méthode en 1978.

Une femme sur deux utilise la pilule, qui reste la méthode la plus répandue. Le stérilet est devenu la deuxième méthode contraceptive, prenant le rang du retrait. Les méthodes nécessitant un contrôle médical ont progressé de 44 % en dix ans. Le retrait et l'abstinence périodique sont pratiqués par les femmes les plus agées. Le préservatif et les méthodes locales sont pratiqués occasionnellement ou en association, et leur importance reste marginale.

La pilule intervient très tôt dans la vie féconde, et de plus en plus tôt. A trente ans, neuf femmes sur dix l'ont utilisée. C'est la méthode perçue par les femmes comme la plus sûre. On a estimé le risque d'échec à un pour cent années-femme. Le stérilet, moins bien ressenti, et dont une des contre-indications souvent avançée est le fait de ne pas avoir eu d'enfant, est utilisé ensuite en relais. Son utilisation devrait croître, notamment pour celles qui ne veulent plus d'enfant.

Les comportements se sont homogénéisés. Les différences ont disparu entre ville et campagne et se sont atténuées selon les caractéristiques suivantes : état matrimonial, niveau d'instruction (ce sont les femmes de niveau moyen qui utilisent le plus les méthodes de contraception dites médicales). L'importance du sentiment religieux reste cependant très discriminant et les étrangères ont une pratique contraceptive plus faible et moins médicalisée.

La contraception masculine médicalisée reste à l'état de recherche et ne semble pas près d'aboutir. Peu de recherches y sont actuellement consacrées.

La baisse de la fécondité, qui a débuté en 1964 dans tous les pays développés, a été l'effet d'une double tendance : la diminution

Tableau 1 – **Méthode contraceptive (principale) utilisée** (indicateur OMS 28.2)

Proportion (%) de femmes qui :	Age au 1er janvier 1988							
	18-19 ans	20-24 ans	25-29 ans	30-34 ans	35-39 ans	40-44 ans	45-49 ans	18-49 ans
Utilisent une méthode dont :	**51,4**	**60,4**	**69,8**	**73,6**	**71,6**	**62,3**	**47,6**	**64,4**
Pilule	44,4	50,8	41,7	33,5	25,0	14,2	11,0	31,8
Stérilet	0,4	2,7	14,9	25,6	27,8	25,3	14,2	17,3
Préservatifs	2,5	2,0	4,3	4,2	4,9	5,9	3,0	4,0
Retrait	2,5	2,0	4,8	6,5	7,3	11,6	15,1	7,0
Abstinence périodique	0,8	1,3	1,9	1,3	3,6	4,3	3,1	2,4
Autre (ou Inc.)	0,8	1,6	2,2	2,5	3,0	1,0	1,2	1,9
N'utilisent pas de méthode dont :	**48,6**	**39,6**	**30,3**	**26,4**	**28,4**	**37,6**	**52,4**	**35,6**
Stérilisation	–	0,2	0,2	4,1	9,4	15,9	21,2	7,1
Stériles	–	0,2	1,3	1,1	3,9	7,5	18,8	4,2
Enceintes	0,8	8,3	10,2	5,6	2,1	1,0	–	4,7
Sans partenaire	47,0	25,1	8,1	7,5	7,4	6,9	9,7	13,3
Autres situations et :								
• veulent des enfants	0,8	5,6	9,5	6,5	3,7	0,8	0,4	4,5
• ne veulent plus d'enfant	–	0,2	1,0	1,6	1,9	5,5	2,3	1,8
Ensemble	**100**	**100**	**100**	**100**	**100**	**100**	**100**	**100**
Population (milliers)	811	2 096	2 086	2 094	2 144	1 757	1 384	12 372

Source : *Enquête INED - INSERM - INSEE sur la contraception (1988). Tiré de Population et société, oct. 1988 n° 228.*

Tableau 2 – **Utilisation des méthodes médicales de contraception selon diverses caractéristiques (femmes de 20 à 44 ans)**

	Proportion (%) de femmes utilisant soit la pilule, soit le stérilet	
	1978	1988
Ensemble	**36**	**53**
Situation matrimoniale		
Mariée, mari présent	36	54
Cohabitante	61	64
Avec partenaire non cohabitant	61	65
Sans partenaire	15	26
Lieu de résidence		
Commune rurale	31	56
Unité urbaine de moins de 20 000 habitants	31	56
Unité urbaine de 20 000 à 100 000 habitants	38	51
Unité urbaine de plus de 100 000 habitants	39	50
Agglomération parisienne	47	51
Niveau d'instruction		
Primaire, CEP	30	40
CAP	39	53
BEPC	40	60
Baccalauréat et plus	44	55
"Quelle importance attachez-vous à la religion dans la vie quotidienne ? Diriez-vous qu'elle est..." :		
Très importante	27	40
Assez importante	34	50
Peu ou pas importante	43	57
Nationalité		
Française	37	54
Autre	34	34

Source : *Enquête INED - INSERM - INSEE sur la contraception (1988). Tiré de Population et sociétés oct. 1988 n° 228.*

Tableau 3 – **Fécondité et avortement selon l'âge des femmes mariées**
(indicateur OMS 28.5)

Groupes d'âge	Nombre d'IVG	Nombre d'IVG pour 100 conceptions (a)	Nombre d'IVG pour 100 femmes	Nombre d'IVG pour 100 naissances vivantes
18 - 19	324	4,5	19,4	47,0
20 - 24	6 506	4,4	12,5	46,3
25 - 29	18 040	6,6	13,8	71,3
30 - 34	22 204	13,1	13,9	151,7
35 - 39	18 666	26,5	10,9	364,5
40 - 44	6 828	46,1	5,2	866,7
45 - 49	805	60,5	0,7	1750,0
Ensemble (b)	73373	10,7	9,6	

(a) Ensemble des naissances (morts-nés compris) et des IVG.

Source : *SESI - INSEE.*

Tableau 4 – **Fécondité et avortement selon l'âge des femmes non mariées en 1986**
(indicateur OMS 28.5)

Groupe d'âges	Nombre d'IVG	Nombre d'IVG pour 100 conceptions (a)	Nombre d'IVG pour 100 femmes	Nombre d'IVG pour 100 naissances vivantes
18 - 19	10 414	47,0	12,9	889,7
20 - 24	32 963	36,2	20,4	569,8
25 - 29	21 228	28,8	26,6	405,5
30 - 34	11 855	28,1	22,9	393,5
35 - 39	6 651	33,8	14,9	513,8
40 - 44	1 963	44,2	6,3	807,7
45 - 49	180	62,9	0,7	1 750,0
Ensemble	85 254	32,4	17,9	500,0

(a) Ensemble des naissances (morts-nés compris) et des IVG.

Source : *SESI - INSEE.*

Tableau 5 – **Part des grossesses non désirées ou mal planifiées dans la fécondité des années 1963 à 1977 (en nombre moyen d'enfants par femme)**

	1963-1967	1968-1972	1973-1977	Variation 1965-1975
– Indice synthétique de fécondité (a+b+c)	2,82	2,50	2,01	– 0,81 (– 29 %)
a) grossesses "programmées"	1,63	1,47	1,35	– 0,28 (– 17 %)
b) grossesses "non désirées"	0,59	0,51	0,27	– 0,32 (– 54 %)
c) grossesses "mal planifiées"	0,60	0,52	0,39	– 0,21 (– 35 %)
– Fécondité "désirée" (a + c)	2,23	1,99	1,73	– 0,50 (– 22 %)

Tiré de "la seconde révolution contraceptive" H. Léridon, Travaux et documents, cahier n° 117.

du nombre d'enfants désirés, avec une concentration sur deux et trois enfants, et une plus grande efficacité de la contraception. Elle s'est accompagnée d'une liberté sexuelle plus grande. Une des conséquences en a été l'accroissement des maladies sexuellement transmissibles, avec des effets négatifs sur la fertilité des femmes.

L'interruption volontaire de grossesse

Les lois de 1975, puis de 1979, ont autorisé l'avortement sous certaines conditions : durée de gestation inférieure à dix semaines, double consultation avec délai de réflexion et pratique de l'intervention dans un établissement d'hospitalisation. Le but était d'éviter les conséquences tragiques des avortements clandestins : stérilité ou décès. Les centres de planification et d'éducation familiale, au nombre de mille en 1985, sont chargés de l'information, des entretiens et des consultations médicales sur les méthodes de régulation des naissances. Ils assurent notamment un nombre important des entretiens obligatoires avant IVG.

Le nombre annuel d'IVG déclarées était de 169 000 en 1987, nombre probablement sous-estimé. Il ne semble pas y avoir d'évolution depuis dix ans. L'avortement est souvent utilisé à la suite de l'échec d'une méthode contraceptive ou de son interruption momentanée. Si la contraception diminue le nombre de grossesses non désirées, ses échecs sont de moins en moins bien acceptés, et le recours à l'avortement est dans ce cas plus fréquent. Ce sont surtout les femmes non mariées qui recourent à l'avortement en cas de grossesse : plus de trois IVG pour dix grossesses en 1986 au lieu d'environ une sur dix parmi les femmes mariées. Mais le nombre d'actes est équivalent pour les deux populations. Pour les femmes mariées, le recours augmente avec le nombre d'enfants déjà nés, et cela jusqu'à trois.

Les trois quarts des interventions sont des aspirations, c'est-à-dire des interventions simples. L'anesthésie générale demeure fréquente, 68 % des interventions en 1986, malgré une baisse régulière.

La stérilité

Qu'ils aient ou non déjà un enfant, 18 % des couples déclarent avoir des difficultés à concevoir. Parmi ceux-ci, 60 % consultent un médecin, la femme dans deux cas sur trois. Le plus souvent, le problème se résout seul avec un délai plus long de conception. Enfin, 21 % suivront un traitement médical. La stérilité complète qui subsiste concerne 2 % à 5 % des couples.

Les traitements actuels de la stérilité masculine sont assez décevants. Les seuls traitements possibles sont l'insémination artificielle par le sperme du conjoint, traité pour en augmenter la fécondance, et l'insémination avec donneur, après contrôle bactériologique et virologique. Depuis 1973, environ 15 000 enfants sont nés par insémination artificielle avec donneur.

Les traitements de la stérilité féminine sont plus nombreux. Ils peuvent être véritablement curatifs par la chirurgie tubaire et la correction de troubles hormonaux et de l'ovulation, ou seulement palliatifs avec la fécondation *in vivo* (Gift) ou la fécondation *in vitro* suivie de transfert d'embryon. Les méthodes hormonales de stimulation ovarienne sont délicates et entraînent fréquemment des grossesses multiples, avec le risque accru de morbidité et de mortalité périnatales.

La méthode de la fécondation *in vitro* (Fivete) concerne de 10 000 à 14 000 nouveaux couples par an. Son taux de succès est de 10 à 15 grossesses évolutives pour 100 couples entamant la procédure. Début 1989, environ 6 000 enfants étaient nés de cette méthode. Les grossesses multiples sont nombreuses. Cette technique soulève des problèmes éthiques, par exemple l'existence d'embryons surnuméraires dont le statut n'est pas défini, et la mortalité périnatale élevée. Le coût varie de 150 000 F à 400 000 F par enfant né.

Les aspects de la politique

Les activités de procréation médicalement assistée et de diagnostic prénatal connaissent un grand développement depuis quelques années, avec d'importantes répercussions éthiques, médicales et financières. Afin de donner aux couples les meilleures garanties, les pouvoirs publics ont réglementé ces activités en instaurant un contrôle quantitatif et qualitatif. Les questions éthiques que soulève le développement de ces techniques n'entrent pas dans le cadre de cette réglementation mais sont intégrées dans une loi générale sur la bioéthique qui en cours d'élaboration.

La Commission nationale de médecine et de biologie de la reproduction

Créée par le décret du 8 avril 1988, cette instance consultative regroupe des professionnels et des membres de l'Administration. Elle se compose de deux sections, l'une sur le diagnostic prénatal et l'autre sur la procréation médicalement assistée (PMA). Sa mission est de faire des propositions au ministre de la Santé sur les autorisations des équipes cliniques et/ou biologiques à pratiquer les activités de diagnostic prénatal et de PMA. Elle est également consultée sur différents problèmes d'organisation inhérents au fonctionnement de ces disciplines.

La procréation médicalement assistée

La procréation médicalement assistée concerne d'une part l'insémination artificielle et d'autre part la fécondation *in vitro* avec transfert d'embryon (Fivete) et les techniques analogues (Gift ; Civete). La réglementation repose sur deux décrets, ceux du 8 avril et du 3 mai 1988, pris en application de la loi hospitalière de 1970 et de la loi du 11 juillet 1975 sur les laboratoires d'analyses de biologie médicale.

L'insémination artificielle couvre un processus qui va du recueil du sperme à l'insémination proprement dite en passant par l'analyse du sperme, son traitement et sa congélation en paillettes. Si l'acte clinique d'insémination n'est pas réglementé et peut être réalisé par n'importe quel médecin, les autres opérations le sont et doivent être effectuées dans des laboratoires qui en ont reçu l'autorisation. La majorité des centres de conservation du sperme ont un statut d'association régie par la loi de 1901 et adhèrent à la Fédération des centres d'étude et de conservation du sperme (CECOS). Le don du sperme est gratuit et les donneurs sont recrutés parmi les hommes mariés, pères de famille, ayant l'autorisation de leur épouse.

La fécondation *in vitro* s'effectue par prélèvement des ovocytes chez la femme et par leur mise en contact avec les spermatozoïdes du conjoint dans un milieu de culture adapté. Si la fécondation est réussie, les embryons peuvent être transférés dans l'utérus mais aussi congelés ou conservés pour une implantation ultérieure.

Les opérations sont réglementées dans leur ensemble et soumises à la planification sanitaire. C'est ainsi que l'indice de besoin, qui a été fixé en fonction des données d'incidence de la stérilité, prévoit l'implantation d'une structure clinique pour 100 000 à 125 000 femmes âgées de 20 à 40 ans. En 1988, 74 équipes cliniques ont été autorisées à pratiquer la fécondation *in vitro* par le ministre de la Santé, après avis de la Commission nationale de médecine et de biologie de la reproduction. Chaque région est à l'heure actuelle dotée d'au moins une structure.

L'ensemble des frais qui sont liés aux consultations et aux actes paracliniques nécessaires pour lutter contre la stérilité sont totalement pris en charge par la Sécurité sociale. Le remboursement de la partie biologique de la fécondation *in vitro* est aujourd'hui à l'étude.

Le diagnostic prénatal

L'organisation actuelle du diagnostic prénatal repose sur une collaboration entre la CNAMTS, le ministère de la Santé et l'Association française pour le dépistage des maladies métaboliques et des handicaps de l'enfant. Son objectif est de permettre le dépistage des anomalies graves du fœtus chez les femmes dont le couple est considéré comme "à risque" par rapport à la population générale. Le diagnostic prénatal englobe des examens cytogénétiques, pour la recherche d'une anomalie chromosomique, et des examens immunologiques, biochimiques et de biologie moléculaire pour la recherche de maladies rares héréditaires, infectieuses, métaboliques ou hématologiques. Afin que ces examens soient réalisés par des praticiens particulièrement compétents et entraînés, les activités de diagnostic prénatal ont été réglementées. L'arrêté du 12 avril 1988 fixe la liste des laboratoires de biologie médicale qui peuvent les pratiquer et détermine les personnes susceptibles de les effectuer.

Actuellement, ces examens ne sont totalement pris en charge par la Sécurité sociale que pour certaines indications. C'est ainsi que les examens cytogénétiques ne sont remboursés à 100 % que si la femme est âgée de plus de 37 ans à la date de l'amniocentèse, si la femme présente des "signes d'appel" pathologiques ou suspects et si le couple est porteur d'une anomalie chromosomique ou a mis précédemment au monde un enfant atteint. Les indications d'âge sont à l'origine de 85 % des examens réalisés. La prise en charge à 100 % des examens biochimiques et de biologie moléculaire ne concerne que les maladies hématologiques (drépanocytose, thalassémie, hémophilie) et les maladies métaboliques héréditaires qui figurent sur une liste remise à jour régulièrement.

Des laboratoires de dépistage sont répartis sur l'ensemble du territoire national, y compris les départements d'outre-mer. Globalement, les laboratoires couvrent la demande, mais il est cependant évident que les besoins en examens cytogénétiques ne pourront que croître : en 1987, seulement la moitié des femmes de plus de 37 ans en ont bénéficié.

Sources d'information

Contraception et mesure de la stérilité

Deux enquêtes par sondage ont été conduites par l'INED et l'INSEE. la première a été réalisée en 1978 dans le cadre de l'enquête mondiale sur la fécondité sur un échantillon de 3 000 femmes de 20 à 44 ans. La seconde a conduit à interroger, en 1988, environ 3 000 femmes de 18 à 49 ans. Un questionnaire d'une heure, des entretiens semi-directifs, un autre questionnaire allégé pour les conjoints permettent d'appréhender au mieux ces questions très personnelles.

Références : *La Seconde révolution contraceptive* in Travaux et documents, cahier n° 117, H.Léridon, INED, 1987 et *La Contraception en France : pilule et stérilet*, Population et sociétés n° 228, octobre 1988.

Les interruptions volontaires de grossesse (IVG)

La loi de 1975 stipule le recueil de statistiques. Pour chaque IVG, un bulletin statistique est rempli par la femme et par le médecin de l'établissement au moment de l'intervention et adressé aux médecins inspecteurs régionaux. Les interruptions thérapeutiques de grossesses sont incluses, mais mal couvertes. Il existe une certaine sous-déclaration dont l'ampleur n'a pas été estimée avec précision. Ces données donnent lieu à une exploitation annuelle. Concernant les motivations, les résultats de diverses enquêtes, dont celle de 1978, citée ci-dessus, sont commentés dans *La seconde révolution contraceptive*.

Les traitements de la stérilité

Les centres d'étude et de conservation des œufs et du sperme humain tiennent le décompte des enfants nés par insémination artificielle. Les centres pratiquant la fécondation *in vitro* décomptent également les différentes étapes de la procédure.

Le vieillissement

Dix millions et demi de Français sont aujourd'hui âgés de plus de 60 ans, soit une personne sur cinq. On en comptait une sur six il y a vingt ans. En l'an 2 000, ils seront douze millions. Et, à partir de 2 007, les générations nombreuses de l'après-guerre commenceront à atteindre 60 ans.

L'accroissement du poids des personnes âgées dans la population est inéluctable, quelle que soit l'évolution future de la fécondité et de la mortalité. La part dans la population de ceux qui ont au moins 60 ans est actuellement de 18 %. En 2 020, elle sera de 23 % ou de 28 % selon que la fécondité remontera à 2,4 enfants par femme ou baissera jusqu'à 1,5. Et si la mortalité progressait plus favorablement que par le passé, la part des personnes âgées pourrait être encore plus forte.

Plus nombreux, les "vieux" seront en outre "de plus en plus vieux". L'espérance de vie à 60 ans progresse. Elle atteint 23 ans pour les femmes contre 18 ans en 1945, et 18 ans pour les hommes (15 ans en 1945). Les progrès médicaux, l'extension de la couverture sociale et l'amélioration des conditions de vie ont contribué à l'accroissement de ces durées moyennes de vie. Les femmes en sont les principales bénéficiaires, ce qui a eu pour conséquence de creuser l'écart de longévité entre les hommes et les femmes, écart qui atteint aujourd'hui 8,3 ans contre 6,5 ans en 1960.

Dans les conditions actuelles de mortalité, la probabilité de fêter son 85eme anniversaire est de 19 % pour un homme et de 41 % pour une femme, ce qui est plus du double de la situation de 1950. Ces chiffres illustrent le phénomène récent du "vieillissement de la population âgée".

Où vivent ces personnes âgées ? Aujourd'hui, compte tenu des efforts déployés pour le maintien à domicile, 95 % des personnes âgées vivent chez elle. L'âge moyen d'entrée en maison de retraite des personnes âgées se situe maintenant au-delà de 80 ans. Les personnes accueillies sont de ce fait de plus en plus dépendantes. Dans plus de la moitié des cas, les personnes âgées chez elles vivent en couple. Parmi les personnes seules, les femmes sont très nombreuses, car ce sont elles qui survivent le plus souvent à leur conjoint. Dans la population de plus de 75 ans, 60 % des hommes vivent avec leur épouse tandis que 80 % des femmes sont veuves.

Graphiques 1 et 2 – **Évolution et projection de la population des 60 ans ou plus, et 85 ans ou plus**

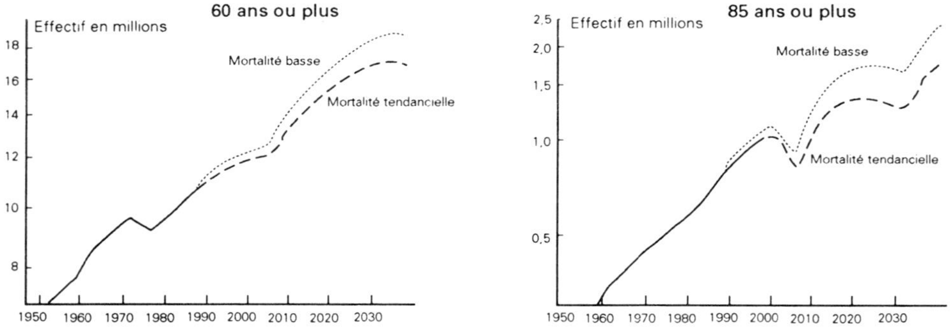

Source : *Économie et statistiques. n° 190.*

Tableau 1 – **Évolution des espérances de vie 1950-1987**

Période	Hommes			Femmes		
	E0	E60	E80	E0	E60	E80
1950	63,4	15,2	4,9	69,1	18,1	5,9
1960	67,0	15,6	5,1	73,6	19,5	6,3
1970	68,6	16,2	5,8	76,1	20,8	7,1
1980	70,2	17,3	6,1	78,4	22,4	7,7
1985	71,3	17,9	6,2	79,4	23,0	8,0
1986	71,5	18,0	6,4	79,7	23,2	8,1
1987	72,0	18,4	6,6	80,3	23,7	8,4
1988 (provisoire)	72,3	-	-	80,6	-	-

E0 : espérance de vie à la naissance; **E60** : espérance de vie à 60 ans; **E80** : espérance de vie à 80 ans

Source : *INSEE*

Tableau 2 – **Espérance de vie sans incapacité (EVSI) en France en 1982, par sexe et par âge**

(indicateur OMS 4.5)

Âge	EVSI (en années)			EVSI/ EV (%)	
	Hommes	Femmes	Différence	Hommes	Femmes
0	61,9	67,1	5,2	87,4	85,0
5	57,8	62,8	5,0	86,6	84,2
10	53,1	58,0	4,9	85,9	83,2
15	48,3	53,2	4,9	85,0	82,1
20	43,8	48,5	4,7	83,9	80,8
25	39,4	43,8	4,4	82,8	79,5
30	35,0	39,2	4,2	81,4	77,9
35	30,6	34,6	4,0	79,6	76,0
40	26,2	30,0	3,8	77,7	73,7
45	22,2	25,5	3,3	75,4	70,1
50	18,3	21,2	2,9	72,5	67,5
55	14,9	17,1	2,2	70,0	63,3
60	11,7	13,3	1,6	66,5	58,6
65	9,1	9,9	0,8	63,6	53,5
70	6,5	6,9	0,4	58,0	47,6
75	4,4	4,3	- 0,1	51,8	39,4
80	2,8	2,4	- 0,4	45,2	30,4
85	1,5	1,5	0	33,3	27,3

Source : *INSERM. U164 et SESI.*

Tableau 3 – **Taux d'hébergement en maison de retraite, hospice, long séjour des hôpitaux publics.**
(indicateur OMS 4.5)

en %

Âge	Hommes	Femmes	Ensemble
De 45 à 64 ans	0,5	0,4	0,5
De 65 à 74 ans	1,8	2,1	1,9
De 75 à 84 ans	5,1	8,3	7,2
Plus de 84 ans	13,5	22,4	20,1
Ensemble	1,8	3,6	2,8

Source : *H 80 - 86 - EHPA 86 - Situation démographique INSEE.*

Tableau 4 – **Les incapacités croissent fortement avec l'âge**
(indicateurs OMS 2.3, 4.2)

en %

Taux de personnes		18 à 44 ans	45 à 54 ans	55 à 64 ans	65 à 74 ans	75 à 84 ans	+ de 84 ans
Confinées au lit ou au fauteuil	Hommes	ε	ε	ε	1	1	n.s.
	Femmes	ε	ε	ε	2	2	3
Incapables sans aide de s'habiller ou de se laver entièrement	Hommes	ε	ε	1	3	8	n.s.
	Femmes	ε	1	1	2	7	15
Incapables sans aide de monter et descendre un escalier	Hommes	ε	ε	1	3	10	n.s.
	Femmes	ε	1	2	5	17	38
Incapables ou éprouvant de grandes difficultés à donner un coup de téléphone	Hommes	1	2	1	4	15	n.s.
	Femmes	1	1	1	2	9	18
Incapables ou éprouvant de grandes difficultés à exécuter seules, sans erreur, une ordonnance médicale	Hommes	2	6	4	6	20	n.s.
	Femmes	2	4	5	9	29	47

ε signifie un pourcentage inférieur à 0,5 % ; **n.s.** signifie "non significatif" du fait d'un effectif insuffisant de l'échantillon
Source : *Enquête "Condition de vie" 1987. INSEE.*

Graphique 3 – **Proportion de personnes incapables ou éprouvant de grandes difficultés pour suivre une émission de télévision**

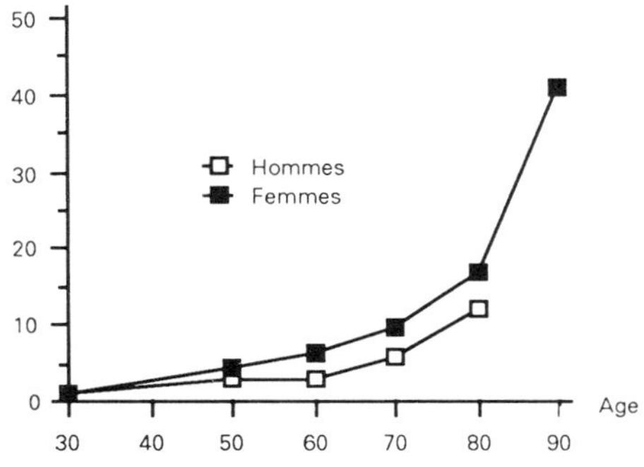

Graphique 4 – **Proportion de personnes confinées au domicile (sortant moins d'une fois par semaine)**

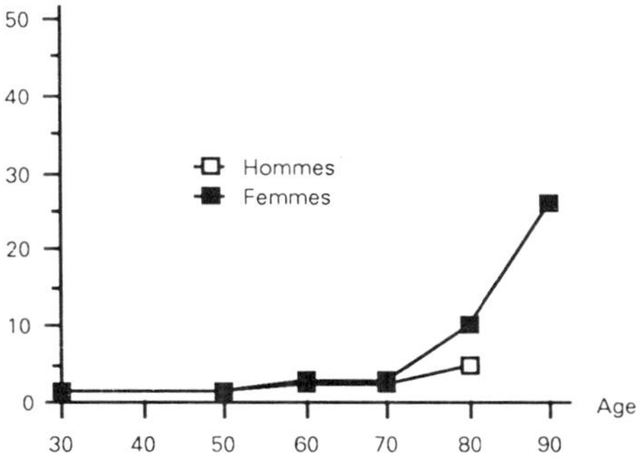

Source : *Enquête "Conditions de vie" 1987. INSEE.*

Les problèmes de santé liés à l'âge

Avec l'âge, les problèmes de santé vont s'aggravant. Beaucoup de pathologies, et pas seulement celles qui comportent un risque vital, ont une incidence qui croît sensiblement avec l'âge. On constate un développement des polypathologies et une augmentation des prescriptions médicamenteuses. Les dépressions concerneraient un quart des personnes de plus de 65 ans. Environ 5 % de la population âgée de plus de 65 ans souffrent de désordres cognitifs sévères, plus couramment appelés "démences". Ce taux croît de façon importante avec l'âge et approche 15 % au-delà de 85 ans. La moitié des cas sont des démences de type Alzheimer (DTA) que l'on ne sait pas aujourd'hui prévenir efficacement. Actuellement, environ 300 000 personnes sont atteintes de cette maladie. L'autre moitié des démences est surtout d'origine vasculaire et, en outre, accessible à la prévention.

Plusieurs études menées dans le domaine du vieillissement tendent à démontrer que l'on peut opposer un vieillissement "normal" à un vieillissement "pathologique" sur lequel la prévention fait des progrès notables. Le traitement de l'hypertension artérielle en est un exemple. Une étude récente a démontré que ce traitement permettait de réduire la morbidité cérébro-vasculaire et cardio-vasculaire chez les sujets de plus de 60 ans.

Les incapacités

Un chapitre particulièrement important est celui des affections qui touchent les organes des sens ou des fonctions locomotrices. Il s'agit souvent de problèmes de dégénérescence dus à des manifestations physiologiques qui concernent tout le monde plus ou moins tardivement. La cataracte, qui altère la vision, en est un exemple important. L'acuité auditive diminue également progressivement. Dans d'autres cas, comme celui des articulations, il s'agit plutôt de phénomènes d'usure.

Tout cela a pour conséquences des incapacités à réaliser certains actes de la vie quotidienne. Dans les cas les plus graves, cela va jusqu'au confinement au lit ou au fauteuil. Parmi les personnes de plus de 65 ans vivant à domicile, 2 % environ sont dans ce cas. Et cette proportion augmente rapidement avec l'âge.

Des situations plus fréquentes sont celles où les personnes âgées éprouvent de grandes difficultés à sortir de chez elles (25 % des femmes de plus de 85 ans) ou sont incapables d'effectuer sans aide certaines tâches indispensables comme se laver ou s'habiller, ce qui est le cas de 7 % des personnes de 75 à 85 ans. De façon générale, ces incapacités sont surtout des problèmes du très grand âge. Avant 75 ans, ces cas sont relativement peu fréquents, pas beaucoup plus nombreux que chez les jeunes adultes. C'est entre 75 et 85 ans que le phénomène devient important, pour s'accélérer encore fortement après 85 ans. Pour beaucoup d'incapacités, les femmes sont plus touchées que les hommes.

L'autonomie, définie comme la capacité à se gouverner soi-même, n'est pas seulement une qualité physique. La société exige aussi des personnes âgées vivant seules qu'elles soient capables de réaliser certaines tâches complexes telles que rédiger un chèque ou suivre les prescriptions d'une ordonnance. Un quart des personnes de 75 à 85 ans et la moitié des femmes de plus de 84 ans éprouvent de grandes difficultés à ce sujet.

Une caractéristique de la vie de beaucoup de personnes âgées seules est l'ennui lié à une certaine désinsertion sociale. Pouvoir profiter des loisirs qu'offre la société est une dimension importante de leurs conditions de vie. Or, entre 75 et 85 ans, environ 30 % des personnes éprouvent de grandes difficultés à lire et 15 % à suivre des émissions de télévision. Après 85 ans, ces difficultés affectent plus de 40 % des individus. Le sentiment d'insécurité, la peur de tomber ou l'impression de vivre dans un environnement hostile déterminent aussi bon nombre de comportements des personnes âgées.

L'importance des incapacités chez les personnes âgées soulève le problème de la qualité des années de vie gagnées grâce au recul de la mortalité. D'où la notion d'espérance de vie sans incapacité (EVSI), qui mesure les années à vivre sans restriction d'activité et fournit un indicateur synthétique particulièrement adapté en santé publique.

L'EVSI a été estimée pour la France en 1982. Elle représentait 88 % de l'espérance de vie (EV) à la naissance des hommes, et 85 % de celle des femmes. Ces chiffres illustrent le fait que les femmes souffrent davantage d'incapacités que les hommes. La part de l'EVSI au sein de l'EV décroît avec l'âge. Les écarts d'EVSI à la naissance entre sexes sont moins grands que les écarts d'EV, 5 ans contre 8 ans. Ils diminuent jusqu'à 75 ans, âge auquel l'EVSI des hommes est identique à celle des femmes.

Les aspects de la politique

Aussi longtemps qu'elles le souhaitent et que leur état de santé le permet, les personnes âgées doivent pouvoir rester dans leur cadre habituel de vie. Si l'entrée dans un établissement devient nécessaire, elles doivent alors pouvoir disposer d'une gamme de structures d'accueil adaptées. Depuis les lois de décentralisation, la politique sociale et médico-sociale en faveur des personnes âgées incombe principalement aux collectivités territoriales.

La progression du niveau de vie

Le niveau de vie des personnes âgées s'est sensiblement amélioré au cours des quinze dernières années. Aujourd'hui, la quasi-totalité de la population bénéficie de retraites dont les montants ont été revalorisés progressivement conformément aux objectifs fixés au début des années 1970. Dans le même temps, l'État continue de garantir un minimum de ressources à toute personne âgée de plus de 65 ans, ou de 60 ans en cas d'inaptitude au travail. Si ce minimum vieillesse, 32 730 F par an pour une personne seule en 1988, n'est pas atteint par les allocations de base cumulées aux autres revenus de l'individu, le Fonds national de solidarité fournit le complément. Les allocations de base recouvrent soit les prestations versées par une caisse de retraite, soit l'allocation spéciale réservée aux personnes qui ne relèvent d'aucun régime vieillesse. Le Fonds national de solidarité est entièrement à la charge de l'État. Le nombre des bénéficiaires de cette politique est en diminution régulière chaque année, mais elle concernait encore, en 1987, une personne âgée de plus de 65 ans sur six.

L'amélioration progressive de la situation économique des personnes âgées permet aujourd'hui une réorientation de l'action menée en leur faveur. Les priorités sont axées sur la recherche de services spécifiques, mieux adaptés aux situations de dépendance qui sont de plus en plus nombreuses du simple fait de l'accroissement de la population âgée et surtout très âgée.

Vivre chez soi

La grande majorité des personnes âgées vivent aujourd'hui à leur domicile et celles qui le souhaitent doivent pouvoir y rester. Le maintien des personnes malades et dépendantes dans leur cadre de vie habituel s'appuie sur une politique de création et de développement de services à domicile et en particulier des services d'aide ménagère et de soins infirmiers.

L'aide ménagère correspond à une prestation de services ménagers qui est soit fournie au titre de l'aide sociale départementale pour les personnes de faibles ressources, soit financée en partie par les régimes de retraite. L'aide ménagère a connu une nette accélération en 1981-1982. En 1988, plus de 500 000 personnes en bénéficiaient, mais son développement est ralenti aujourd'hui. Son financement mobilise l'essentiel des Fonds d'action sanitaire et sociale des caisses de retraite et son extension passe désormais par la recherche d'une plus grande efficacité de gestion.

Créés en 1978, les services de soins infirmiers à domicile ne se sont véritablement développés qu'à partir de 1981. La circulaire du 14 décembre 1983 autorise les hôpitaux publics à mettre en place ces services pour favoriser les retours à domicile. Pris en charge par l'assurance-maladie, les services de soins infirmiers à domicile comptent aujourd'hui plus de 34 000 places. En 1988, 3 000 places ont été créées, ce qui double le rythme annuel de création.

Les mesures d'amélioration de l'habitat, les services de voisinage, notamment le développement de la télé-alarme, le portage des repas à domicile et les alternatives à l'hospitalisation classique que sont l'hospitalisation de jour et à domicile contribuent au maintien à domicile des personnes âgées.

D'une façon générale, il ne s'agit plus aujourd'hui d'opposer maintien à domicile et hébergement. L'accent est mis au contraire sur la recherche de complémentarités entre les gammes de services à domicile et les solutions en établissement. Les formules intermédiaires sont encouragées, telles que la création de petites unités de vie ou la mise au point d'hébergement temporaire.

Améliorer la vie en établissement

Les établissements d'accueil pour personnes âgées se répartissent d'une part en établissements sociaux ou médico-sociaux, qui relèvent de la loi du 30 juin 1975 relative aux institutions sociales et médico-sociales, et d'autre part en centres et unités de long séjour régis par la loi hospitalière du 31 décembre 1970. Dans les deux cas, une partie seulement des frais de séjour est prise en charge par la Sécurité sociale à un taux qui varie suivant la catégorie de l'établissement. Le reste demeure à la charge de la personne ou subsidiairement de l'aide sociale. A la charge des départements, les dépenses d'aide sociale aux personnes âgées décroissent sensiblement depuis

1983 du fait de l'amélioration de leurs ressources. De nombreuses réflexions ont mis en lumière les importants dysfonctionnements qui résultent de cette diversité des modes de tarification et des propositions de réforme sont actuellement en préparation.

Depuis 1975, une politique de modernisation des hospices est mise en œuvre. A cette date, 214 000 lits étaient recensés en tant que lits d'hospice. Il en reste 64 000 aujourd'hui. Le Gouvernement vient d'engager le budget qui sera investi dans les sept années à venir pour achever cette opération. Parallèlement, l'effort de médicalisation des établissements sociaux se poursuit. Cela consiste, conformément au décret du 22 novembre 1977, à mettre en place des forfaits journaliers de soins pris en charge par l'assurance-maladie. Ces sections de cure médicale permettent aux individus qui perdent leur autonomie de vie de rester dans leur établissement familier. Le nombre de places était de 25 000 en 1982. Il dépasse 69 000 en 1988.

De nouveaux services privés à but lucratif sont de plus en plus souvent proposés aux personnes âgées. Favorisés par l'amélioration des revenus et la persistance d'un besoin non satisfait par les solutions décrites précédemment, ils incluent la fourniture des services médicaux par des professionnels libéraux. Leur clientèle, initialement composée de personnes valides, s'étend aujourd'hui jusqu'à des personnes très dépendantes. Par ailleurs, l'accueil des personnes âgées par d'autres familles que la leur s'est développé spontanément ces dernières années. Une loi, qui réglemente les conditions dans lesquelles une personne âgée ou handicapée peut être accueillie par des particuliers à leur domicile, vient d'être adoptée par le Parlement.

Sources d'information

Données démographiques

L'INSEE évalue chaque année l'effectif au 1er janvier des différentes tranches d'âge à partir des données du dernier recensement (1982) et des statistiques fournies par l'état civil. Le prochain recensement de la population aura lieu en 1990.

Le point de départ des projections de population, telles qu'elles sont présentées par Dinh et Labat dans *Le vieillissement de la population est inéluctable*, Économie et statistique n° 186, est la population évaluée au 1er janvier 1985, à partir des résultats du recensement de 1982. On fait vieillir cette population de 1er janvier en 1er janvier, en fonction d'hypothèses adoptées pour la fécondité, la mortalité et les migrations.

L'hébergement des personnes âgées

Les recensements de population fournissent, tous les sept ans environ, des données de cadrage, cf. P.A. Audirac, *Les personnes âgées et leur famille*, Données sociales, 1987.

L'enquête auprès des établissements d'hébergement des personnes âgées (EHPA) du SESI recense tous les deux ans l'activité et la clientèle des établissements d'hébergement. L'enquête H80, qui observe l'activité des hôpitaux publics comporte, les années où EHPA est faite, un volet sur la clientèle du long séjour.

Les problèmes de santé liés à l'âge :
démences, vieillissement "normal" et "pathologique"

Ces problèmes ont fait l'objet de communications orales et écrites lors du 2eme colloque CNAM-TS et INSERM, qui a eu lieu à Paris, les 7 et 8 décembre 1988, et sont disponibles dans *Chercher pour agir, Recherche d'aujourd'hui, Médecine d'aujourd'hui et de demain*, aux éditions INSERM.

Les incapacités liées à l'âge

L'espérance de vie sans incapacité a été calculée en 1982 à partir des données de l'enquête nationale sur la santé et les soins médicaux. Le principe du calcul est simple. A partir d'une table de mortalité du moment, on calcule le nombre d'années vécues entre les différents âges. Puis on distingue le nombre d'années vécues sans incapacité permanente et sans incapacité temporaire en utilisant des taux d'incapacité par âge, obtenus par l'enquête nationale de santé.

Référence : A. Colvez, JM. Robine : *L'espérance de vie sans incapacité en France en 1982*, Population 1986, 6, 1025-1042.

Les données sur les incapacités sont obtenues à partir de réponses spontanées à un questionnaire. Il s'agit de personnes vivant à domicile. La première enquête de ce type a été réalisée en Haute-Normandie en 1979. Les taux d'incapacité les plus récents sont issus de l'enquête « Conditions de vie » menée par l'INSEE et exploitée en collaboration avec le SESI.

Le système de santé

La santé dans l'économie nationale

Comme pour tout secteur de l'activité économique, la place de la santé dans l'économie générale peut s'apprécier de plusieurs points de vue. En tant que consommation, la part de la santé s'accroît régulièrement dans l'ensemble de la consommation des ménages, contrairement à d'autres postes comme l'habillement ou l'alimentation. En tant qu'activité productive, c'est un ensemble complexe d'industries et de services qui fournissent des emplois et des revenus à une part croissante de la population active. Enfin, son financement est largement collectif puisqu'il provient en majeure partie de la branche assurance maladie de la Sécurité sociale dont l'équilibre financier dépend étroitement des contraintes de l'économie générale. Ainsi, en 1988, la consommation médicale totale a atteint en France 8 280 francs en moyenne par habitant, soit 8 % de l'ensemble du produit intérieur brut et les dépenses de santé ont été financées pour près des trois quarts par la Sécurité sociale.

Le freinage des dépenses de santé

Pendant plus de quinze ans, la consommation médicale n'a cessé de croître plus vite que l'économie générale. L'écart maximum fut atteint vers 1975, à une époque où l'augmentation annuelle de l'activité hospitalière était de plus de 20 % en valeur et de plus de 10 % en volume.

Dix ans plus tard, la situation s'est profondément transformée. Le ralentissement de la croissance de la consommation médicale, amorcé dès la fin des années 1970, s'est fortement accentué au cours des années récentes au point qu'entre 1985 et 1987 la part de la consommation de soins et biens médicaux dans le produit intérieur brut est restée stable à 7,8 %. Certes, les premières indications pour l'année 1988 font état d'une reprise de la consommation, en partie seulement liée à des événements conjonctuels (épidémie de grippe de l'hiver 1988 par exemple). Mais l'objectif souvent avancé de tenir l'évolution des dépenses de santé sur le rythme de croissance de l'économie générale ne serait-il pas atteint depuis 1985 ? L'examen plus détaillé des résultats et des mécanismes en jeu dans ces évolutions montre à la fois que des transformations profondes ont eu lieu récemment au sein du système de santé mais aussi que persistent des facteurs d'expansion.

Le resserrement de la contrainte financière sur l'hôpital public

Le freinage porte d'abord sur les soins hospitaliers. Depuis 1983, le poids relatif de l'hôpital cesse de croître dans la consommation médicale. En 1988, pour la première fois depuis plus de 10 ans, les soins hospitaliers représentent moins de la moitié (48,6 %) de la consommation de soins et de biens médicaux. Plus précisément, c'est à l'hôpital public que l'évolution est la plus marquante : les taux de croissance annuels en volume se situent désormais entre 1 et 2 %. Depuis 1984, autre inversion par rapport aux tendances antérieures, la part du secteur privé s'accroît au sein de l'activité hospitalière.

Dès 1975, des mesures ont été prises pour limiter la progression des dépenses hospitalières : un taux directeur a été instauré qui, au fil des années, a été de plus en plus strictement appliqué. Mais la réforme fondamentale date de 1984 avec la mise en place progressive jusqu'en 1987 du budget global pour les hôpitaux publics et les hôpitaux privés participant au service public hospitalier. Les mécanismes de financement sont inversés : les recettes de chaque établissement ne sont plus directement liées à son activité.

L'essentiel du budget de fonctionnement est fixé chaque année par le préfet du département au terme d'une procédure d'arbitrage nationale et départementale. Un taux directeur d'augmentation par rapport à l'année précédente constitue la référence centrale. Dans les faits, les possibilités de modulations locales restent limitées.

Deux logiques économiques opposées cœxistent donc aujourd'hui au sein du système hospitalier français. D'un côté, l'hôpital public doit remplir ses missions de service public sous la contrainte d'un budget fixé chaque année *a priori*. De l'autre, l'hôpital privé voit ses recettes augmenter avec son activité, puisqu'il continue de facturer des journées d'hospitalisation et des honoraires médicaux le plus souvent sur la base de tarifs fixés par convention.

Calendrier de la mise en place du budget global

1 janvier 1984

— Centres hospitaliers régionaux (court et moyen séjour, psychiatrie hors sectorisation).

1 janvier 1985

— Autres établissements publics et participant au service public (court et moyen séjour, psychiatrie hors sectorisation).

— Forfaits soins (long séjour et autres).

— Consultations et soins externes.

1 janvier 1986

— Sectorisation psychiatrique.

1 janvier 1987

— Interruption volontaire de grossesse, services médicaux d'urgence, gros appareillages.

La poursuite de la croissance des soins de ville

Depuis 1982, la croissance du volume des soins de ville, séances et prescriptions des médecins, s'accentue. Seule l'année 1987 fait exception sous l'effet du plan de rationalisation des dépenses de santé lancé en 1986. Mais ce ralentissement très net aura été de courte durée puisque les résultats de l'année 1988 se situent à nouveau dans le prolongement de la tendance antérieure.

Deux caractéristiques principales marquent cette évolution : la croissance plus rapide de la médecine spécialisée et le poids toujours plus grand des prescriptions (médicaments, analyses, auxiliaires médicaux) par rapport aux séances de médecins. La limitation actuelle du nombre d'étudiants en médecine par l'institution d'un *numerus clausus* ne produira une stabilisation des effectifs de médecins en activité qu'au-delà de l'an 2000. Non seulement les effectifs de spécialistes augmentent plus vite que ceux des généralistes mais leur activité moyenne et leurs prescriptions également. Il semble ainsi que se diffuse progressivement une pratique de plus en plus technicienne de la médecine de ville faisant davantage appel aux techniques de diagnostic, en particulier la biologie. La médecine générale, plutôt tournée vers les soins aux personnes âgées, demeure la source essentielle de la prescription pharmaceutique (86 % de l'ensemble en 1986). A ces deux types de pratiques correspondent des mécanismes économiques différents d'ajustement entre offre et demande comme en témoignent les répercussions contrastées du plan de rationalisation des dépenses de santé de 1986 : baisse de 1,8 % en 1987 du volume d'activité de la médecine générale, poursuite de la croissance de la médecine spécialisée (+ 5,6 %).

Une participation accrue des ménages au financement

La consommation médicale des ménages ne constitue pas la totalité des dépenses courantes de santé : il faut y ajouter des

Tableau 1 – **La consommation médicale totale en 1988**

	Valeur en millions de francs	en %	En francs par habitant
CONSOMMATION DE SOINS ET DE BIENS MÉDICAUX			
• Soins hospitaliers et sections médicalisées	219 561	48,6	3 934
• Soins ambulatoires	133 188	29,5	2 386
• Transports de malades	5 843	1,3	105
• Médicaments	83 400	18,5	1 494
• Prothèses	9 513	2,1	171
TOTAL SOINS ET BIENS MÉDICAUX	**451 505**	**100,0**	**8 090**
CONSOMMATION DE SERVICES DE MÉDECINE PRÉVENTIVE	**10 565**	**–**	**190**
CONSOMMATION MÉDICALE TOTALE	**462 070**	**–**	**8 280**

Source : *SESI, Comptes de la santé.*

Graphique 1 – **Évolution en valeur de la consommation médicale totale**

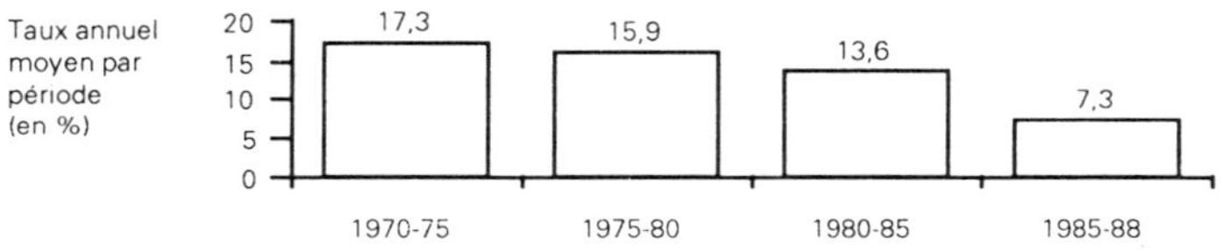

Source : *SESI, Comptes de la santé.*

Tableau 2 – **Part de la consommation de soins et biens médicaux dans le produit intérieur brut**
(indicateur OMS 34.1)

1970	1975	1980	1981	1982	1983	1984	1985	1986	1987	1988
5,2	6,3	6,8	7,1	7,2	7,5	7,6	7,8	7,8	7,8	8,0

Source : *SESI, Comptes de la santé.*

Tableau 3 – **Structure de la consommation de soins et de biens médicaux**

en %

	1970	1975	1980	1985	1988
Soins hospitaliers et en sections médicalisées	42,2	47,5	53,2	51,8	48,6
Soins ambulatoires	29,0	27,6	26,4	27,3	29,5
Transports de malades	0,7	0,8	1,0	1,3	1,3
Médicaments	25,9	22,0	17,5	17,6	18,5
Prothèses	2,2	2,1	1,9	2,0	2,1
TOTAL CONSOMMATION DE SOINS ET DE BIENS MEDICAUX	**100,0**	**100,0**	**100,0**	**100,0**	**100,0**

Source : *SESI, Comptes de la santé.*

Graphique 2 – Évolution en volume des principaux postes de la consommation de soins et biens médicaux

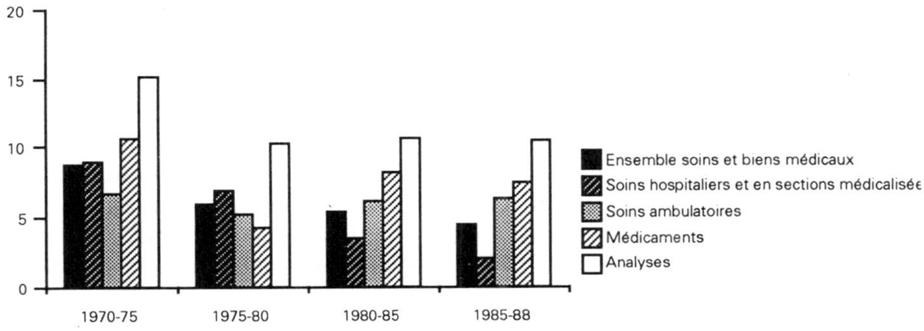

Source : *SESI, Comptes de la santé.*

Tableau 4 – La dépense courante de santé en 1988 (indicateur OMS 32.3)

	En millions de francs	En %
Dépenses pour les malades	486 000	94
(dont soins et biens médicaux)	(451 000)	(87)
Dépenses de prévention	13 000	3
Dépenses de recherche, formation, gestion	17 000	3
(dont recherche)	14 000	2,7
Total dépense courante de santé	516000	100,0

Source : *SESI, Comptes de la santé.*

Tableau 5 – Structure de financement de la dépense de soins et biens médicaux

en %

	1980	1985	1988
Sécurité sociale	76,5	75,5	72,7
Etat et collectivités locales	2,9	2,3	1,2
Mutuelles	5,0	5,1	6,2
Ménages	15,6	17,1	19,9
Total	100,0	100,0	100,0

Source : *SESI, Comptes de la santé.*

prestations comme les indemnités journalières versées aux malades ou les charges de fonctionnement de la tutelle administrative, de l'enseignement médical et de la recherche. Le financement de la dépense courante de santé est assuré pour la majeure partie par la Sécurité sociale : 73 % en 1988. Mais, nouveau fait marquant de la période récente, cette part a cessé de se développer ; elle atteignait 76,5 % en 1980.

La charge s'est reportée sur les assurances complémentaires et surtout sur les ménages directement (19,9 % en 1988 au lieu de 15,6 % en 1980). De nombreuses mesures ont pu contribué à ce retournement : déclassements successifs des taux de remboursement de certains médicaments en 1982 et 1985, progression plus rapide de l'hospitalisation privée depuis 1984, instauration du forfait journalier à l'hôpital en 1983, convention avec les médecins libéraux favorisant la pratique d'honoraires supérieurs aux tarifs de remboursement, limitation en 1986 de la prise en charge à 100 % des soins pour les personnes reconnues atteintes de maladies longues et coûteuses.

Inversion durable de la tendance ou simple inflexion ? Le phénomène est trop récent pour qu'on puisse conclure. Il souligne cependant l'importance des transformations intervenues au sein du système de santé au cours de la période récente.

Sources d'information

Les comptes de la santé

Établis au mois de mars de chaque année par le SESI selon une méthodologie élaborée avec l'INSEE dans le cadre de la comptabilité nationale, les comptes de la santé présentent les estimations de la consommation médicale et de la dépense de santé pour l'année écoulée ainsi que les rectifications sur les années antérieures. Ces comptes font l'objet d'un rapport présenté et discuté à la Commission des comptes de la santé au moins une fois par an. Les bases d'évaluation et les méthodes ont été revues en 1988.

Les comptes de la protection sociale

Les comptes de la protection sociale sont établis chaque année selon le même calendrier que les comptes de la santé par le SESI en collaboration avec l'INSEE, la Comptabilité publique et la Direction de la prévision du ministère des Finances. Ils portent sur la Sécurité sociale, les sociétés mutualistes, les avantages sociaux fournis par les employeurs à leurs salariés et, enfin, l'aide sociale et les diverses mesures prises par les administrations.

Ils permettent la fourniture des comptes sociaux publiés par l'Office statistique des Communautés européennes selon une méthodologie commune aux pays de la Communauté.

Les comptes de la Sécurité sociale

La Commission des comptes de la Sécurité sociale examine plusieurs fois par an les comptes (ressources et prestations) des différents régimes de Sécurité sociale et les prévisions à court et moyen terme.

Un nouveau cadre harmonisé a été mis au point et est utilisé depuis 1989. Il permet l'unification des concepts de présentation comptable entre les différents régimes et leur intégration dans le compte de l'ensemble de la protection sociale.

L'offre de soins et de prévention

Le principe du libre choix du médecin par le patient s'inscrit dans le mode de fonctionnement des différentes composantes du système de santé français : médecine libérale, services de prévention, établissements d'hospitalisation. En particulier, il n'existe pas de structure spécifique de première ligne, ce qui rend difficile l'approche institutionnelle de la notion de soins de santé primaires définie par l'Organisation mondiale de la santé. Selon l'enquête décennale de santé de 1981, la part des premiers recours était de 60 % pour les séances de médecins généralistes, et 38 % pour celles des spécialistes, avec un maximum pour certaines spécialités comme la pédiatrie (62 %) qui fonctionne aujourd'hui comme une spécialité de premier recours pour les enfants d'une partie de la population. A l'hôpital général public, 27 % des admissions se font sans consultation préalable d'un médecin ou en urgence. De même l'action préventive concerne l'ensemble des professionnels de santé même si certains services spécifiques ont essentiellement des missions de prévention : ce sont la médecine scolaire et universitaire, la médecine du travail, les services de lutte contre l'alcoolisme et la toxicomanie, les services départementaux de protection maternelle et infantile et les dispensaires de prophyllaxie sanitaire de lutte contre les maladies sexuellement transmissibles, le cancer ou la tuberculose, ou les centres d'examens de santé des caisses d'assurance maladie. L'activité de ces structures de surveillance médicale et de diagnostic représente environ 2 % de la consommation médicale totale.

La croissance des professions de santé se poursuit

Environ 565 000 personnes exercaient au 1er janvier 1986 une profession de santé, médicale ou paramédicale, dont l'exercice est réglementé : leur activité suppose la délivrance d'une carte professionnelle et l'inscription sur une liste préfectorale. Il existe de nombreux autres métiers de la santé (psychologues, laborantins, aides-soignants, ambulanciers ou agents de service hospitaliers) dont le nombre a été estimé à plus de 440 000 en 1982.

Entre 1981 et 1986, alors que l'emploi dans l'ensemble de l'économie française stagnait, les effectifs des principales professions de santé ont continué de s'accroître, en particulier les médecins (+ 3,4 % par an en moyenne), les pharmaciens (+ 3,8 %) et les infirmiers (+ 3,9 %). Ce mouvement s'est cependant fortement ralenti par rapport à la décennie précédente sous l'effet des mesures prises pour limiter l'entrée des élèves en formation et le nombre des diplômes délivrés. Aujourd'hui, la plupart des professions font l'objet d'un *numerus clausus* fixé par arrêté : pharmaciens (2 200 en 1988), dentistes (900), sages-femmes (671), infirmiers diplômés d'État (14 160), masseurs-kinésithérapeutes (1 506). Ce contrôle a été particulièrement renforcé en médecine où le nombre maximum de nouveaux étudiants en 2e année est passé de 8 588 en 1971 à 4 100 en 1988. Mais compte tenu de la démographie de la profession (durée totale des études, pyramide des âges...), les effectifs de médecins devraient continuer à augmenter durant la prochaine décennie à un rythme ralenti, pour se stabiliser vers 2 005-2 010 à un niveau de 180 000 environ, soit 40 000 de plus qu'en 1988.

L'attrait du secteur libéral et la croissance de la médecine spécialisée

Depuis le début des années 1980, contrairement aux évolutions antérieures, la part du secteur libéral augmente, aussi bien parmi les médecins que parmi les infirmiers et masseurs-kinésithérapeutes. En particulier, le resserrement des contraintes financières sur l'hôpital public est incompatible avec le rythme de croissance élevé de ses effectifs médicaux et paramédicaux atteint entre 1970 et 1978.

Autre fait nouveau parmi les médecins libéraux, le nombre de spécialistes augmente plus vite que celui des généralistes : de plus en plus de médecins de certaines spécialités en forte croissance se tournent vers l'exercice libéral, par exemple en psychiatrie, dermatologie, gynécologie obstétrique et ophtalmologie. Dans le même temps, certains postes de médecins hospitaliers, en chirurgie générale par exemple, trouvent difficilement des candidats. En ville, la demande de soins de spécialistes continue de croître avec la densité de médecins, ce qui n'est pas le cas pour les généralistes dont l'activité moyenne a diminué entre 1980 et 1987 de 0,9 % par an. Les généralistes rencontrent des difficultés d'installation et se tournent de plus en plus vers des modes d'exercice particulier (acupuncture, homéopathie, allergologie...).

Cette opposition est aujourd'hui renforcée par l'évolution récente des modes de conventionnement des médecins libéraux, toujours plus nombreux à choisir le secteur 2 qui autorise la pratique de tarifs supérieurs aux tarifs conventionnels : plus d'un médecin sur cinq en 1988, plus d'un sur deux pour certaines spécialités et pour les modes d'exercice particulier.

La réduction des capacités d'hébergement à l'hôpital

Les quelque 3 700 établissements qui composent l'ensemble du système hospitalier français représentent une très grande diversité de statuts et d'activités, dont l'unité a longtemps été fondée sur l'association étroite d'une fonction de soins et d'une fonction d'hébergement, centrée sur la notion de lit. On dénombre ainsi au 1er janvier 1988 environ 700 000 lits dans l'ensemble des hôpitaux français, dont 568 900 pour l'hospitalisation proprement dite soit environ 1 lit pour 98 habitants. On doit en effet compter à part les lits d'hospices et de maisons de retraite installés au sein des hôpitaux qui n'ont qu'une fonction d'hébergement pour personnes âgées. Depuis 1982 le total des lits d'hospitalisation diminue régulièrement avec des évolutions opposées selon les différents pôles d'activité en raison de la politique de reconversion partielle des excédents en court séjour et en psychiatrie (respectivement 30 000 et 20 000 lits de moins entre 1980 et 1987) au profit des unités de moyen et long séjour dont la capacité s'est accrue de 20 000 lits.

La diversification des formes de soins et le progrès technique

L'évolution rapide des pratiques médicales et des équipements biomédicaux et l'accentuation des contraintes financières conduisent aujourd'hui les hôpitaux à remodeler fondamentalement l'association entre hébergement et soins pour rechercher une meilleure productivité. Non seulement les durées de séjour continuent de diminuer, en particulier en court séjour (7,9 jours en 1986), mais de nouvelles formes d'activité se développent comme l'hospitalisation partielle, les traitements itératifs et les consultations externes, ce qui pose des problèmes de mesure encore mal résolus.

Ainsi la réduction de la capacité en lits de court séjour n'empêche pas une augmentation régulière de la fréquentation de l'hôpital par les malades et donc de la capacité d'accueil réelle. Les effectifs de médecins et de personnels soignants ont continué de croître au cours de la période récente, même si le rythme s'est sensiblement ralenti depuis 1978. Entre 1980 et 1987, le nombre de médecins à plein temps dans l'ensemble des hôpitaux est passé de 28 900 à 36 600 environ, soit une hausse annuelle moyenne de 3,4 %. L'apparition de nouveaux matériels, surtout dans le secteur de l'imagerie médicale et de l'exploration fonctionnelle, est venue accroître le potentiel des plateaux techniques, terme qui désigne les équipements non directement attachés à la notion de lit : les blocs opératoires, les unités d'imagerie et de radiothérapie et les labora-

Tableau 1 – **Le système hospitalier (au 1er janvier 1988)**
(indicateur OMS 27.2)

	Par catégorie d'établissement				**Ensemble**	
	Public	Privé participant au service publique	Autres privés			
Lits installés (1)	Repartition en %				Nombre de lits	Habitants par lit
(en hospitalisation complète)						
- Court séjour	64	8	28	100	305 200	183
- Moyen séjour	44	20	36	100	97 100	574
- Long séjour	94	2	4	100	59 200	942
- Lutte contre les maladies mentales et la toxicomanie	72	13	15	100	107 400	519
Total	65	10	25	100	568 900	98
Personnel (1)					Effectifs	
- Médecins à temps plein	65	7	28	100	36 600	
- Médecins à temps partiel (nombre d'emplois)	18	13	69	100	36 600	
- Personnel soignant et éducatif	76	8	16	100	577 700	
- Autre personnel technique et administratif	70	10	20	100	289 500	
Equipements biomédicaux autorisés (2)	Nombre d'appareils				Nombre d'appareils	Habitants par appareil
- Postes d'hémodialyse	1 443	-1 031-			2 474	22 530
- Angiographie numérisée	155	18	228		401	139 000
- Scanographes	213	21	94		328	170 000
- Caméras à scintillation	162	39	17		218	256 000
- Imagerie par résonance magnétique	36	1	13		50	1 115 000
- Lithotripteurs	15	2	6		23	2 424 000

Source : *Ministère de la Solidarité, de la Santé et de la Protection sociale. (1) SESI. (2) Direction des hôpitaux*

Graphique 1 – **Évolution de la capacité en lits d'hospitalisation complète (publics et privés)**

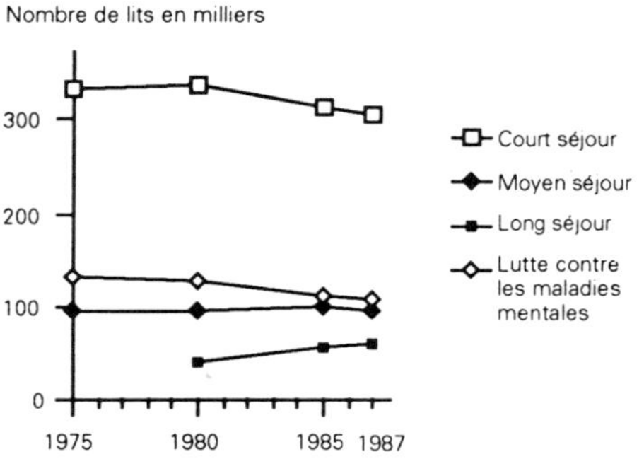

Source : *Ministère de la Solidarité, de la Santé et de la Protection sociale. SESI.*

Graphique 2 – **Diffusion des équipements d'imagerie médicale**

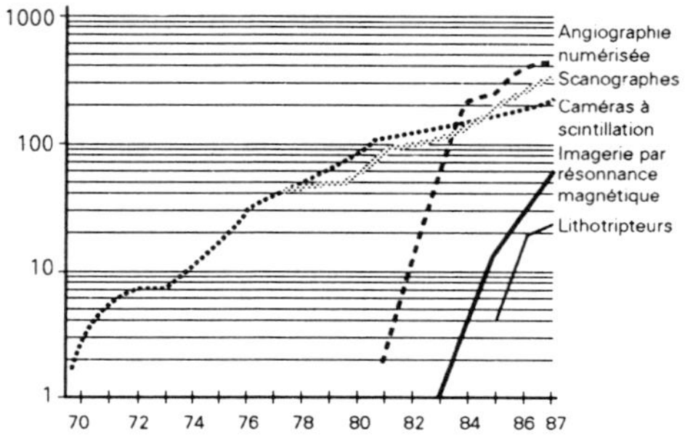

Graphique extrait de 'Planification hospitalière'. Documentation française, 1986.

Tableau 2 – **Les professions de santé : évolution, effectifs et densité (1975-1986)** (indicateur OMS 27.2)

	Taux d'évolution annuel moyen		Effectifs	Nombre moyen d'habitants par professionnel
	1975 - 1981	1981 - 1986	au 1er janvier 1986	
Professions médicales et pharmaceutiques				
- Médecins	105,8	103,4	128 000	432
- Chirurgiens dentistes	104,1	101,9	34 900	1 584
- Sages-femmes	–	102,8	9 700	5 700
- Pharmaciens	104,3	103,8	45 500	1 215
Auxiliaires médicaux				
- Infirmiers diplômés d'état et autorisés	107,6	103,9	233 300	237
- Infirmiers de secteur psychiatrique	105,2	101,5	60 900	908
- Masseurs-kinésithérapeutes	102,3	102,1	35 700	1 548

Source : *SESI.*

Tableau 3 – **Les médecins selon le mode d'exercice (1975-1988)** (indicateur OMS 27.2)

	Taux d'évolution annuel moyen		Effectifs au 1er janvier 1988	%	Nombre d'habitants par médecin
	1975 - 1980	1980 - 1988			
Libéraux	105,0	104,0	96 100	69,2	580
- Généralistes	105,8	103,2	55 600	40,0	1 003
- Spécialistes	103,8	105,4	40 500	29,2	1 377
Salariés	108,9	102,9	42 700	30,8	1 306
- Généralistes	107,1	98,6	19 700	14,2	2 830
- Spécialistes	112,6	108,4	23 000	16,6	2 424
Ensemble généralistes	106,2	101,8	75 300	54,2	740
Ensemble spécialistes	106,1	106,4	63 500	45,8	878
Ensemble des médecins	106,2	103,7	138 800	100,0	402

Source : *SESI.*

Tableau 4 – **Évolution du mode conventionnel des médecins libéraux (au 1er janvier)**

	1981	1985	1988
Secteur 1	79,4	79,7	72,3
Secteur 2	7,2	11,2	21,2
Conv. avec D.P.	12,3	8,3	6,0
Total conventionnés	98,9	99,2	99,5
Non conventionnés	1,1	0,8	0,5
Total médecins	100,0	100,0	100,0

Source : *CNAMTS.*

Définitions

Secteur 1 : conventionné avec tarifs fixés par convention nationale.

Secteur 2 : conventionné avec honoraires libres (créé en 1980).

D.P. : conventionné avec droit permanent au dépassement (recrutement supprimé en 1980).

toires biologiques, qui sont de plus en plus mobilisés au cours d'hospitalisation de moins de 24 heures.

La place du service public

Une des caractéristiques du système hospitalier français tient à l'existence de statuts juridiques différents : public, privé à but non lucratif, privé à but commercial. A ces distinctions s'ajoute la notion de service public hospitalier auxquels participent, selon la loi hospitalière de 1970, tous les hôpitaux publics et les établissements privés à but non lucratif qui le demandent, sous réserve de répondre à des normes minimales notamment pour assurer les soins d'urgence. La mise en place depuis 1985 du régime de financement par dotation globale pour l'ensemble des établissements participant au service public renforce aujourd'hui l'opposition entre deux types d'hôpitaux : d'une part ceux qui assurent le service public, qu'ils soient de statut public ou privé, avec 75 % des lits, dont la quasi-totalité du long séjour, et 72 % des médecins salariés à temps plein ; d'autre part le secteur privé en majorité à but lucratif où prédominent les disciplines de chirurgie et d'obstétrique et l'emploi de médecins libéraux à temps partiel.

Au sein du secteur public, les 29 centres hospitaliers régionaux, qui rassemblent 27 % des lits d'hospitalisation du secteur public, ont une vocation régionale, assurent un enseignement universitaire et concentrent une part importante des soins spécialisés et des plateaux techniques : 58 % des lits de spécialités médicales du secteur public, 65 % des spécialités chirurgicales, 75 % de la réanimation chirurgicale.

Entre un pôle de soins de plus en plus spécialisés, réservés aux cas les plus graves, et un secteur lucratif en mesure d'orienter son activité dans les domaines les plus rentables, c'est aux services hospitaliers d'orientation générale participant au service public de répondre, notamment en urgence, aux besoins d'une clientèle nombreuse et traditionnelle de l'hôpital où la fonction de soins reste difficile à dissocier d'une certaine prise en charge sociale.

Sources d'information

Les professions de santé

Les effectifs de médecins et des professions de santé réglementées sont établis chaque année par le SESI à partir des informations contenues dans le répertoire ADELI et complétées par l'ensemble des informations disponibles en provenance des DRASS (estimations régionales et départementales), des caisses d'assurance maladie, des ordres professionnels.

Les effectifs, l'activité, les modes de conventionnement des professions de santé du secteur libéral sont fournies par la CNAMTS dans le cadre du système national inter-régime.

Les écoles de formation aux professions de santé sont enquêtées chaque année depuis 1980-1981 par le SESI en collaboration avec le ministère de l'Éducation nationale afin de mesurer les effectifs en formation, par âge et niveau d'étude ainsi que les diplômes délivrés.

Les établissements d'hospitalisation

Deux enquêtes annuelles exhaustives auprès des établissements hospitaliers sont réalisées par le SESI avec l'appui des échelons statistiques régionaux : l'enquête H 80 pour les hôpitaux du secteur public, l'enquête EHP pour le secteur privé. Les principales variables portent sur l'équipement en lits par discipline, le personnel et l'activité au niveau des entités juridiques et pour le secteur public des services de soins.

Le nombre d'équipements lourds autorisés chaque année est suivi par la Direction des hôpitaux (bureau 4B) qui établit des statistiques par appareil, catégorie d'établissement et région.

Le secteur prévention

Des enquêtes régulières sont réalisées sur l'équipement, le personnel, l'activité et la clientèle d'établissements ou de services de prévention (services départementaux de protection maternelle et infantile, de prophylaxie sanitaire, centres d'hygiène alimentaire et d'alcoologie, centres de planification familiale, centres de transfusion sanguine...).

La protection sociale

L'extension à tous du droit à une couverture sociale en cas de maladie s'est achevée au cours des années 1970. Les derniers à en avoir bénéficié ont été les non salariés, puis les personnes âgées n'ayant jamais cotisé. Cependant, 1 % environ de la population déclare ne pas être protégé par un régime d'assurance maladie.

Tout le monde peut bénéficier d'une assurance maladie. Être sans protection ne devrait être que transitoire (femme inactive juste après un divorce...) ou le résultat d'un comportement de marginalisation vis-à-vis de la société. En réalité, ce n'est pas le cas. Ceux qui ne bénéficient pas automatiquement de l'assurance maladie du fait de leur situation peuvent souscrire une assurance personnelle, laquelle peut être prise en charge par l'aide sociale s'ils n'ont pas les moyens de payer leurs cotisations. Mais ceci suppose l'information nécessaire et la capacité d'entamer les démarches.

Qui sont les non protégés ? Première catégorie que l'on peut décrire grâce aux enquêtes auprès des ménages : les chômeurs. On distingue parmi eux les trois groupes suivants, rangés par ordre décroissant d'importance : les chômeurs sans travail depuis au moins trois ans et de ce fait sans droit automatique ; ceux qui n'ont jamais travaillé ; enfin ceux qui ont perdu leur emploi depuis moins de trois ans mais ne sont pas inscrits à l'ANPE.

La deuxième catégorie est constituée de non salariés, actifs ou anciens actifs. Les agriculteurs y sont nettement les plus nombreux. Tout donne à penser, bien qu'on n'ait pas de certitude, qu'ils ne paient pas leurs cotisations. Tous n'ont pas de faibles revenus : à côté de ceux qui ne peuvent pas payer, il y aurait ceux qui ne veulent pas.

La dernière catégorie relativement "nombreuse" est formée de personnes sans emploi et qui n'en cherchent pas. La plupart sont célibataires, veufs ou divorcés. On rencontre cependant quelques femmes mariées, mais on ne sait si leur mari est dans la même situation ou s'il appartient à l'une des deux catégories précédentes.

L'ensemble des cas décrits ci-dessus devrait être de l'ordre de 1 % de la population âgée de plus de 18 ans vivant en France en 1987, soit quelque 400 000 adultes. Il faut y ajouter les personnes vivant sans domicile fixe dont on ne sait pas grand chose. Dans les situations graves, le seul recours des personnes sans protection est

Tableau 1 – **Classement des "25 maladies" par fréquence décroissante et répartion selon le sexe en 1986**

Rang	Pathologie	Ensemble	Hommes	Femmes
1	Tumeur maligne	94 743	47 616	47 127
2	Maladie mentale	82 108	34 077	48 031
3	Infarctus du myocarde (*)	49 179	26 679	19 500
4	Diabète	36 369	17 336	19 033
5	Maladie cérébro-vasculaire	35 401	13 498	21 903
6	Artériopathie chronique	28 835	15 622	13 213
7	Insuffisance respiratoire chronique grave	9 129	5 455	3 674
8	Tuberculose	8 668	5 151	3 517
9	Hypertension artérielle maligne	7 667	2 646	5 021
10	Polyarthrite chronique évolutive	5 545	1 486	4 059
11	Maladie de Parkinson	3 778	1 630	2 148
12	Paraplégie	3 721	2 059	1 662
13	Cardiopathie congénitale	2 825	1 467	1 358
14	Néphrite chronique grave	2 626	1 483	1 143
15	Spondylite ankylosante	1 777	1 285	492
16	Sclérose en plaques	1 651	534	1 117
17	Troubles neuro-musculaires	1 365	737	628
18	Sarcoïdose	1 036	426	610
19	Poliomyélite et séquelles	790	355	435
20	Anémie pernicieuse	482	171	311
21	Néphrose lipoïdique	427	267	160
22	Hémophilie	249	206	43
23	Mucoviscidose	247	114	133
24	Bilharziose	160	118	42
25	Lèpre	118	64	54
26	Autres affections	2 988	1 410	1 578
	Total	**378 884**	**181 892**	**196 992**

Source : *CNAM TS.*

(*) Y compris l'angine de poitrine

Tableau 2 – **La consommation de soins varie avec le degré de protection sociale**
Indices de consommation médicale de ville à sexe et âge comparables (1)

Nature de la consommation	Pas de sécurité sociale		Sécurité sociale simple	Sécurité sociale plus mutuelle	Sécurité sociale à 100%	Ensemble
	Aucune aide (2)	Assistance médicale gratuite (2)				
Débours total par personne et par an	33	11	68	104	141	100
Actes de praticiens	25	81	66	96	184	100
dont : – spécialistes	50	56	64	103	166	100
– généralistes	33	102	74	95	170	100
– dentistes	46	23	85	107	92	100
– analyses, examens	24	71	58	96	197	100
– auxiliaires	6	91	57	88	210	100
Achats pharmacie et appareils	52	70	64	93	184	100
dont : – sur ordonnace	39	75	62	90	198	100
– sans ordonnance	162	27	84	111	75	100

(1) Les indices de consommation à sexe et âge comparables mesurent l'écart relatif entre la situation réelle et la situation fictive où tous les individus consommeraient comme la moyenne des individus de leur sexe et de leur tranche d'âge.
(2) Résultats à prendre avec précaution car établis à partir de faibles effectifs.

Source : *Enquête Santé 1980. INSEE.*

Graphique 1 – **L'extension de la protection sociale en cas de maladie depuis 1960**

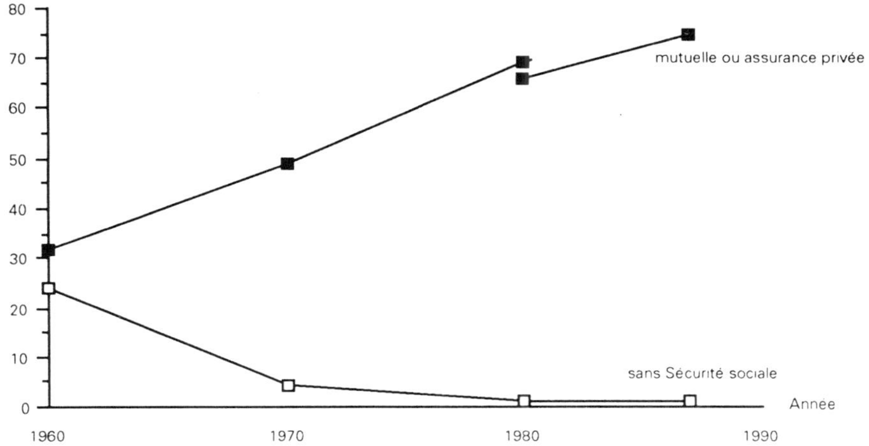

Sources : *Enquêtes "Santé", INSEE, 1960, 1970, 1980.*
Enquête "Conditions de vie", INSEE-SESI, 1986-1987.

Graphique 2 – **Répartition des individus selon le type de leur protection sociale en cas de maladie**
(indicateur OMS 27.4)

en %

Revenu annuel du ménage par unité de consommation (1)	Sécurité sociale à 100%	Sécurité sociale non à 100% mais bénéficiaire d'une mutuelle ou d'une assurance privée	Sécurité sociale seule	Sans Sécurité sociale
inférieur à 14 000 F	8	58	26	8
de 14 000 à 23 294 F	12	56	29	3
de 23 295 à 30 239 F	16	61	22	1
de 30 240 à 35 788 F	15	65	20	ε
de 35 789 à 41 728 F	16	67	17	ε
de 41 729 à 47 981 F	13	72	15	ε
de 47 982 à 54 705 F	12	75	13	ε
de 54 706 à 63 184 F	10	78	12	ε
de 63 185 à 74 481 F	9	81	10	ε
de 74 482 à 94 871 F	10	81	9	ε
supérieur à 94 871 F	9	82	9	ε
Ensemble	12	73	14	1

Champ : *personnes d'au moins dix-huit ans*

(1) Les unités de consommation sont calculées de la manière suivante: 1 pour les personnes adultes; 0,7 pour les autres et 0,5 pour enfants de moins de 14 ans. Ce calcul permet de comparer le niveau de vie de ménages de taille différente.

Source : *Enquête "Conditions de vie", INSEE-SESI, 1986 - 1987.*

l'aide médicale à domicile en urgence. Mais celle-ci est parfois difficile à obtenir rapidement comme en témoigne le public nombreux des centres ouverts par des organisations humanitaires comme Médecins du monde.

L'instauration du revenu minimum d'insertion au cours de l'année 1989 a pu changer notablement la situation.

Les protections complémentaires

Parallèlement, le taux de couverture des dépenses s'est amélioré, surtout du fait de l'extension des protections complémentaires assurées par les mutuelles et les assurances privées. Alors qu'un tiers de la population était ainsi "doublement protégé" en 1960, c'est aujourd'hui le cas de plus des trois quarts. Le rythme de progression des mutuelles et assurances privées a été remarquablement constant durant ces trente dernières années. Aucun signe de ralentissement n'est apparu au cours de la dernière période.

Sont également complètement protégées les personnes prises en charge à 100 % par la Sécurité sociale. Il s'agit de personnes affiliées à certains régimes spéciaux (mines), de femmes enceintes et surtout de victimes de maladies de longue durée. Les plus fréquentes de ces maladies sont les affections cardio-vasculaires, les troubles mentaux et les tumeurs. Début 1987, 12 % des adultes étaient dans ce cas, chiffre inchangé depuis 1980. Ce sont fréquemment des personnes âgées.

Le recours à des mutuelles ou des assurances privées est lié aux ressources des assurés. D'une extrémité à l'autre de l'échelle des revenus, le taux de protection complémentaire varie de près de 50 %. Les mieux protégés sont les cadres, les techniciens et les contremaîtres, les moins protégés les ouvriers non qualifiés. Ce résultat est dû en partie aux assurances collectives imposées dans le cadre de l'entreprise et qui concernent plus fréquemment les cadres.

Les inactifs sont également moins nombreux que les actifs à bénéficier d'une protection complémentaire. Sans doute les retraités en éprouvent-ils moins le besoin puisqu'ils sont plus nombreux à bénéficier de la Sécurité sociale à 100 %. Mais il est probable aussi qu'ayant vécu leur vie professionnelle à une époque où les mutuelles étaient peu répandues, ils n'ont pas pu ou pas voulu changer de situation ensuite.

Les comportements de recours au système de soins varient sensiblement avec le degré de protection. Les plus gros consommateurs de soins de ville sont ceux qui bénéficient de la Sécurité sociale à 100 %. Ceci n'est pas surprenant puisqu'il sont souvent à 100 % précisément du fait de leur état de santé. Plus significatif, par contre, est le surcroît de consommation de ceux qui sont protégés par une mutuelle par rapport à ceux qui ne bénéficient pas d'une protection complémentaire. Ce surcroît est de l'ordre de la moitié "à sexe et âge comparables". Un tel écart n'est pas surprenant. Les soins médicaux sont comme tout bien ou service : leur demande croît quand leur prix baisse. Les plus gros consommateurs sont tout naturellement ceux à qui les soins coûtent le moins cher. A côté de ce facteur économique, existe un autre facteur, de nature plus sociologique. Entre ceux qui bénéficient d'une protection complémentaire et les autres, la différence ne réside pas seulement dans le degré de protection. Les premiers sont plus souvent cadres, diplômés, etc, caractéristiques qui, on le sait, poussent à se tourner vers des soins plus techniques (séances de spécialiste, analyses...), lesquels soins sont plus coûteux.

Enfin, il ne faut sans doute pas analyser ce phénomène dans un seul sens, celui de l'effet du degré de protection sur la consommation. Il est fort possible que certains se dotent d'une protection complémentaire parce qu'ils anticipent des soins plus importants, du fait d'une dégradation de leur état de santé ou pour une autre raison.

Les non affiliés à un régime de Sécurité sociale consomment très peu de soins. Non seulement ils n'en sont pas remboursés, sauf s'ils bénéficient de l'aide médicale gratuite, mais la plupart d'entre eux n'ont que de faibles ressources. Cette sous-consommation concerne tous les types de soins, à l'exception de la pharmacie sans ordonnance qui leur permet de se soigner en évitant le coût de la consultation d'un médecin.

Sources d'information

La protection sociale des individus

Les données les plus complètes résultent des déclarations des individus eux-mêmes interrogés lors d'enquêtes auprès des ménages. Tous les dix ans, l'INSEE réalise une enquête sur « la santé et les soins médicaux » qui fait le point sur la question. La dernière enquête date de 1980-1981.

Les données les plus récentes résultent d'une autre enquête de l'INSEE, l'enquête « conditions de vie », réalisée du 1er novembre 1986 au 15 février 1987.

S'agissant des non protégés, les enquêtes auprès des ménages se prêtent mal à l'analyse de ce genre de situation, car elles n'atteignent pas les personnes qui vivent sans domicile fixe et mesurent de façon imprécise les phénomènes temporaires qui, précisément parce qu'ils sont temporaires, sont rares au moment d'une enquête. Bien qu'il contienne 13 000 personnes, l'échantillon de l'enquête est en outre trop réduit pour qu'il soit possible de dénombrer avec précision les caractéristiques de la population non protégée saisie par l'enquête. Mais il permet de faire quelques constatations, d'ordre qualitatif.

L'exonération du ticket modérateur pour raison de santé

L'article L.324-1 du Code de la Sécurité sociale prévoit qu'en cas d'affection de longue durée la caisse fait procéder à un examen spécial du bénéficiaire conjointement par le médecin traitant et le médecin conseil de la Sécurité sociale. Jusqu'en 1986, l'exonération du ticket modérateur lui était accordée en totalité s'il était reconnu atteint d'une affection comportant un traitement prolongé et une thérapeutique coûteuse et inscrite sur une liste établie par décret : la liste des « 25 maladies ». A partir de 1987, cette liste a été actualisée et l'exonération ne porte plus que sur les soins relatifs à la seule maladie dite exonérante. On peut ainsi comptabiliser les admissions des nouveaux malades vus à cette occasion par diagnostic.

Le recours au système de soins

C'est la dernière enquête « Santé », celle de 1980, qui est à l'origine des données sur la consommation de soins. 7 500 ménages (soit 21 000 individus) ont été interrogés et des carnets de compte tenus sur 3 mois. Actes et dépenses ont été saisis. En matière de dépense, ce sont les débours qui sont estimés, ce qui est susceptible de fausser légèrement les disparités quand le recours au tiers payant varie d'une catégorie à l'autre.

L'enquête « Santé » relève également les entrées dans les établissements hospitaliers publics ou privés, pour au moins une nuit, durant les douze semaines de l'enquête, et durant l'année précédente. Sur douze semaines, trop peu d'hospitalisations sont collectées pour permettre des études analogues à celles effectuées sur les soins de ville. Sur l'année précédant l'enquête, les taux d'hospitalisation sont sous-estimés du fait des oublis de déclaration, et de la disparition des personnes décédées à l'hôpital ou à la suite d'une hospitalisation. De sorte qu'on ne peut pas, de façon fiable, comparer les disparités de soins ambulatoires et de soins hospitaliers.

Les systèmes d'informations sanitaires

Informer sur l'ensemble des facteurs qui concourent à la détermination de la santé de la population nécessite la mobilisation d'informations très diverses et donc la mise en œuvre, si possible coordonnée, de plusieurs systèmes d'informations, sous-tendus chacun par une interrogation spécifique. Pour aider à leur présentation et aussi à leur compréhension, il peut être utile de les situer par rapport à cinq grands domaines d'observation, à l'image des regroupements d'objectifs de santé que l'OMS a proposé pour évaluer la stratégie « santé pour tous en l'an 2 000 » : l'état de santé de la population, le système de santé, les comportements, l'environnement et enfin l'économie générale d'un pays.

Ce chapitre présente les grands axes des systèmes d'information en France dans les domaines de l'état de santé et du système de santé. Les sources d'information relatives aux comportements et à l'environnement sont décrites dans les chapitres correspondants de ce rapport. Pour ces principaux indicateurs de la vie économique et sociale en général on se reportera aux publications régulières de l'INSEE (*Tableaux de l'économie française*, *Données sociales*, *Annuaire statistique de la France*).

L'état de santé de la population

La population

Référence obligée de toute étude sur la santé, la connaissance des caractéristiques essentielles de la population repose en France sur deux opérations statistiques menées par l'INSEE.

— Le recensement général de la population fournit tous les sept ou huit ans pour chaque habitant du territoire national les principales données sociodémographiques descriptives d'une population : âge, sexe, état matrimonial, nationalité, diplôme, profession, emploi, logement et lieu de résidence. Les résultats sont disponibles au niveau national, régional, départemental, cantonal et, selon la taille des unités urbaines, par arrondissement et commune. Les derniers recensements ont eu lieu en 1968, 1975 et 1982 ; le prochain est programmé pour 1990.

Des systèmes de santé de la population

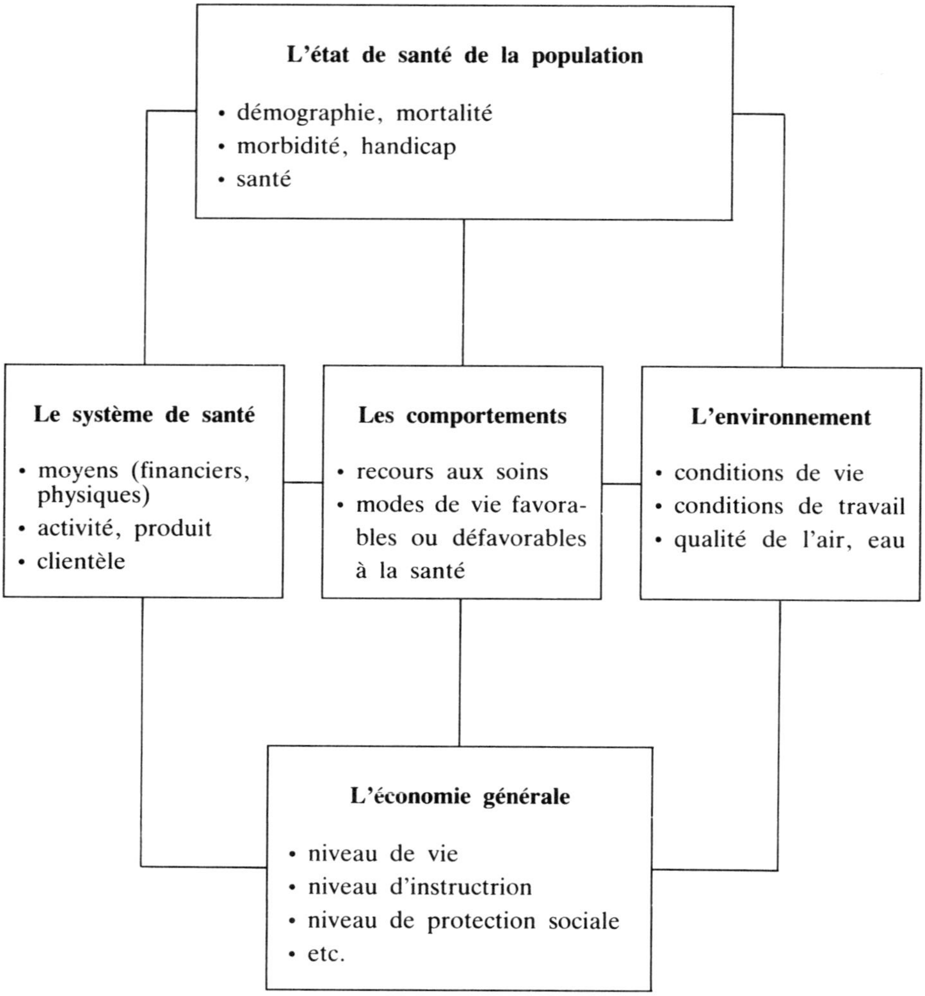

— Les statistiques issues de l'état civil comportent chaque mois et chaque trimestre les principaux indicateurs démographiques régionaux et départementaux (natalité, fécondité ; mortalité générale, infantile et périnatale), publiés dans le *Bulletin mensuel de statistiques* de l'INSEE.

Sur ces deux séries de données sont fondées l'estimation et les actualisations annuelles des tables de mortalité et les espérances de vie par sexe et âge. En outre, la dispersion sociale de ces indicateurs est estimée à partir d'un panel d'individus issu du recensement dont on suit les événements d'état civil.

Chaque année, l'INED publie un rapport de synthèse sur la situation démographique en France.

Les causes de mortalité

Tout médecin constatant un décès doit remplir un certificat médical confidentiel relatif aux causes et circonstances de ce décès. Ce certificat rendu anonyme est transmis, par l'intermédiaire du médecin inspecteur de la santé dans le département, à l'INSERM, où le service d'information des causes médicales de décès (SC8) est chargé des traitements statistiques. La codification des causes médicales de décès est réalisée selon la classification internationale des maladies (neuvième révision).

Une refonte récente des procédures informatiques menée par l'INSEE et l'INSERM permet, à compter des données de janvier 1988, la publication de statistiques mensuelles nationales et trimestrielles par département sur les décès enregistrés ou domiciliés, ventilés selon le sexe, l'âge et une liste abrégée des causes regroupées (dite S9) dans un délai de 6 mois.

Certaines circonstances de décès font l'objet d'enregistrements spécifiques (accidents du travail, accidents de la route, de chemin de fer, etc.).

L'état de santé

A la diversité des approches possibles de la notion de santé répond la diversité des sources d'information disponibles. L'état de santé y est en général appréhendé négativement par l'observation des maladies ou de leurs conséquences sur l'activité ou l'autonomie des personnes, parfois aussi en incluant les aspects positifs retenus dans la définition de l'OMS.

La morbidité

Les différents types de morbidité définis en épidémiologie (ressentie, diagnostiquée, voire objective) font l'objet de nombreux recueils d'informations de portées géographiques et de spécificités très variées.

Les enquêtes nationales par sondage permettent d'avoir une vue d'ensemble des différentes notions de morbidité : morbidité ressentie par la population (1981, 1987, en projet pour 1991), morbidité diagnostiquée en médecine de ville (1981, 1983), morbidité diagnostiquée à l'hôpital (1985-1987) (cf. tableau joint).

D'autres systèmes nationaux d'enregistrement systématique de la morbidité conditionnent le relevé d'une maladie à un acte administratif : les nouveaux cas annuels de maladies longues et coûteuses ouvrant droit à une prise en charge des soins à 100 % selon une liste fixée par décret, ou encore les maladies professionnelles et les accidents du travail (CNAMTS, MSA...)

Le contrôle médical de la Caisse nationale de l'assurance maladie collecte et exploite avec ses systèmes (INFOMED) de nombreuses informations de caractère médical dans le cadre des contrôles obligatoires prévus par les textes réglementaires (examens par les praticiens conseils, coupes transversales au sein des établissements hospitaliers).

Les actions de dépistage sont l'occasion d'une approche de la morbidité objective, sous réserve d'une représentativité suffisante de la population concernée : examens de santé pratiqués dans les centres agréés par la Caisse nationale d'assurance maladie, services de santé scolaire, dispensaires départementaux de lutte contre les maladies sexuellement transmissibles, le cancer, la tuberculose, actions en faveur de l'hygiène bucco-dentaire.

Enfin certains problèmes de santé font l'objet d'une surveillance spécifique permanente, notamment : les maladies transmissibles, le cancer, la périnatalogie, les toxicomanies, les accidents (circulation, travail, domestiques). Pour une description plus précise des systèmes d'information mis en place, on se reportera à la rubrique « sources » des chapitres correspondants.

Autre forme d'enregistrement systématique de données épidémiologiques, les registres ont pour objet d'assurer dans une population géographiquement bien définie l'enregistrement continu et exhaustif des données de morbidité et de mortalité pour une pathologie donnée : onze registres ont accès actuellement à un financement public national dans le domaine des cancers (six registres départementaux ou régionaux), des maladies cardio-vasculaires (trois registres), et des malformations congénitales (deux registres). Un comité national des registres, créé par arrêté le 10 février 1986, à l'initiative de la Direction générale de la Santé et de l'INSERM, est chargé de proposer une politique de développement des registres, d'évaluer les résultats obtenus, de favoriser la diffusion des informations collectées.

Les handicaps

La mesure des conséquences de la maladie sur la qualité de la vie est une dimension fondamentale de la description de l'état de santé d'une population, à la fois pour évaluer les résultats des actions de santé et pour orienter les politiques de prise en charge des personnes souffrant de déficiences et d'incapacités.

La première nécessité pour le système d'information sur le handicap est de disposer d'un langage commun : une nomenclature des déficiences, incapacités et désavantages a été établie par le ministère des Affaires sociales et de l'Emploi (arrêté du 4 mai 1988) sur la base de la classification internationale proposée par l'OMS. Cet outil est destiné à l'ensemble de ceux qui participent au recueil d'information dans ce domaine.

Les enquêtes générales sur la santé menées périodiquement auprès de la population, qui ont déjà été citées, fournissent des indications générales sur la prévalence des déficiences, incapacités et désavantages au sein de la population vivant à domicile. Elles sont à la base des estimations nationales d'espérance de vie sans incapacité. En outre, entre 1980 et 1986, une série d'enquêtes régionales sur la santé des personnes âgées ont été menées en fonction d'une méthodologie établie par l'INSERM (U 164).

Les sources d'informations de caractère permanent reposent sur les principaux organismes chargés de la prise en charge du handicap. Les enfants et adultes accueillis dans les établissemens ou services spécialisés sont décrits par l'enquête exhaustive réalisée tous les deux ans par le SESI (ES 1983-1985-1987-1989).

Les bénéficiaires des allocations pour adulte handicapé, de rentes d'accident du travail ou de pensions d'invalidité sont décrits chaque année par le SESI en collaboration avec les régimes prestataires ; des exploitations statistiques sont en préparation à partir des dossiers tenus par les commissions chargées d'apprécier le handicap (Commission départementale d'éducation spéciale, Commission technique d'orientation et de reclassement professionnel, Contrôle médical des caisses).

Le système de santé

Les informations sur le système de santé, ses moyens, son activité, sont pour l'essentiel produites par l'administration de la santé et les caisses d'assurance maladie à partir des données que transmettent les établissements, les professionnels de santé et les usagers.

1 — Le système d'information des caisses d'assurance maladie repose en grande partie sur le traitement d'un seul document, la feuille d'assurance maladie, exploitée selon les différentes unités qu'elle permet d'identifier : l'acte, le praticien, le patient. Le champ couvert est alors celui de la médecine libérale où le patient paie le praticien pour chaque acte et en demande le remboursement ensuite à sa caisse d'assurance maladie : il exclut de ce fait les hôpitaux publics et participant au service public qui sont placés sous le régime du tiers-payant et de la dotation globale et qui transmettent des informations sur les prises en charge et les séjours en cours d'exploitation actuellement par les caisses.

— La statistique mensuelle des dépenses de santé fournit le décompte des différents types d'actes, en valeur et en quantité, selon la nomenclature des lettres-clés.

— Le Système national interrégimes (SNIR) géré par la Caisse nationale de l'assurance maladie établit pour chaque médecin, chaque trimestre, son profil d'activité (tableaux statistiques d'activité des praticiens) conformément à la convention nationale de 1971. Il permet aussi la production de statistiques annuelles (démographie, activité, prescriptions, honoraires par spécialité) sur les diverses professions de santé du secteur libéral.

— L'échantillon permanent d'assurés sociaux rassemble, pour chacun des 25 000 assurés retenus au sein d'un échantillon représentatif, l'ensemble de ses demandes de remboursement et fournit ainsi des indications sur l'évolution et la concentration, durant une longue période, des dépenses médicales reconnues, en fonction de caractéristiques de population comme le sexe et l'âge.

2 — L'information sur le système de santé au ministère chargé de la Santé est traitée en grande partie par le Service des statistiques, des études et des systèmes d'information (SESI) qui s'appuie sur les échelons statistiques implantés dans les directions régionales des Affaires sanitaires et sociales et le réseau de correspondants progressivement mis en place dans les directions départementales depuis la loi de décentralisation. Ce système d'information comporte :

— deux répertoires tenus par les départements, recensant en permanence l'offre du secteur sanitaire et social : FINESS pour les établissements et services sanitaires et sociaux ; ADELI pour les professions. Ce sont les outils de base de la planification sanitaire ;

— un ensemble d'enquêtes régulières exhaustives annuelles ou bi-annuelles auprès des diverses catégories d'établissements et services sanitaires et sociaux : hôpitaux publics ou privés, maisons de retraite, établissements pour handicapés, services départementaux de prévention sanitaire ou d'aide sociale, écoles de formation... Les variables portent toujours sur l'équipement, le personnel employé, l'activité, et sont complétées selon les cas par un volet sur les caractéristiques essentielles de la clientèle. Elles sont avant tout destinées aux services de l'administration de la santé pour l'exercice de ses missions mais font l'objet de publications régulières ;

— des informations financières et comptables établies dans le cadre des procédures budgétaires ou de contrôle et d'analyse de gestion. Elles concernent les différents types d'établissement placés sous tutelle (hôpitaux publics notamment) ou financés par le budget de l'État ;

— des enquêtes périodiques par sondage sur le recours de la population au système de santé, enquêtes de consommation médicale ou de morbidité hospitalière définies en fonction d'objectifs de connaissance.

Le cas de l'hôpital public

Les réformes intervenues depuis 1984 à l'hôpital public, comme l'instauration du budget global et la mise en place d'une nouvelle comptabilité analytique, impliquent d'importantes répercussions immédiates et à moyen terme sur le système d'information de l'hôpital ; ainsi la connaissance de la formation des coûts, la descriptions de l'activité par grande fonction nécessitent de nouveaux indicateurs. Dans le domaine des soins, le programme de médicalisation du système d'information (PMSI) lancé en 1985 doit considérablement enrichir la description du produit hospitalier grâce au recueil systématique des diagnostics et des actes par nature selon un protocole standardisé de collecte (le résumé de sortie standardisé RSS) et d'exploitation (les groupes homogènes de malades GHM).

— Les synthèses annuelles, en particulier dans le cadre du rapport présenté à la Commission des comptes de la santé où sont évalués et commentés les principaux agrégats et leurs évolutions : consommation médicale totale, dépense courante de santé... Les comptes de la protection sociale et de la Sécurité sociale présentent les agrégats issus de la comptabilité et l'équilibre financier des différents régimes de Sécurité sociale selon un cadre harmonisé récemment.

Deux commissions ont en charge la cohérence du système d'information :

— le Comité des nomenclatures créé en 1979, présidé par un inspecteur général des Affaires sociales, associe les représentants des différents services du ministère, des directions régionales, des directions départementales et des Caisses d'assurance maladie afin d'arrêter et diffuser un ensemble de nomenclatures communes aux systèmes d'informations gérés par les différents partenaires ;

— la Commission annuelle des statistiques Solidarité-Santé du ministère examine les programmes de travail des principaux services producteurs de données.

Une concertation plus large, avec l'ensemble des partenaires sociaux, est également menée chaque année dans le cadre du groupe « Santé-Protection sociale » du Conseil national de l'information statistique dont le secrétariat est tenu par l'INSEE.

Les principales enquêtes sur la santé

Auprès de la population

Enquêtes décennales sur la santé et les soins médicaux (1960-1970-1980, en projet pour 1991)

Objectif principal : comportements de recours aux soins et leurs motifs. Morbidité déclarée, traitée. Incapacités, habitudes de vie (alcool, tabac) en 1980.

Échantillon en 1980 : 7 323 ménages, 21 000 individus représentatifs des ménages ordinaires au niveau national.

Deux extensions régionales : Nord-Pas-de-Calais, Aquitaine.

Réalisation : INSEE en collaboration avec le CREDOC, le SESI, l'INSERM.

Enquête « Études des conditions de vie et situations défavorisées » (1987)

Objectif principal : cumul des inégalités, morbidité ressentie, maladies chroniques, déficiences, incapacités, désavantages, habitudes de vie.

Échantillon : 13 000 individus représentatifs au niveau national.

Réalisation : INSEE en collaboration avec le SESI, la MIRE.

Auprès des médecins de ville

Enquête « Clientèle, morbidité, prescriptions en médecine libérale » (1982-1983)

Objectif principal : contenu des séances de médecin, morbidité diagnostiquée, prescription pharmaceutique.

Échantillon : 72 400 séances, 891 généralistes, 459 spécialistes représentatifs au niveau national.

Réalisation : CREDES, DPHM.

Enquête « Morbidité en médecine ambulatoire, région Nord Pas-de-Calais » (1982-1983)

Objectif principal : morbidité diagnostiquée et motifs de recours au soins.

Échantillon : 41 300 séances ensemble des médecins de la région.

Réalisation : INSERM (U 164).

D'autres enquêtes en médecine libérale ont été menées en Aquitaine en 1981, en Lorraine en 1983-1984.

Auprès des établissements hospitaliers

Enquête nationale de morbidité hospitalière (1985-1987)

Objectif principal : clientèle, circuits de soins et pathologie traitée en hospitalisation de court séjour. Diagnostic principal et diagnostics associés.

Échantillon : 80 000 séjours représentatifs au niveau national recueillis en 1985 auprès d'un échantillon de 61 hôpitaux généraux, en 1986-1987 de 252 services des centres hospitaliers régionaux et en 1987-1988 de 164 établissements privés.

Réalisation : SESI.

Des extensions régionales ont été réalisées en Île-de-France, Aquitaine, Lorraine, Midi-Pyrénées et Provence-Alpes-Côte d'Azur.

Dans ces différentes enquêtes, les maladies ont été codées selon la classification internationale des maladies, neuvième révision.

La politique de promotion de la santé

Dès 1978, l'Organisation mondiale de la santé, au cours de la conférence internationale sur les soins de santé primaires, soulignait la nécessité d'une action urgente de tous les gouvernements, de tous les personnels des secteurs de santé et de développement ainsi que de la communauté mondiale pour protéger et promouvoir la santé de tous les peuples du monde.

Dix ans plus tard, à Riga, cette nécessité a été réaffirmée mais en notant que l'objectif de la santé pour tous d'ici l'an 2000 ne serait pas atteint sans identifier correctement les priorités : intensifier les actions en direction des populations les plus défavorisées, impliquer l'ensemble des partenaires concernés par la politique de santé, développer le leadership au niveau local notamment du district pour assurer malgré les contraintes économiques des solutions innovantes, renforcer l'information et la formation de la population en s'appuyant plus particulièrement sur le rôle que les femmes ont toujours joué dans le développement de la santé.

En France, actuellement la santé est l'une des préoccupations majeures de notre société. Elle est aussi reconnue comme l'un des droits fondamentaux de la personne humaine qu'une collectivité nationale se doit de garantir à chacun de ses membres. Mais l'effort financier croissant consacré à ce domaine dans nos pays industrialisés est aujourd'hui confronté à des contraintes économiques sévères.

Cette situation impose donc une réflexion à tous les échelons du système de santé.

Dans le domaine de la prévention, deux éléments doivent être pris en compte :
— la nécessité de rééquilibrer le système de soins en faveur de la prévention plus dynamique et plus élargie : la promotion de la santé ;
— la lutte contre les inégalités.

Rééquilibrer le système de soins en faveur de la promotion de la santé apparaît nécessaire dans la mesure où les progrès actuels en matière de santé ne sont pas aussi conséquents qu'on l'espérait compte tenu des sommes investies, que la prévention ou plutôt la promotion de la santé est un facteur de responsabilisation de l'individu à l'égard de sa propre santé.

Ce concept de promotion de la santé, proposé par l'OMS, a le mérite d'élargir la prévention, de mieux faire prendre en compte les conditions sociales, culturelles et économiques des individus. Sa mise en œuvre répond aussi aux préoccupations du public qui désire mieux participer à la gestion du système de santé et, à l'heure de la décentralisation, la politique de promotion de la santé est un des volets qui permettra avec l'aide d'équipes pluridisciplinaires de mieux prendre en compte les besoins locaux de santé.

La lutte contre les inégalités demeure une priorité. Même si la majorité des Français bénéficie de l'assurance maladie, le mode d'utilisation du système de soins reste encore très inégalitaire, ce qui se traduit par des espérances de vie plus courtes pour les milieux les plus défavorisés, avec souvent une mortalité plus élevée. De plus, l'apparition de nouvelles pathologies comme le syndrome immunodéficitaire acquis montre la fragilité de la prise en charge. Le SIDA, avec le risque de phénomènes d'exclusion, a entraîné la marginalisation, en terme de protection sociale, d'un pourcentage non négligeable des sujets atteints.

Pour répondre à ces objectifs et tenter d'approcher au plus près les besoins des populations et leurs spécificités, depuis 1982, a été mis en place une politique de promotion de la santé régionalisée (il existe 22 régions administratives en France). Cette politique repose sur des structures locales et des crédits spécifiques alloués chaque année aux différentes régions pour animer localement leur politique de promotion de la santé (épidémiologie, prévention, éducation pour la santé). Depuis 1981, les ORS, outils d'aide à la décision, permettent d'avoir une juste appréciation des besoins réels pour adapter les actions de prévention, ou les équipements locaux. Depuis 5 ans, plus de 500 travaux ont été réalisés par les ORS. Il existe par ailleurs une collaboration entre les observatoires dans le but d'harmoniser les indicateurs de santé ; cette démarche est susceptible également de s'intégrer à la stratégie de l'OMS pour le recueil d'indicateurs.

Les programmes régionaux de promotion de la santé concernent actuellement en priorité les groupes de population présentant des risques spécifiques sanitaires ou sociaux. Ils sont menés, le plus souvent possible, avec la participation de la population.

A titre d'exemple, sur 31 millions de francs de crédits délégués en 1986 :

— 8 millions de francs ont été réservés à l'épidémiologie ;

— 14 millions de francs à la réalisation de programmes de prévention ;

et,

— 9 millions de francs ont été consacrés à l'éducation pour la santé.

Ces crédits ont permis la réalisation de 750 programmes locaux.

Le découpage par thèmes et populations cibles est le suivant :

Thèmes	Crédits utilisés	Nombre de programmes
— Alcool	1 967 000	55
— Cancer	702 000	17
— Hygiène bucco-dentaire	909 000	23
— Hygiène du milieu-environnement	1 725 000	27
— Maladies cardio-vasculaires	1 325 000	25
— Nutrition	1 853 000	48
— Santé mentale	897 000	20
— Tabac	522 000	15
— Toxicomanie	1 178 000	43

Population-cible	Crédits utilisés	Nombre de programmes
— Mère-enfant	4 583 000	132
— Enfance-adolescence	6 536 000	198
dont milieu scolaire	1 913 960	87
— Jeunes (16-25 ans)	2 066 000	50
— Personnes âgées	2 545 000	63
— Milieu de travail	1 583 000	41
— Milieu rural	1 396 000	50
— Quartiers défavorisés	1 515 000	45
— Migrants	923 000	16

Les programmes de promotion de la santé ont particulièrement touché la mère, le petit enfant et les jeunes, en particulier en milieu scolaire, et les personnes âgées.

Le développement de la promotion de la santé dans notre système de soins se heurte, au niveau national et local, à des difficultés de différents ordres, malgré les mesures prises pour tenter de les résoudre.

Lacunes dans la connaissance fine de l'état de santé

La connaissance des besoins de santé est indispensable pour adapter toute action de santé (prévention ou soin) ; il existe encore des lacunes dans le domaine de l'épidémiologie, notamment pour la morbidité (pathologie ambulatoire, handicap par exemple), et pour certains groupes de population.

Ainsi l'état de santé des plus défavorisés est mal connu : parce qu'ils échappent en général aux systèmes d'observation classiques, en raison de leur perception différente des normes en matière de santé, de leurs rapports particuliers au système de protection sociale et de soins, de leurs habitudes et conditions de vie.

Les difficultés de l'information en matière de santé

La promotion de la santé passe par une meilleure participation et une meilleure information des usagers eux-mêmes. Effectivement en France, on voit se développer, notamment par le tissu associatif, une prise en charge des problèmes de santé par les usagers (associations de consommateurs, de malades, etc. L'éducation pour la santé, à tous les niveaux, tente de faire passer les messages nécessaires, et incite à des changements de comportement. Mais il faut constater que les groupes de population les plus défavorisés du fait des problèmes de santé, sont également les moins sensibles et les moins accessibles à l'information. Les campagnes nationales d'éducation pour la santé n'ont pas l'impact attendu ; il convient qu'elles soient relayées et ciblées pour différents publics, selon l'âge, les catégories socioculturelles. Ainsi le problème de l'alcoolisme et de l'alcoolisation est bien différent chez les jeunes, les migrants, les femmes, les professions manuelles, ou intellectuelles, etc. et ne peut s'aborder de la même façon.

Cette difficulté d'information en matière de santé, notamment chez les plus défavorisés, retentit sur l'accès aux soins : ainsi malgré le caractère obligatoire et gratuit de la surveillance de la grossesse, 4 % des grossesses ont moins de quatre consultations dont 0,2 % n'ont pas été suivies.

Les difficultés de l'évaluation en matière de santé

Le souhait des planificateurs et des éducateurs pour la santé serait de mieux apprécier l'impact des actions menées en santé publique, pour modifier éventuellement les pratiques.

Or, l'évaluation des programmes de santé est particulièrement délicate, car elle se situe le plus souvent dans le long terme : par exemple, les programmes de nutrition entrepris en milieu scolaire, dont un des buts est la prévention des maladies cardio-vasculaires, ne peuvent vraiment s'évaluer que dans les décennies suivantes. Il est bon néanmoins systématiquement dès la conception d'un programme de prévoir les modalités d'évaluation, à plusieurs échéances.

D'autant plus que la rigueur budgétaire actuelle impose de stricts choix dans la politique de santé, ne permettant pas de développer tous les secteurs utiles et de combler l'ensemble des inégalités géographiques ou sociales.

Toutefois, Claude Évin, ministre de la Solidarité, de la Santé et de la Protection sociale, veut préserver le « capital » santé de la nation et vient de réaffirmer la nécessité de développer la prévention.

Cela suppose l'engagement de tous les acteurs de notre système de santé. Les pouvoirs publics ne peuvent agir seuls dans un domaine où les comportements sociaux et culturels sont déterminants. Les partenaires doivent engager un véritable débat social capable de faire évoluer positivement les comportements de chacun. Lutte contre le tabagisme ou l'alcoolisme, prévention du SIDA, promotion de l'hygiène du milieu... autant d'enjeux cruciaux pour les années à venir.

Le Gouvernement lancera un plan d'action de santé publique visant à renforcer :
— la prévention du tabagisme et des maladies qui en découlent ;
— la lutte contre l'alcoolisme et ses conséquences sociales ;
— le bon usage des médicaments pouvant conduire à un état de dépendance ;
— les programmes nutritionnels et d'hygiène de vie ;
— le dépistage précoce des maladies graves telles que cancer et maladies cardio-vasculaires.

Déjà, pour le SIDA, révélateur puissant de la nécessité d'une prévention, le Gouvernement a multiplié par quatre les sommes consacrées à la prévention de cette maladie.

Un fonds national de prévention relevant du régime général de la Sécurité sociale vient d'être mis en place. Celui-ci aura un rôle important à jouer dans le financement des programmes prioritaires de prévention, d'information, d'éducation sanitaire et de dépistage.

Un organisme scientifique sera parallèlement créé afin de conseiller les pouvoirs publics et les caisses sur les programmes prioritaires à financer sur ce fonds et d'évaluer les résultats et l'impact des actions menées.

L'évaluation

L'évaluation en médecine peut être définie comme l'ensemble des procédures de contrôle de la qualité du système de soins.

A ce titre, évaluer consiste à vérifier que les structures, les activités, les procédures du système de soins sont, d'une part, en conformité avec les objectifs du système de soins et plus généralement de la politique de santé, et d'autre part, qu'elles sont les meilleures possibles au regard de l'ensemble des critères de choix et des diverses contraintes.

Il s'agit donc de la mise en œuvre d'une démarche de type scientifique pour un objectif opérationnel : l'évaluation en médecine a ainsi pour objet spécifique de réaliser un transfert de connaissances à l'intention d'un utilisateur — administrateur ou clinicien — placé lui-même dans un processus de décision individuelle ou collective.

Cette démarche particulière d'éclairage des choix comporte en fait deux champs distincts qui sont d'une part l'évaluation des techniques et des stratégies diagnostiques et thérapeutiques (*technology assessment*), d'autre part l'évaluation de la qualité des soins (*quality insurance*).

En ce qui concerne l'évaluation des techniques et des stratégies médicales, la définition de référence est celle donnée par l'Office of Technology Assessment (OTA) du Congrès américain.

Selon l'OTA, en effet, l'évaluation (*assessment*) est, « au sens strict, l'appréciation du degré de sécurité et d'efficacité d'une technique. Au sens le plus large, l'évaluation est une démarche spécifique (dite aux États-Unis de *policy research*) qui permet d'analyser les conséquences à court et à long terme des techniques médicales, et peut ainsi devenir la source d'informations nécessaire aux décideurs politiques pour la gestion du système, aux industriels pour développer leurs produits, aux professionnels de la santé pour traiter leurs patients, et aux usagers pour prendre leurs propres décisions concernant leur santé ».

En ce qui concerne le champ d'application de l'évaluation, celle-ci s'applique, selon l'OTA, à l'ensemble des techniques médicales, soit aussi bien les médicaments, équipements ou procédures médicales et chirurgicales que l'ensemble du système et de son organisation administrative et financière.

L'évaluation de la qualité des soins a été définie par l'OMS comme « une démarche qui doit permettre de garantir à chaque patient l'assortiment d'actes diagnostiques et thérapeutiques qui lui assurera le meilleur résultat en terme de santé, conformément à l'état actuel de la science médicale, au meilleur coût pour un même résultat, au moindre risque iatrogénique, et pour sa plus grande satisfaction, en termes de procédure, de résultat et de contacts humains à l'intérieur du système de soins ».

Il existe une continuité logique entre l'évaluation des techniques et des stratégies médicales et l'évaluation de la qualité des soins. En effet, les résultats de la première sont le fondement de l'élaboration des attitudes de référence, et donc des critères de qualité auxquels se réfèrent les attitudes thérapeutiques réellement pratiquées. Ce continuum logique entre les démarches justifie qu'elles fassent l'objet d'une réflexion commune. C'est à quoi s'est attaché le rapport qu'a récemment réalisé M. Armogathe à la demande du ministre de la Santé sur le développement de l'évaluation médicale dans le contexte français.

Ce rapport, comme le précédent rapport réalisé sur le même thème par M. Papiernik, a mis en évidence les éléments du dispositif de l'évaluation réalisée aujourd'hui dans le système de santé français, avant de proposer des solutions.

Il apparaît ainsi que, s'il n'existe pas encore de dispositif global et coordonné, différentes structures d'évaluation existent et réalisent des aspects partiels de la démarche.

Depuis 1982, trois institutions produisent des évaluations à un stade précoce de l'introduction d'une technique nouvelle : premièrement, le Centre national de l'équipement hospitalier intervient pour l'instruction en vue de l'homologation d'un matériel récent (condition pour son accès aux marchés publics) et, à la demande de la Direction des hôpitaux pour l'évaluation de telle ou telle technique récente ; deuxièmement, le Comité d'évaluation et de diffusion de l'innovation technologique (CEDIT), est chargé de conseiller le directeur général de l'Assistance publique de Paris dans ses décisions de programmation des techniques innovantes.

Enfin, la procédure dite "transfert et évaluation des prototypes" créée auprès du ministère de l'Industrie, a pour objet de soutenir les industriels dans leur démarche d'innovation, avant même la phase de développement, en favorisant les expérimentations *in situ*.

En ce qui concerne les médicaments, la procédure dite d'"autorisation de mise sur le marché des médicaments" (AMM), créée en

1972, vise à contrôler l'introduction sur le marché de tout nouveau médicament, sous ses aspects d'innocuité, d'efficacité clinique et de nouveauté. Associant dans son fonctionnement industriels, scientifiques et responsables administratifs, il s'agit d'une procédure originale et qui apparaît comme un modèle.

L'évaluation des techniques et des pratiques médicales courantes ne fait, quant à elle, en France, quasiment l'objet d'aucune sorte d'évaluation.

Cette situation s'est longtemps perpétuée en s'appuyant sur le fait qu'il n'existait aucun système d'information permettant de connaître le produit médical ; depuis 1984, l'introduction progressive de données médicalisées dans le système d'informations (PMSI) doit permettre dans l'avenir une meilleure connaissance du coût des pathologies traitées à l'hôpital et donc l'analyse du produit hospitalier.

Toutefois, à l'heure actuelle, le seul outil existant pour une estimation des pratiques médicales demeure l'établissement par la CNAMTS des tableaux statistiques d'activités des praticiens libéraux (TSAP), axés sur le contrôle de coûts, et permettant à l'organisme financeur et aux médecins de repérer des prescripteurs aberrants, mais non de porter une appréciation sur la valeur de la prescription moyenne.

Concernant la surveillance des effets adverses des médicaments, une procédure de pharmacovigilance a été mise en place en 1980. Elle se fonde sur le repérage des effets inattendus des médicaments distribués par des médecins et pharmaciens bénévoles qui signalent ces effets à un réseau de centres de pharmacovigilance. La procédure peut conduire à des mises en garde, voire au retrait d'un médicament par le ministère de la Santé, après avis de la Commission nationale de pharmacovigilance.

Par ailleurs, concernant l'évaluation de la qualité des soins, on peut citer le service d'évaluation des soins de l'Assistance publique de Paris, créé en 1980, dans le but d'inciter, de sensibiliser et d'apporter une aide méthodologique et une aide en moyens aux équipes désirant faire des travaux d'évaluation. Il s'agit toutefois d'une tentative intéressante mais qui reste modeste.

Les différents rapports réalisés en France ont mis l'accent sur la faiblesse des moyens mis en œuvre pour l'éclairage des choix dans le domaine de la santé, et l'absence de dispositif global ou coordonné. Par décret du 3 juin 1987, a été décidée la création d'un Comité national pour l'évaluation médicale, regroupant les principaux responsables des institutions médicales sous la présidence du Conseil de l'Ordre. Ce comité n'a pas été doté de moyens lui permettant d'engager un travail d'ordre technique. Les propositions faites au ministère dans le rapport Armogathe comportent la description d'un système d'inspiration plus technique, capable d'impulsion et de coordination notamment par la mise en place d'un centre de documentation, la réalisation d'actions pilotes et la formation à l'évaluation.

La recherche

L'INSERM est le seul organisme public de recherche spécialisé dans le domaine biomédical. Sa mission fondamentale est de contribuer à la fois aux progrès de la connaissance et à l'amélioration de l'état de santé de la population.

L'organisation générale de l'INSERM, ses structures et ses missions ont été définies par la loi du 15 juillet 1982 d'orientation et de programmation pour la recherche et le développement technologique de la France.

Cette loi a créé les établissements publics scientifiques et technologiques (EPST), catégorie nouvelle d'établissements de recherche et de développement qui ont la mission à la fois de poursuivre l'acquisition de connaissances nouvelles, qui justifie leur existence même, et la responsabilité de favoriser l'insertion effective de ces connaissances dans le processus de développement économique, social et culturel de la nation.

L'INSERM comprend plus de 4 300 agents dont environ 1 800 chercheurs et 2 500 ingénieurs, techniciens et administratifs. Le budget de l'organisme était de l'ordre de 1,8 milliard de francs en 1988. Les activités de recherche proprement dites sont réparties en quelque 250 unités de recherche et services communs, regroupés au sein de dix commissions scientifiques spécialisées et intercommissions.

La place de la recherche en santé à l'INSERM

L'engagement de l'INSERM en matière de recherche en santé publique s'organise d'abord dans le cadre des formations (unités et services communs) qui ont pour activité principale la recherche en santé publique. Leur nombre (20 environ) correspond à une définition étroite du champ couvert par la recherche en santé et des disciplines qu'elle fait intervenir. Ainsi, ces formations appartiennent-elles à la commission spécialisée n° 8 intitulée « Épidémiologie, santé publique, sciences sociales, environnement, toxicomanie ».

Mais, au-delà du champ de compétence de la CSS 8, de très nombreuses unités de recherche développent des travaux porteurs de retombées à court ou moyen terme susceptibles de modifier la pratique clinique et/ou la gestion du système de santé. Ainsi les années récentes ont vu le transfert rapide à la pratique clinique de plusieurs diagnostics anténataux par les techniques du génie génétique ; actuellement, la surveillance et le traitement des sujets à risque de diverses pathologies sévères (athérosclérose, diabète insulinodépendant, mélanomes malins, autisme infantile...) se trouvent profondément modifiés par l'émergence d'une démarche de recherche originale associant des approches biologiques, épidémiologiques et cliniques en vue de définir des stratégies globales de dépistage précoce. La mise en place du programme national de recherches sur le SIDA a favorisé la définition de plus d'une centaine de projets de recherche, relevant de toutes les disciplines, sur cette pathologie. Le programme de recherche lancé par la Mission interministérielle de lutte contre la toxicomanie (MILT) en association avec la Direction générale de la santé, en 1986, a permis de stimuler des approches très diverses de ce phénomène, comportant, outre les aspects épidémiologiques et sociologiques de la toxicomanie, les différents aspects de la neurobiologie.

Ainsi, l'ensemble de la recherche biomédicale contribue à l'amélioration des prises en charge et des traitements, et plus généralement de l'état de santé de la population. Toutefois, c'est sur les sciences humaines et sociales appliquées à la santé que repose l'analyse des comportements, de l'organisation, de l'environnement du système de santé. Les disciplines correspondantes sont encore en France insuffisamment développées, et dans le contexte actuel d'augmentation des dépenses de santé, il y a un enjeu essentiel à favoriser l'apparition d'un potentiel de recherche plus satisfaisant dans ces domaines.

Dans l'avenir, l'INSERM entend poursuivre son engagement dans le domaine de la recherche en santé en faisant un effort prioritaire dans quatre domaines essentiels, correspondant aux enjeux majeurs de la santé de nos jours à la fin de ce siècle : recherches sur le vieillissement, recherches sur les handicaps, stratégies de prévention, évaluations des technologies médicales.

L'INSERM et ses partenaires en santé

Les collaborations nouées par l'INSERM avec les importants partenaires que constituent le ministère chargé de la Santé, la CNAMTS, la MGEN et d'autres permettent de soutenir des projets de recherche particulièrement orientés vers l'amélioration de la santé de la population.

Depuis 1983, plus d'une centaine de formations INSERM ont eu ou ont des projets de recherche soit soutenus par la CNAMTS ou la MGEN (entre un tiers et la moitié des unités), soit réalisés à la demande du ministère de la Santé ou en collatoration avec lui.

Par ailleurs, des réseaux de recherche clinique et en santé publique ont été mis en place afin de favoriser l'association étroite et continue, sur un même projet, de scientifiques de disciplines différentes et de praticiens, cliniciens ou acteurs de l'action sanitaire et sociale (médecins hospitaliers ou libéraux, observatoires régionaux de la santé, DRASS, DDASS, universités, etc.). A l'heure actuelle plus d'une centaine de réseaux ont ainsi été financés.

Éléments bibliographiques

Un constat d'ensemble

Vallin (Jacques) et Meslé (France). — *Les causes de décès en France de 1925 à 1978*. Travaux et documents, cahier n° 115, INED-PUF, 1988.

Desplanques (Guy). — « La mortalité masculine selon le milieu social ». *Données sociales*, cinquième édition, INSEE, 1984.

Vallin (Jacques). — « Durée de vie : les femmes creusent l'écart », *Population et sociétés* ; n° 229, novembre 1988.

Mouquet (MC) et alii. — « Les malades traités en hôpital général public en 1985 », *Documents statistiques, SESI*, n° 47, février 1988.

Bouvier-Colle (MH). — « Géographie de la mortalité en France », *Données sociales*, INSEE, 1987.

Les maladies cardio-vasculaires

Groupe de travail « Épidémiologie et prévention » de la société française de cardiologie. — « Fréquence et conditions d'hospitalisation des infarctus récents du myocarde en France. L'enquête nationale ENIM 84 », *Arch Mal Cœur 1987*, 80 : 1853-1863.

Richard (JL). — « Le projet MONICA, un projet OMS de recherche cardiovasculaire », *Rev. Epidem & Santé Publ*, 1988, 36, 325-334.

Nuttens (MC) et alii. — « L'infarctus du myocarde dans trois régions françaises : comparaison de l'incidence et de la mortalité en 1985 », *Rev. Epidem & Santé Pub 1988*, 36, 335-341.

Arveiler (D) et alii. — « Évaluation des conditions d'accès aux soins d'urgence des sujets atteints d'infarctus du myocarde », *Rev. Epidem & Santé Publi*, 1988, 36, 350-359.

Les cancers

Sancho-Garnier (H), Flamant (R). — « Dépistage des cancers du sein ». *Impact Médecin*. n° 13 du 15 avril 1989.

Sancho-Garnier (H), Flamant (R). — « Facteurs étiologiques et cancérogénèse ». *La revue du praticien*. n° 8, 9 mars 1989. 694-704.

Doll (R), Peto (R). — « Epidémiology of cancer ». *The Oxford textbook of medecine*. Vol 4. Oxford university Press, et. Oxford 1995-125.

Oudiz (A), Le Galès (C). — *Prévention des cancers professionnels. Problèmes et perspectives*. Collection Grandes Enquêtes, INSERM et Douin, p. 27-34.

Cachin (Y), — *La lutte contre le cancer en France, perspectives, propositions*, Rapport au ministre des Affaires sociales et de la Solidarité nationale et au secrétaire d'État chargé de la Santé, La Documentation Française, 1986.

Le SIDA

Jestin (C), Nadal (JM), Vidal-Trecan (G). — « La fréquentation hospitalière liée au virus de l'immuno-déficience humaine (VIH) », *Informations Rapides, SESI*, n° 138, mai 1989.

Grmek (Mirko D). — *Histoire du SIDA*, Payot, 1989.

Pollak (M), Schiltz (MA). — « Identité sociale et gestion d'un risque de santé. Les homosexuels face au SIDA », *Actes de la recherche en sciences sociales*, n° 68, juin 1987.

Pollak (M), Dab (W), Moatti (JP). — « Systèmes de réaction au SIDA et action préventive », *Sciences sociales et santé*, Vol VII, n° 1, 1989.

Ministère de la Solidarité, de la Santé et de la Protection sociale. — « Le SIDA et l'infection par le VIH », *Bulletin épidémiologique hebdomadaire*, numéro spécial, novembre 1988.

Ministère de la Solidarité, de la Santé et de la Protection sociale. — « La situation du SIDA en France 31 mars 1989 », *Bulletin épidémiologique hebdomadaire*, n° 20,1989.

Les maladies infectieuses

Goulet (V), Le Laidier (S), Rebière (I). — « Évaluation en milieu scolaire de la couverture vaccinale rougeole, oreillons, rubéole des enfants de 6 ans nés en 1981, Laboratoire national de Santé, SESI », *Bulletin épidémiologique hebdomadaire*, n° 28, 1988.

Les incapacités et handicaps

Waltisperger (D). — « Combien de handicapés en France ? Reflexions sur les possibilités d'estimation », *Solidarité Santé Études Statistiques*, n° 5, 1987.

Descargues (B). — « Une estimation de la population des handicapés sévères en France », *Solidarité Santé Études Statistiques*, n° 5, 1987.

Santoni (F). — « La clientèle des établissements pour enfants handicapés au 31 octobre 1983 », *Solidarité Santé Études Statistiques*, n° 5, 1986.

Troubles psychiatriques

Belliard (E). — « Vingt ans de psychiatrie hospitalière publique », *Solidarité Santé Études Statistiques*, n° 3, 1987.

Belliard (E). — « Les malades hospitalisés en psychiatrie le 5 janvier 1988 », *Informations Rapides SESI*, n° 135, avril 1989.

Quemada (N). — « Les enfants et adolescents pris en charge par les secteurs. Enquête nationale sur la population prise en charge par les secteurs de psychiatrie infanto-juvénile, 30 mai-12 juin 1988 », INSERM, U302.

Alcool, tabac, psychotropes

Hirsch (A), et alii. — *Lutter contre le tabagisme*, La Documentation Française, 1987.

Haut comité d'étude et d'information sur l'alcoolisme. — *Indicateurs de consommation*, La Documentation Française, 1988.

Haut comité d'étude et d'information sur l'alcoolisme. — *Indicateurs de mortalité*, La Documentation Française, 1988.

Les toxicomanies

Lert (F), Fonbonne (E). — *La toxicomanie. Vers une évaluation de ses traitements.* Analyses et Prospective, Paris, INSERM, La Documentaion Française, 1989.

Angel (P), Botbol (M), Facy (F). — *Adolescents et solvants.* Echo-Centurion, 1987, 185 p.

Facy (F). — *Toxicomanes consultants dans les institutions spécialisées. Étude épidémiologique 1986-1987. Vers une base de données en toxicomanie ? .* Rapport MILT/INSERM, 1988, 39 p.

Hauesler (L), Rosch (D), Facy (F). — *Opinions des Français sur les stupéfiants. Consommations associées d'alcool, tabac et tranquilisants*, CREDOC, Collecion des rapports, 1988, n° 34, 86 p.

Ministère de la Solidarité, de la Santé et de la Protection sociale. — « La toxicomanie », *Solidarité Santé Cahiers Statistiques*, n° 15, 1988.

Moutin (P), Briole (G). — *Après la drogue ? Les devenirs des toxicomanes*, Privat, 1984, 226 p.

Rosch (D), Facy (F). — *Analyse des modalités de prise en charge ambulatoire de jeunes toxicomanes en fonction de leurs caractères sociologiques*, Social Psychiatry, 1987, 22, 107-112.

Costes (JM). — « Toxicomanes soignés, interpellés, condamnés », *Solidarité Santé Cahiers Statistiques*, n° 15, 1988.

Le suicide

Davidson (F), Philippe (A). — *Suicide et tentatives de suicide aujourd'hui. Étude épidémiologique*, INSERM-Doin, Paris, 1986, 173 p.

Davidson (F), Choquet (M). — *Le Suicide de l'adolescent. Étude épidémiologique.* ESF, Paris, 1982, 135 p.

Baudelot (CH), Establet (R). — « Suicide : l'évolution séculaire d'un fait social », *Économie et Statistique*, n° 168, juillet-août 1984.

Les accidents

Alies-Patin (A), Holla (H). — « Les accidents de la vie domestique ». Département statistique de la Caisse nationale de l'assurance maladie des travailleurs salariés, *Dossiers études et statistiques*, n° 4, novembre 1986, Paris, 62 pp.

Tursz (A). — *Adolescents, risques et accidents*, Centre international de l'enfance, Doin, Paris, 1987 ; 168 pp.

Tursz (A). — *Épidémiologie et prévention des accidents dans l'enfance et l'adolescence.* Symposium franco-israëlien, INSERM, Paris, 1989, 185 pp.

Mouquet (MC). — « Les hospitalisations consécutives à un accident dans les hôpitaux généraux publics », *Solidarité Santé Études Statistiques*, n° 1, 1988.

Levy (V), Duval (C). — « Les accidents domestiques : produits et situations dangereuses rencontrés en urgence hospitalière 1986 », *Soidarité Santé Études Statistiques*, n° 1, 1988.

Ministère de la Solidarité, de la Santé et de la Protection sociale. — « Accidents domestiques et de loisir — Système EHLASS. 1987. France », *Documents Statistiques SESI*, n° 62, 1989.

L'environnement professionnel

INSERM. — *Évaluation du risque pour la grossesse du travail sur terminal à l'écran.* 1987, 107 pages. coll. « Analyse et Prospective », 1988, Paris, INSERM — La Documentation Française.

Ministère du Travail, de l'Emploi et de la Formation professionnelle. — *Bilan de l'application du décret du 29.11.77 fixant les prescriptions d'hygiène et de sécurité pour travaux effectués par une entreprise extérieure*, 1988.

CNAMTS, — *Statistiques nationales d'accidents du travail*. Paris, 1988.

François (M), Liévin (D). — « Approche des risques professionnels des travailleurs intérimaires », N.D. 1588, 124-86. INRS 1988.

Cristofari (MF), Saux. — « L'enquête sur la surveillance médicale des risques : premiers résultats de l'enquête SUMER », *Documents pour le médecin du travail*, INRS n° 35, 3ème trim. 88.

Dr Loiret, et alii. — « Conditions de travail et maternité », DRTE du Limousin et DRTE du Poitou-Charentes, février 1989.

INRS — *Les écrans de visualisation, guide méthodologique pour le médecin du travail*, octobre 1985.

La périnatalité

Bréart (G), Du Mazaubrun (C), Maillard (F). — « Évaluation à long terme des actions périnatales et évolution récente de la prématurité ». *Chercher pour agir.* 2e Colloque CNAMTS-INSERM, vol. 1987, 1988.

Bréart (G), Maillard (F), Du Mazaubrun (C). — « Prévention des handicaps d'origine périnatale », *La prévention et l'enfant*, M.L. Lagardère ed., Vigot, Paris, 1987, 22-30.

Rumeau-Rouquette (C), Du Mazaubrun (C), Rabarison (Y). — *Naître en France, 10 ans d'évolution*, INSERM, Doin, Paris, 1984.

Kaminski (M), Bouvier-Colle (MH), Blondel (B). — *Mortalité des jeunes dans les pays de la Communauté européenne*, INSERM, Doin, Paris.

La maîtrise de la fécondité

Leridon (H), et alii. — *Conséquences des découvertes biologiques, génétiques et des sciences humaines sur la procréation, la démogaphie et la famille.* Rapport du Haut Conseil de la population et de la famille, 1987.

David (G), et alli. — *Insémination artificielle avec donneur.* J. Gynec. Obstet. Biol. Reprod. 1988, 17.

Ducot (B), Spira (A). — *Utilisation de la notion de la fécondabilité dans le pronostic de l'infécondité*, J. Gynecol. Obstet. Biol. Reprod., 1988, 17 : 461-466.

David (D), et alii. — *Insémination artificielle avec donneurs.* « Enquête psychologique sur 830 couples ». J. Gynecol. Obst. Biol. de la Reprod. 1988, 17 : 67-74.

De Mouzon (J), et alii. — *Dossier FIVNAT. Analyse des résultats 1987.* Contr. Fert. Sexual. 1988, 16 : 599-615.

Belaisch (J), Mayaux (MJ). — *Traitement de la stérilité après 40 ans.* Fert. Contr. Sexua., 1987, 15 : 923-928.

Spira (A). — *Epidémiology of human reproduction*, human reproduction, 1986, 2 : 111-115.

Gerbaud (L), Le Laidier (S). — « Les interruptions volontaires de grossesse », *Solidarité Santé Études Statistiques*, n° 1, 1988.

Le vieillissement

Lacroix (J), Lemaire (M). — « Les nouveaux bénéficiaires du minimum vieillesse en 1986 », *Solidarité Santé Études Statistiques*, n° 6, 1987.

Colvez (A), Gauthier (A). — « Les enquêtes régionales sur l'état de santé des personnes âgées réalisées en France entre 1978 et 1988 », *Solidarité Santé Cahiers Statistiques*, n° 16, 1988.

Diard (B), Saglietti (C). — « Les personnes âgées en France, quelques statistiques », *Informations Rapides, SESI*, n° 125, août 1988.

La santé dans l'économie nationale

Ministère de la Solidarité, de la Santé et de la Protection sociale (SESI). — *Comptes nationaux de la Santé. 1986, 1987, 1988. Commission du 27 avril 1989*, La Documentation Française, 1989.

Deramon (J). — « Les dépenses de consommation médicale entre 1971 et 1986 », *Solidarité Santé Études Statistiques*, n° 2, 1988.

Merlière (Y). — « La prescription médicale en mouvement », *Prospective et Santé*, n° 47-48, 1988.

Delanoé (JY). — « Cinq ans de politique de Santé (1981-1985) », *Données Sociales 1987*, INSEE, 1987.

L'offre de soins et de prévention

Étienne (JP), Chantereau (S), Cordier (A). — *Planification hospitalière.* Rapport au ministre d'État, ministre de l'Économie, des Finances et de la Privatisation et au ministre des Affaires sociales et de l'Emploi, La Documentation Française, juin 1986.

Balique (MH), Costes (JM), Delanoé (JY). — « L'hospitalisation en France », *Solidarité Santé Études Statistiques*, n° 3, 1987.

Chanteloup (M), Foulon (D). — « Les hôpitaux publics en 1987. Enquête H80 », *Informations Rapides, SESI*, n° 136, avril 1989.

Floury (MC). — « Les établissements d'hospitalisation privés en 1987 », *Informations Rapides, SESI*, n° 137, mai 1989.

Fauré (M), Wcislo (M). — « Les médecins en France. Évolution démographique 1981-1987 », *Solidarité Santé Études Statistiques*, n° 3, 1988.

Delaporte (F), Gottely (J). — « Les professions de santé — Les liens entre la formation et l'exercice ». *Solidarité Santé Études Statistiques*, n° 3, 1988.

CNAMTS. — « Le secteur libéral des professions de santé en 1987 », *Carnets Statistiques*, n° 41, 42, 43, 1988.

Protection sociale

Charraud (A), Mormiche (P). — *Disparités de consommation médicale*, Les collections de l'INSEE, série M, n° 118, 1986.

Devouassoux (J), Morel (B). — « Les modes de protection sociale en cas de maladie », *Données sociales*, INSEE, 1984.

Devouassoux (J). — « La protection complémentaire du risque maladie », *Solidarité Santé*, Études statistiques, n° 3, 1989.

Pouchet (V). — *Les exclus des soins*, Médecins du monde.

Strohl (H). — « Les exclus et les organismes sociaux », *La revue française d'administration publique*, n° 45, janvier-mars 1988.

L'évaluation

Stratégies for Médical Technology Assessment, Rapport OTA, septembre 1982.

L'Évaluation de la qualité des soins, Rapport de M. VUORY, OMS, 1988.

Dr Armogathe, et alii. — *Rapport sur le développement de l'évaluation médicale*, mai 1989.

Papiernik (E). — *Propositions pour le développement de l'évaluation des techniques et pratiques médicales*, Rapport de mission au ministre de la Santé, juin 1985.

Weill (C), Fagnani (F), Lefaure (CH). — « The Assessment of Medical Technology, the case of France », *International Journal of Technology Assessment in Health Care*, mars 1989.

Indicateurs OMS
et chapitres de l'ouvrage

But 1

D'ici l'an 2000, les différences effectives d'état sanitaire entre pays et entre groupes à l'intérieur d'un même pays devraient être réduites d'au moins 25 % grâce à une amélioration de la santé des nations et des groupes défavorisés.

N° OMS	Intitulé	Chapitre	Référence	Observations
E.1.2	Tendances des écarts d'état sanitaire entre groupes de population	Un constat d'ensemble	Tableau 3 Tableau 4	Mortalité par catégorie socio-professionnelle

But 2

D'ici l'an 2000, tous devraient avoir la possibilité de développer et d'utiliser leur potentiel de santé pour mener une vie socialement et économiquement satisfaisante.

N° OMS	Intitulé	Chapitre	Référence	Observations
S.2.2	Mesures de l'état de santé perçu par l'individu intéressé	Un constat d'ensemble	Tableau 1	
S.2.3	Mesures de l'autonomie dans les activités quotidiennes	Les incapacités et handicaps	Dans le texte	
		Le vieillissement	Tableau 4 Graphiques 3 et 4	
			Dans le texte	Les incapacités

But 3

D'ici l'an 2000, les personnes atteintes d'incapacité devraient avoir les moyens physiques, sociaux et économiques qui leur permettent au moins de mener une vie socialement et économiquement satisfaisante et intellectuellement créatrice.

N° OMS	Intitulé	Chapitre	Référence	Observations
S.3.2	Pourcentage de handicapés d'âge actif ayant des activités professionnelles régulières	Les incapacités et handicaps	Données dans le texte	Scolarité et emploi

But 4

D'ici l'an 2000, la durée de vie moyenne pendant laquelle les gens vivent exempts de maladies ou d'incapacités majeures devrait être augmentée d'au moins 10 %.

Nº OMS	Intitulé	Chapitre	Référence	Observations
E.4.2	Pourcentage de la population ayant divers degrés d'incapacité de longue durée par âge, par sexe	Les incapacités et handicaps	Tableau 1	
		Le vieillissement	Tableau 4 Graphiques 3, 4	
E.4.3	Incidence (nouveaux cas de) Tuberculose	Les maladies infectieuses	Tableau 2 La tuberculose	
	Syphilis	idem	Dans le texte	Les MST
	Blennoragie	idem	idem	(gonococcie)
	SIDA	Le SIDA	Tableau 1	
S.4.5	Espérance de vie de vie exempte d'incapacité	Le vieillissement	Tableau 2 Les incapacités	
S.4.6	Incidence ou prévalence de certaines affections chroniques	Un constat d'ensemble	Annexe Graphique 7	Affections de longue durée
		Incapacités et handicaps	Dans le texte	Les handicaps acquis par maladie ou accident
		Le vieillissement	Dans le texte	Les problèmes de santé liés à l'âge
S.4.8	Incidence de certaines maladies héréditaires ou troubles génétiques	Les incapacités et handicaps	Dans le texte	Handicaps congénitaux et périnataux
S.4.9	Incapacité de travail de longue durée	Les accidents	Tableau 2	Accidents du travail

But 5

D'ici l'an 2000, il ne devrait plus y avoir dans la région de cas indigènes de rougeole, de poliomyélite, de tétanos du nouveau-né, de rubéole congénitale, de diphtérie, de syphilis congénitale ni de cas indigènes de paludisme.

Nº OMS	Intitulé	Chapitre	Référence	Observations
E.5.1	Nombre de cas de : Rougeole	Les maladies infectieuses	Maladie à vaccination recommandée	Incidence
	Poliomyélite	idem	Tableau 1	
	Tétanos du nouveau-né	idem	idem	
	Tétanos	idem	idem Dans le texte	 Maladies soumises à vaccination obligatoire
	Diphtérie	idem	idem	
	Rubéole congénitale	idem	Dans le texte	Maladies à vaccination recommandée
	Syphilis congénitale	idem	idem	Les MST
	Paludisme indigène	idem	idem	Le paludisme

But 6

D'ici l'an 2000, l'espérance de vie à la naissance devrait atteindre au moins 75 ans dans l'ensemble de la région.

Nº OMS	Intitulé	Chapitre	Référence	Observations
E.6.1	Espérance de vie à la naissance par sexe	Un constat d'ensemble	Tableau 2 Graphiques 1 et 2	
E.6.2	Espérance de vie à 1 an, 15, 45 et 65 ans, par sexe	idem	Tableau 2	

But 7

D'ici l'an 2000, la mortalité infantile devrait être réduite à moins de 20 pour 1 000 naissances vivantes dans la région.

Nº OMS	Intitulé	Chapitre	Référence	Observations
E.7.1	Taux de mortalité infantile (y compris la mortalité néonatale et post-néonatale	La périnatalité	Graphique 1	
E.7.4	Taux de mortalité périnatale	idem	Graphique 1 (courbe b)	

But 8

D'ici l'an 2000, la mortalité maternelle dans la région devrait être réduite à moins de 15 pour 100 000 naissances vivantes.

Nº OMS	Intitulé	Chapitre	Référence	Observations
E.8.1	Taux de mortalité maternelle	La périnatalité	Tableau 1	

But 9

D'ici l'an 2000, la mortalité par maladie de l'appareil circulatoire chez les individus de moins de 65 ans devrait être réduite d'au moins 15 % dans la région.

Nº OMS	Intitulé	Chapitre	Référence	Observations
E.9.1	Taux de mortalité par sexe, par âge, par maladies cardio-vasculaires	Les maladies cardio-vasculaires	Tableau 1	
E.9.2	Idem par cardiopathies ischémiques	idem	idem	
E.9.3	Idem pour les maladies vasculaires cérébrales	idem	idem	
S.9.4	Incidence des cardiopathies ischémiques	idem	Tableau 3 La mortalité (Texte)	Infarctus du myocarde par âge et par sexe
S.9.5	Incidence des maladies vasculaires cérébrales	idem	Tableau 4 La morbidité (Texte)	Pour la ville de Dijon par sexe idem

But 10

D'ici l'an 2000, la mortalité par cancer chez les individus de moins de 65 ans devrait être réduite d'au moins 15 % dans la région.

Nº OMS	Intitulé	Chapitre	Référence	Observations
E.10.1	Taux de mortalité par sexe et par âge : par tumeurs malignes	Les cancers	Tableau 1	
E.10.2	Idem par tumeurs malignes de la trachée, des bronches et du poumon	idem	idem	
E.10.3	Taux de mortalité par âge : par tumeur du col de l'utérus	idem	idem	col + corps
E.10.5	Idem par tumeur maligne du sein chez la femme	idem	idem	
S.10.4	Incidence des tumeurs malignes du col de l'utérus	idem	Tableau 2	col + corps
S.10.6	Idem pour le sein chez la femme	idem	idem	

D'ici l'an 2000, la mortalité par accidents devrait être réduite d'au moins 25 % dans la région grâce à un effort accru de lutte contre les accidents de la circulation routière, les accidents domestiques et les accidents du travail.

N° OMS	Intitulé	Chapitre	Référence	Observations
E.11.1	Taux de mortalité par sexe et par âge, par traumatisme et empoisonnement	Les accidents	Tableau 1	
E.11.2	Idem par accidents de la circulation automobile	idem	Tableau 1	
S.11.3	Nombre d'accidents de la circulation automobile	idem	Graphique 2	
S.11.4	Accidents au domicile — empoisonnements — autres causes	idem	Tableau 2 (3)	Nombre d'accidents ayant donné lieu à un acte médical ou à décès
S.11.5	Accidents liés au travail	L'environnement professionnel	Graphique 1 Dans le texte	Taux de fréquence Nombre pour le régime général

But 12

D'ici l'an 2000, la tendance actuelle des suicides et des tentatives de suicides dans la région devrait être inversée.

N° OMS	Intitulé	Chapitre	Référence	Observations
E.12.1	Taux de mortalité par sexe et par âge, par suicide	Le suicide	Tableau 1	
S.12.2	Incidence des tentatives de suicide	idem	Graphique 3	

But 16

D'ici 1995, tous les États-membres devraient avoir réalisé des progrès notables en ce qui concerne les comportements favorables à la santé : alimentation équilibrée, non-usage du tabac, activité physique suffisante et maîtrise du stress.

N° OMS	Intitulé	Chapitre	Référence	Observations
E.16.1	Consommation de tabac	Alcool, tabac, psychotropes	Tableau 2 Graphique 2	
E.16.2	Proportion de — non-fumeurs — gros fumeurs par sexe, âge et catégorie socio-professionnelle	idem	Tableau 3	
E.16.4	Pourcentage de nouveau-nés ayant un poids de naissance d'au moins 2 500 g	La périnatalité	Tableau 3	

BUT 17

D'ici 1995, il devrait y avoir dans tous les États-membres un recul sensible des formes de comportements préjudiciables à la santé : abus d'alcool et de produits pharmaceutiques, usage de stupéfiants et substances chimiques dangereuses, conduite des véhicules à moteur et comportement social violent.

Nº OMS	Intitulé	Chapitre	Référence	Observations
E.17.1	Consommation d'alcool	Alcool, tabac, psychotropes	Graphique 1 Tableau 1	
S.17.2	Distribution de la consommation d'alcool par quantité consommée, par âge et par sexe	idem	Dans le texte	Alcool
S.17.3	Consommation des principaux stupéfiants visés par la convention	Les toxicomanies	Tableau 1 Graphique 3	En pourcentage
S.17.5	Incidence de certaines maladies liées à l'alcool	Alcool, tabac, psychotropes	Tableau 1	Cirrhose Psychose alcoolique Cancer des VADS (mortalité)
S.17.6	Consommation de substances psychotropes	Les toxicomanies	Tableau 1 Graphique 3	

But 20

D'ici 1990, toutes les populations de la région devraient disposer de quantités suffisantes d'eau potable et, d'ici 1995, la pollution des cours d'eau, des lacs et des mers ne devrait plus constituer une menace pour la santé humaine.

Nº OMS	Intitulé	Chapitre	Référence	Observations
E.20.3	Existence de normes de qualité de l'eau d'alimentation dans le pays compatibles avec les valeurs indicateurs de l'OMS pour la qualité de l'eau d'alimentation	Environ-nement naturel	Texte	Norme pour les nitrates
E 20.4	Existence de normes dans le pays pour l'eau utilisée pour usages récréatifs, agricoles ou industriels, et d'un système pour faire appliquer les normes	idem	Graphique 1	
S.20.6	Tendance de l'incidence des maladies causées par la contamination (chimique ou micro-biologique) de l'eau	idem	Dans le texte (eau)	Gastro-entérites Hépatites virales Shigelloses Typhoïdes Chimique

But 21

D'ici 1995, toutes les populations de la région devraient être efficacement protégées contre les risques de santé reconnus liés à la pollution de l'air.

Nº OMS	Intitulé	Chapitre	Référence	Observations
E.21.2	Applications de programme de surveillance et de mesures de contrôle de la qualité de l'air	Environnement naturel	Tableau 4 Graphique 2	
E.21.3	Tendances de l'incidence des maladies et effets négatifs attribuables à la pollution de l'air	idem	Dans le texte	Air

But 22

D'ici 1990, tous les États-membres devraient avoir sensiblement réduit les risques liés à la consommation des aliments, et mis en œuvre des mesures pour protéger les consommateurs des additifs nocifs.

Nº OMS	Intitulé	Chapitre	Référence	Observations
E.22.2	Nombre et nature des épisodes d'intoxications alimentaires dues à : — une contamination chimique — une contamination microbiologique	Environnement naturel	Tableau 3 Dans le texte	Aliments

But 24

D'ici l'an 2000, toutes les populations de la région devraient disposer de meilleures possibilités de vivre dans un habitat individuel et collectif qui leur offre un environnement sain et sûr.

Nº OMS	Intitulé	Chapitre	Référence	Observations
S.24.3	Pourcentage de la population vivant sans abri, et pourcentage vivant dans des logements inférieurs aux normes	Environ-nement naturel	Tableau 1 Tableau 2	

But 25

D'ici 1995, les populations de la région devraient être efficacement protégées contre les risques de santé liés au travail.

Nº OMS	Intitulé	Chapitre	Référence	Observations
S.25.2	Tendance de l'incidence et de la mortalité pour les maladies professionnelles reconnues	Environ-nement professionnel	Tableau 2	

But 27

D'ici 1990, dans tous les États-membres, les infrastructures des systèmes de prestation de soins devraient être organisées de manière que les ressources soient distribuées selon les besoins et que les services soient physiquement et économiquement accessibles, et culturellement acceptables, par la population.

Nº OMS	Intitulé	Chapitre	Référence	Observations
E.27.2	Rapport entre le nombre d'habitants et les moyens sanitaires et effectifs de santé	L'offre de soins	Tableau 1 Tableau 2 Tableau 3	
S.27.4	Pourcentage de la population couverte par un régime de Sécurité sociale ou d'assurance privée	La protection sociale	Dans le texte	

But 28

D'ici 1990, le système de soins de santé primaires de tous les États-membres devraient assurer une large gamme de services de promotion de la santé, de soins curatifs, de réadaptation et d'appui, pour répondre aux besoins sanitaires essentiels des populations en s'attachant tout particulièrement aux individus et aux groupes à haut risque, vulnérables et mal desservis.

Nº OMS	Intitulé	Chapitre	Référence	Observations
E.28.1	Proportions de jeunes enfants qui, avant un an, ont été vaccinés contre — la diphtérie — la coqueluche — le tétanos — la poliomyélite — la rougeole et si prescrit par la loi, la tuberculose	Les maladies infectieuses	Tableau 2	Pour les enfants de 2 ans
	Proportions d'enfants vaccinés contre la rougeole avant deux ans	idem	Tableau 2 Couverture vaccinale	
S.28.4	Proportion de femmes enceintes recevant des soins prénatals	La périnatalité	Tableau 2	
S.28.5	Nombre d'avortements provoqués pour 1 000 naissances vivantes par âge	La maîtrise de la fécondité	Tableau 3 Tableau 4	

But 32

Avant 1990, tous les États-membres devraient avoir formulé une stratégie de la recherche pour encourager les études permettant de développer et d'utiliser les connaissances dont ils ont besoin dans leur action en faveur de la santé pour tous.

Nº OMS	Intitulé	Chapitre	Référence	Observations
S.32.3	Pourcentage de dépenses affectées à la recherche	La santé dans l'économie nationale	Tableau 4	

But 34

Avant 1990, les États-membres devraient s'être dotés de processus de gestion pour le développement sanitaire axé sur la réalisation de la santé pour tous, impliquant l'engagement actif des collectivités et de tous les secteurs intéressant la santé et, à cette fin, prévoyant une affectation préférentielle des ressources aux aspects prioritaires du développement sanitaire.

Nº OMS	Intitulé	Chapitre	Référence	Observations
E.34.1	Pourcentage du produit national brut consacré aux dépenses de santé	La santé dans l'économie nationale	Tableau 2 Freinage des dépenses de santé	

Sigles et organismes cités

CNAMTS : Caisse nationale d'assurance maladie des travailleurs salariés
66, avenue du Maine - 75694 Paris Cedex 14

CREDES : Centre de recherches d'étude et de documentation en économie de la santé
1, rue Paul-Cézanne - 75008 Paris

CREDOC : Centre de recherches pour l'étude et l'observation des conditions de vie
142, rue du Chevaleret - 75013 Paris

Directions du ministère de la Solidarité, de la Santé et de la Protection sociale
8, avenue de Ségur - 75007 Paris
DAS : Direction de l'action sociale
DGS : Direction générale de la santé
DH : Direction des hôpitaux
DPHM : Direction de la pharmacie et du médicament
DPM : Direction de la population et des migrations
DSS : Direction de la Sécurité sociale
SESI : Service des statistiques, des études et des systèmes d'information

INED : Institut national d'études démographiques
27, rue du Commandeur - 75675 Paris Cedex 14

INSEE : Institut national des statistiques et des études économiques
18, boulevard Adolphe-Pinard - 75675 Paris Cedex 14

INSERM : Institut national de la santé et de la recherche médicale
101, rue de Tolbiac - 75643 Paris Cedex 13

LNS : Laboratoire national de santé
25, boulevard Saint-Jacques - 75014 Paris

MIRE : Mission interministérielle recherche-expérimentation
Ministère de la Solidarité, de la Santé et de la Protection sociale
8, avenue de Ségur - 75007 Paris

MSA : Mutualité sociale agricole
8-10, rue d'Astorg - 75380 Paris Cedex 08

SES Service des études et de la statistique - Ministère du Travail, de l'Emploi et de la Formation professionnelle
1, place Fontenot, 75007 Paris

achevé d'imprimer
sur les presses de graphic-expansion s.a.
54000 nancy, en août 1989

d.l. n° 2186 - 3e trim. 1989

Cet ouvrage a été réalisé en édition électronique
Système EDITO : La Documentation Française